ドレーン・チューブ
管理&ケアガイド

編集 佐藤憲明
（日本医科大学付属病院 高度救命救急センター）

中山書店

●編集

佐藤　憲明　日本医科大学付属病院高度救命救急センター

●執筆（五十音順）

伊藤　博希	日本医科大学付属病院／救急看護認定看護師
大山真貴子	四日市看護医療大学看護学部看護学科
小川　正輝	市立札幌病院
小栗　智美	日本医科大学付属病院／老人看護専門看護師
軽部　　厚	帝京平成大学地域医療学部看護学科
後藤　順一	河北総合病院／急性・重症患者看護専門看護師
小松　由佳	杏林大学医学部付属病院／急性・重症患者看護専門看護師／集中ケア認定看護師
西塔依久美	武蔵野赤十字病院／救急看護認定看護師
佐藤　憲明	日本医科大学付属病院／急性・重症患者看護専門看護師
背戸　陽子	日本医科大学付属病院／救急看護認定看護師
髙倉　加代	昭和大学横浜市北部病院／救急看護認定看護師
髙田　由美	日本赤十字秋田看護大学
竹内千鶴子	東京女子医科大学八千代医療センター
中野　英代	佐賀大学医学部附属病院／救急看護認定看護師
八田　秀人	多摩南部地域病院
濱　　厚志	東京医療センター／救急看護認定看護師
原田　通予	東京女子医科大学看護学部母性看護学
原田　竜三	東京医療保健大学医療保健学部看護学科
三浦　まき	昭和大学病院／救急看護認定看護師
三上　剛人	吉田学園医療歯科専門学校救急救命学科／救急看護認定看護師
森田　智子	朝霞台中央総合病院／救急看護認定看護師
八木橋智子	自治医科大学附属さいたま医療センター／集中ケア認定看護師
山本謙太郎	市立札幌病院／感染管理認定看護師
吉次　育子	神戸大学医学部付属病院／救急看護認定看護師
鷲尾　　和	トヨタ記念病院／救急看護認定看護師

序文

　ドレーンとチューブは目的によって異なるものの，一般的に治療の一部として体内に挿入されるため，我々看護師にとっても日常ケアのなかで管理することの多い医療技術となります．このためドレナージが行われる患者の病態はもとより，ドレナージの特徴や挿入経路とその管理方法について理解しておく必要があります．

　ドレナージは，手術室で行われるものからベッドサイドで行われるものまでさまざまで，挿入前は環境調整や物品準備，挿入中は医師の介助を行いながら患者のバイタルサインなどの状態観察も看護師には求められます．さらには，ドレーン留置中の患者に対して，全身状態を継続的に観察し，患者の痛みや苦痛に対応し，早期抜去に向けた援助も求められます．このように，ドレナージを受ける患者に対して，看護師の果たす役割は多岐にわたります．

　ドレーンからの排液量や性状の観察によって異常の有無を判断していくことが必要です．しかし，看護師は，ドレーンが留置されている術野を実際に見ることは少ないため，ドレーンがどういった場所に留置されているのかを，オリジナルの図を多用して，解剖学的に理解できるように心がけました．さらに，留置されているドレーンの意味や目的，メカニズムについても，看護師として理解しておかなければならないことに焦点をあてるようにしました．そして，ドレナージの管理を行ううえで大切な「正常ではない」と判断するためのアセスメントのコツも解説しています．さらに，術後の集中治療に必要なカテーテル類についても取り上げ，その管理方法について解説を加えています．

　ドレーンやチューブが留置されている患者には，発生したトラブルが致命的な結果をもたらすことがあります．そうならないために，看護師は危険をいち早く察知しなければなりません．どのような状況が危険なのか，その事例を知ることで早期対応にもつなげられます．そこで，本書はそれぞれの項目に「Trouble Shooting」として，考えられるトラブルとその対応についてまとめました．想定しうるトラブルについて理解し，その対応が早期にできるよう学びを深めていただければ幸いです．

　本書が，広く臨床で活躍される看護師の方々だけでなく看護学生の方々にも活用していただき，患者へ最善のケアを行う一助となることを願っております．

佐藤憲明

CONTENTS

執筆者一覧 —— ii
序文 —— iii

ドレナージの基礎知識 …… 2

COLUMN プリーツ型ドレーンと吸引機能付きバッグのセット品 …… 12

Part 1 基本的なチューブ・ドレーン

気管挿管チューブ …… 14
気管切開チューブ …… 19
輪状甲状間膜切開 …… 22
経鼻胃管 …… 24
経鼻経管栄養チューブ …… 27
PEG（経皮内視鏡的胃瘻カテーテル）…… 32
尿道カテーテル …… 38
切開排膿ドレナージ …… 41

Part 2 領域別ドレナージ

脳神経
脳室・脳槽ドレナージ …… 46
硬膜下ドレナージ …… 51
硬膜外ドレナージ …… 54
腰椎（スパイナル）ドレナージ …… 56

頭頸部
耳下腺術後ドレナージ …… 62
喉頭摘出術後ドレナージ …… 64
甲状腺切除術後ドレナージ …… 66

胸部：呼吸器
胸腔ドレナージ …… 70
肺がん術後ドレナージ …… 76

胸部：循環器
心嚢ドレナージ …… 82
縦隔ドレナージ …… 86

胸部：乳房

乳腺炎ドレナージ …………………… 90
乳がん術後ドレナージ ……………… 92

腹部：消化器

イレウスチューブ …………………… 96
胃切除術後ドレナージ ……………… 100
食道切除・再建術後ドレナージ …… 106
（幽門輪温存）膵頭十二指腸切除術後
ドレナージ …………………………… 110
結腸切除術後ドレナージ …………… 114
直腸前方切除術後ドレナージ ……… 116
腹会陰式直腸切除術後ドレナージ … 119
肛囲膿瘍ドレナージ ………………… 123
肛門ドレナージ ……………………… 126

腹部：胆・肝・膵

胆道ドレナージ ……………………… 132
胆囊摘出術後ドレナージ …………… 136
肝切除術後ドレナージ ……………… 139
肝移植術後ドレナージ ……………… 142
肝膿瘍ドレナージ …………………… 146
仮性膵囊胞ドレナージ ……………… 148
急性膵炎ドレナージ ………………… 151

腹部：腎・泌尿器

腎瘻カテーテル（経皮的腎瘻造設術）… 156
腎・尿管摘除術後ドレナージ ……… 160
根治的膀胱全摘除術後ドレナージ … 164
腎盂形成術後ドレナージ …………… 168
腎移植術後ドレナージ ……………… 171

腹部：子宮

子宮全摘出術・卵巣囊腫摘出術後ドレナージ
……………………………………… 176
後腹膜リンパ節郭清術後ドレナージ … 179

骨・関節

関節腔ドレナージ …………………… 184
大腿骨骨頭置換術後ドレナージ …… 187

その他：吸引，チューブ

局所陰圧閉鎖療法 …………………… 192
開心術後ドレナージ ………………… 195
大動脈内バルーンパンピング（IABP）… 198
スワンガンツカテーテル …………… 201
COLUMN PiCCO ……………… 205

索引 …………………………………… 209

Trouble Shooting一覧

Part 1 基本的なチューブ・ドレーン

気管挿管チューブ ･････････････････････････ 18
　片肺の呼吸音が消失した
　喀痰に血液が混入した
　急に人工呼吸器の気道内圧が上昇し，患者が呼吸困難に陥った

気管切開チューブ ･････････････････････････ 21
　皮下気腫が出現した
　喀痰に血液が混入した
　気管切開チューブが抜けた

輪状甲状間膜切開 ･････････････････････････ 23
　SpO_2低下，顔面蒼白
　気道狭窄音が著明
　皮下気腫が出現した

経鼻胃管 ･････････････････････････････････ 26
　チューブが口腔内で曲がってしまい挿入できない
　吸引してもエアしか引けない
　チューブを挿入しているのに嘔吐した
　チューブが抜けかかっている

経鼻経管栄養チューブ ･････････････････････ 31
　チューブから栄養剤が滴下しない
　経管栄養が開始されてから下痢が止まらない
　鼻腔から粘稠性で汚れた鼻汁に加え，出血がみられる
　排液が茶褐色である
　嘔吐した

PEG（経皮内視鏡的胃瘻カテーテル） ･･･････ 36
　チアノーゼ，発汗，顔面蒼白，腹部緊満，血圧低下などがみられた
　バルーンの固定水が抜けない
　瘻孔周囲の赤く浸潤した部位から黄色の滲出液が出ている
　皮膚に発赤・びらんが現れた
　カテーテルが浮いて押し込めない・回らない
　栄養剤が入っていかない
　カテーテルが抜けてしまった

尿道カテーテル ･･･････････････････････････ 40
　挿入直後，激しい尿道痛を訴えた
　尿量が減った　尿が出ない
　カテーテル留置中に患者が尿意を訴えた
　長期留置中に発熱や痛みが出てきた

切開排膿ドレナージ ･･･････････････････････ 44
　ドレーンが抜けた
　テープ固定部に発赤・びらんができた
　切開時に大量の出血がみられた
　局所麻酔薬使用直後に気分不快の訴えがあった

Part 2 領域別ドレナージ

脳神経

脳室・脳槽ドレナージ ･････････････････････ 50
　排液の流出が極端に少ない
　排液の流出が極端に多い
　ドレーン挿入部周囲から髄液が漏れてきた
　脳槽ドレーンから急に血性の排液が流出した
　エアフィルターが汚れている

硬膜下ドレナージ ･････････････････････････ 53
　ドレーンからの排液量が医師の予想よりもはるかに多い
　ドレーンを事故抜去した
　麻痺が出現した

硬膜外ドレナージ ･････････････････････････ 55
　拍動性の動脈血が流出した
　血性髄液の流出が異常に多い

腰椎（スパイナル）ドレナージ ･････････････ 59
　坐骨神経痛様の痛みの訴えがあった
　ルート内で髄液の拍動が弱くなった・拍動がなくなった
　サイフォンチューブが落下した後で意識レベルが急激に低下した
　髄液が血性になった
　髄液の流出が悪くなった
　髄液が混濁している
　突然の高熱
　ドレーンが切断した

頭頸部

耳下腺術後ドレナージ ･････････････････････ 62
　排液バッグが膨張している
　排液が急に減少した
　排液が淡黄色で，術後数日経過しても減らない

喉頭摘出術後ドレナージ ………………………………… 65
　排液バッグが膨張している
　排液が急に減少した
　排液が淡黄色で，術後数日経過しても減らない
　白色懸濁性の排液が出た
甲状腺切除術後ドレナージ ……………………………… 68
　排液バッグが膨張している
　排液が急に減少した
　排液が淡黄色で，術後数日経過しても減らない
　白色懸濁性の排液が出た

胸部：呼吸器

胸腔ドレナージ …………………………………………… 75
　皮下気腫が出現した
　背中に強い痛みを訴える
　血性の排液が多量（100 mL／時）に排出した
　血圧の低下と呼吸困難を呈している
　呼吸性移動が消失した
　エアリークが強くなった
　乳白色の排液がみられた
肺がん術後ドレナージ …………………………………… 78
　排液が突然増加した
　排液・エアリークが消失した
　皮下気腫が出現した
　胸痛が出現した
　ドレーンが抜けた・切れた
　排液が白く濁ってきた

胸部：循環器

心嚢ドレナージ …………………………………………… 85
　ドレーン内に今までになかった空気が入ってきた
　排液が急に減少・消失した　挿入部から排液が漏れてきた
　急激に血性の排液が出た
縦隔ドレナージ …………………………………………… 87
　ドレーン内に今までになかった空気が入ってきた
　排液が急に減少・消失した　挿入部から排液が漏れてきた
　急激に血性の排液が出た
　挿入部から排液が漏れてきた

胸部：乳房

乳腺炎ドレナージ ………………………………………… 91
　固定している皮膚に発赤ができた
　排液に強い臭気がある
　出血した
　排液が減少・消失した
乳がん術後ドレナージ …………………………………… 94
　固定している皮膚に発赤ができた
　ドレーン以外の場所に腫脹ができた
　手指のしびれ感がある
　排液が減少・消失した
　大量の血性排液が出た
　排液が淡黄色の漿液性から血性になった

腹部：消化器

イレウスチューブ ………………………………………… 99
　嘔吐した
　大量の排液が出た
　排液が減少または消失した
　茶褐色の排液が出た
　明らかな出血
　頬に発赤が現れた
胃切除術後ドレナージ …………………………………… 105
　排液の色調が血性に変化し，量が急激に増加した
　ドレーンから甘酸っぱい臭気をもった粘稠な壊死物質が出てきた
　血漿性の排液が白っぽく混濁し，浮遊物や異臭が生じている
　ミルキングをしても排液がみられない
食道切除・再建術後ドレナージ ………………………… 106
　頸部ドレーンから膿排液を吸引した
　ドレーンからの排液がなくなった
　ドレーンからの排液が突然増えた
　皮下気腫・呼吸困難が出現した
　創部の腫れが出現
　ドレーンの固定がずれた
（幽門輪温存）膵頭十二指腸切除術後ドレナージ ……… 113
　膵管ドレーンから黄色の排液を認めた
　膵―空腸吻合部ドレーンからの排液が混濁，粘性が増加し，悪臭が出た

vii

膵管ドレーンの排液に血液が混入した
　　膵管ドレーン挿入部から排液が漏れた
　　ドレーンからの大量出血を認めた
　　膵液の流出量が減少した
結腸切除術後ドレナージ ……………………… 115
　　排ガスの遅延，腹部膨満がある
　　術直後から 100 mL/時以上の出血がある
　　褐色で悪臭がある排液が出た
　　ドレーン挿入部に発赤がみられる
直腸前方切除術後ドレナージ ………………… 118
　　排液が血性になった
　　排液が膿汁になった
　　ドレーンを固定した皮膚が赤い
　　ドレーン挿入部が赤い
　　排液から便臭がする
腹会陰式直腸切除術後ドレナージ …………… 121
　　排液が血性になった
　　排液が膿汁になった
　　ドレーンを固定した皮膚が赤い
　　ドレーンの挿入部が赤い
　　排液から便臭がする
　　ストーマからの排便が減少した
　　会陰部に挿入されているドレーン周囲の痛みを訴え，熱感がある
　　下肢にしびれがある
肛囲膿瘍ドレナージ …………………………… 125
　　排液がない
　　挿入部周囲の皮下出血
　　おむつをしていて悪臭がある患者の切開部周囲の皮膚がトラブルを起こした
肛門ドレナージ ………………………………… 129
　　便が流出しない
　　スキントラブルがある
　　便の漏れが生じた
　　大量の便が排出された
　　便の臭気が強い

　　　腹部：胆・肝・膵

胆道ドレナージ ………………………………… 134
　　ドレーンが抜けてしまった
　　胆汁の流出が消失した

　　胆汁の流出が減少した
　　緑色の胆汁排液が出た
　　ドレーンより血液が流出した
　　胆汁の色が薄くなった
胆嚢摘出術後ドレナージ ……………………… 138
　　排液が減少または消失した
　　排液が増加した
　　術直後から血性の排液が続く
　　濁った緑色の排液が続く
　　下痢が続く
肝切除術後ドレナージ ………………………… 141
　　排液が血性であり，100 mL/時以上である
　　排液が混濁して浮遊物が確認される
　　排液から胆汁が出る
　　排液が出ない
　　ドレーン挿入部に発赤がある
肝移植術後ドレナージ ………………………… 145
　　胆汁量が減少した
　　ドレーン排液の T-Bil 値が 5 mg/dL を超えた
　　腹腔ドレーンからの大量出血を認めた
　　腹腔ドレーンの排液が混濁した
肝膿瘍ドレナージ ……………………………… 147
　　血性の排液が出る
　　ドレナージを開始しても発熱が持続する
仮性膵嚢胞ドレナージ ………………………… 150
　　排液量が急に減少または消失した
　　患者が腹痛や腹部膨満感を訴えた
　　排液が血性に変わった
　　挿入部の皮膚周囲に発赤や腫脹を認めた
急性膵炎ドレナージ …………………………… 154
　　排液量が減少または消失した
　　ドレーンより血性の排液が出た
　　挿入部の皮膚周囲に発赤やびらんが出現した
　　膵局所持続動脈注入療法中に，輸液ポンプの閉塞アラームが鳴った

　　　腹部：腎・泌尿器

腎瘻カテーテル（経皮的腎瘻造設術） ……… 159
　　尿混濁や浮遊物がある
　　カテーテル挿入部からの尿漏，または尿量が急激に低下した

腎瘻造設後より著しい多尿になった
長期留置中に発熱や痛みが出た
腎・尿管摘除術後ドレナージ ……………………………… 162
排液が減少または消失した
ドレーンから濃い血性の排液が出た
尿道バルーンカテーテルから血尿が出た
膀胱縫合部に留置したドレーンから多量の排液が出た
緑黄色の排液が出た
排液が混濁している
ドレーンの挿入が浅くなっている，または抜けてしまった
挿入部に痛みを訴える
根治的膀胱全摘除術後ドレナージ …………………………… 166
予期せずドレーンやカテーテルが抜けた
濃い血性の排液が大量に出て止まらない
尿管ステントからの尿量が少なく，骨盤内ドレーンからの排液が増えている
排液から悪臭（膿臭，便臭）がする
排液がまったくない
腰背部痛を訴え，カテーテルからの尿流出が悪い
熱発が続いている
強い腹痛，吐気を訴えている
腎盂形成術後ドレナージ ………………………………………… 170
ドレーンから濃い血性の排液が出た
膀胱縫合部に留置したドレーンから多量の排液が出た
腎盂バルーンカテーテルからの尿量が減少した（挿入部周囲から尿が漏れている）
尿量が増えず，尿意を強く訴える
腎移植術後ドレナージ …………………………………………… 173
ドレーンから大量に血性排液が出た
尿道カテーテル抜去後にドレーン排液量が増加した
30 mL/日以上のドレーン排液が 4 日以上持続している

腹部：子宮

子宮全摘出術・卵巣嚢腫摘出術後ドレナージ ………… 178
排液が減少または消失した

大量の排液が出た
排液に強い臭いがある
固定している皮膚に発赤ができた
後腹膜リンパ節郭清術後ドレナージ ………………………… 181
排液が減少または消失した
大量の血性排液が出た
腹水量が多く出血量が把握できない

骨・関節

関節腔ドレナージ ………………………………………………… 186
挿入されていたドレーンの位置が変わっている
突然排液の性状が変化した
突然排液の流出が減少，消失した
患者が突然痛みを訴えた
大腿骨骨頭置換術後ドレナージ ……………………………… 189
ドレナージ側の末梢が冷たい
突然排液の性状が変化した
突然排液の流出が減少，消失した
患者が突然痛みを訴えた

その他：吸引，チューブ

局所陰圧閉鎖療法 ………………………………………………… 194
リークがあり，上手く吸引できていない
痛みがある
皮膚に発赤・びらんが出現した
下痢が続いて，ドレープが汚れている
開心術後ドレナージ ……………………………………………… 197
ドレーンの排液の拍動が突然止まった
大動脈内バルーンパンピング（IABP）……………………… 200
カテーテル内に動脈血が流入した
スワンガンツカテーテル ………………………………………… 204
バルーン管腔から血液が逆流してきた

ドレナージの基礎知識

ドレナージの基礎知識

ドレナージの目的

ドレナージの目的には，①腹腔内，胸腔内，脳室内，その他，皮下などの体内や創傷部に溜まる滲出液，血液，分泌物などの排出を促し治癒を促進する治療的ドレナージ，②感染予防などのための予防的ドレナージ，③創傷部の状態を知るための情報的ドレナージなどがある．以下にそれぞれの目的で行われるドレナージの特徴を説明する．

治療的ドレナージ

- 体内に貯留した体液を排出することで治療効果を得るためのドレナージである
- 体液とは，血液，消化液（胆汁や膵液など），尿，膿，滲出液などがある
- 洗浄液を注入して体液の排出を促したり，薬液を注入したりするために用いることもある
- 腹膜炎や炎症創部など感染創に留置することが多い
- 黄疸や急性胆嚢炎の際の減黄・減圧を目的としたドレナージ，イレウスの際の腸管内減圧を目的とするものも治療的ドレナージに含まれる

予防的ドレナージ

- 手術創の縫合部が開いていたり，身体の内部に空洞があり滲出液の貯留が予想されたりする場合に，感染予防のために行う
- ダグラス窩や横隔膜下など，胸腔・腹腔内の液体が溜まりやすい部位（図1）に留置する
- 脳外科手術後に留置される硬膜外ドレーンなどは，頭蓋内圧亢進を予防するための減圧を目的とした予防的ドレナージである

情報的ドレナージ

- 主に，術後の患者に留置される
- 術後の出血，消化液や胆汁・膵液漏れなど，手術施行に伴い引き起こされた異常を早期に発見したり，貯留物の存在を知ったりすることなどを目的に留置される
- 情報的ドレナージにより異常を察知したら，そのまま治療目的として，洗浄や薬剤投与のルートとして用いることもできる

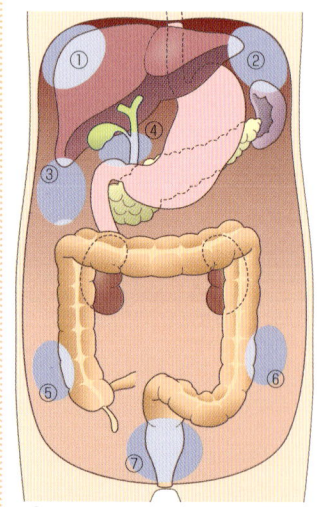

①右横隔膜下腔 ②左横隔膜下腔
③モリソン窩 ④ウィンスロー孔
⑤右結腸傍溝 ⑥左結腸傍溝
⑦ダグラス窩

図1 体液の貯留しやすい部位

ドレナージの方法

開放式（オープン）ドレナージ

創部にドレーンを留置し，ドレーンの端は開放したまま（ガーゼなどで覆い）毛細管現象を利用してドレナージを行う方法である（図2）．術後の創部や，縫合術を行った創皮下の出血や滲出液を排出する目的で留置される．排液量が少量と予想される場合に用いられるほか，閉鎖式ドレナージを施行して滲出液が減少してきた場合に，チューブを切って開放式に切り替えることもある．

誘導された血液や体液は，そのままドレーンより流出するため，ガーゼで覆い吸収する．

排液量は，ガーゼの重量を計測することによって把握する．

また，チューブを抜去したが滲出液が多量もしくは創部が離開している場合，そのドレナージを行うためにコメガーゼなどを挿入し，滲出液を排出させる．これをガーゼドレナージという．

閉鎖式ドレナージ

ドレーン挿入部の気密性を保ち，ドレーンを排液バッグや吸引器に接続することで，ドレーン内腔が外界から隔離される状態でドレナージを行うものを閉鎖式ドレナージという．排液は排液バッグに貯めることとなる．感染のリスクが開放式に比べて低いという利点があるが，管理はより煩雑となる．

挿入にあたっては，手術手技のなかで行われることもあれば，超音波ガイド下で経皮的に膿瘍などを穿刺し挿入する場合もある．

排出を促す方法

閉鎖式ドレナージには，排液の排出を促す方法に，受動的ドレナージと能動的ドレナージがある．

能動的ドレナージとは，吸引圧をかけることで排液を排出させる方法で，吸引の方法にも低圧持続吸引，ポータブル持続吸引，間欠的持続吸引などがある．

受動的ドレナージ：水閉鎖式サイフォン（water seal）▶1

受動的ドレナージとは，サイフォンの原理を利用して排液を促す方法である．すなわち，チューブの両端の高さを変えることにより生じる圧力差を利用して排液するもので，ドレーンに接続したバッグを留置位置よりも低く設置しなければならない．

能動的ドレナージ：低圧持続吸引▶2

主に，胸腔ドレナージで行われる．胸腔内の陰圧を保つことを助け，血液や胸水などを速やかに排出する必要がある場合，$-10 \sim -20\,cmH_2O$ の陰圧を持続的にかけ吸引する（図3，4）．

病態の回復がみられれば低圧持続吸引を中止することで，受動的ドレナージに切り換わる．

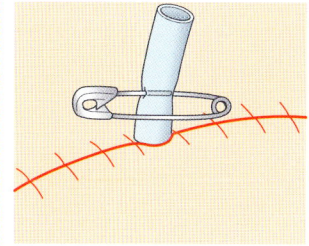

図2　開放式ドレナージ
開放式ドレーンは滲出液が少なく短期間で抜去できる場合に用いられる．ただし，ドレーンは開放創などに浅く挿入されているため，確実な固定と管理が必要となる．ドレーンは，抜け落ちたり，体内に迷入したりしないよう滅菌安全ピンを皮膚面に対し平行に付ける

▶1　水閉鎖式サイフォン（water seal）については「胸腔ドレナージ」p.70参照

▶2　低圧持続吸引については「胸腔ドレナージ」p.70参照

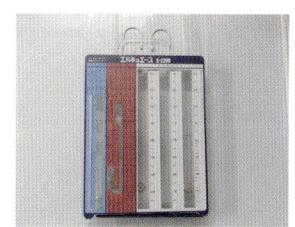

エバキュエース®
図3　低圧持続吸引器
（写真提供：秋山製作所）

ドレナージの基礎知識

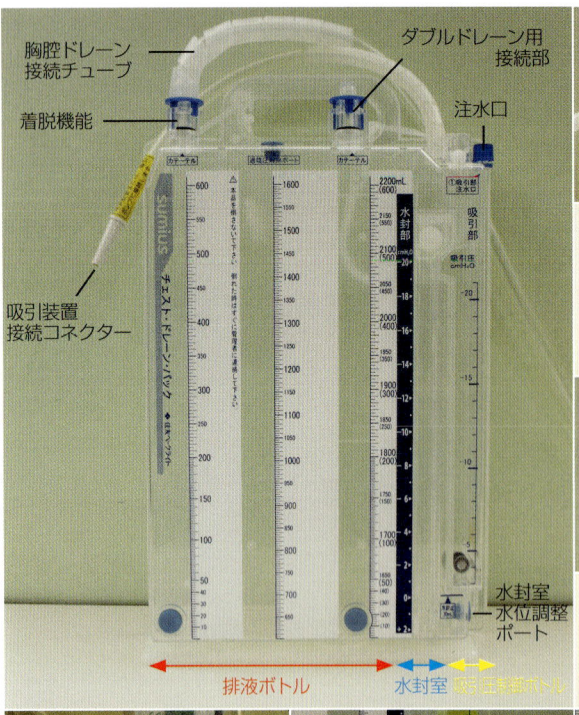
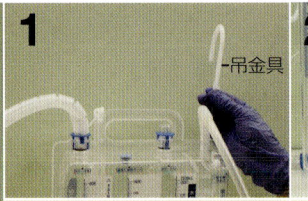
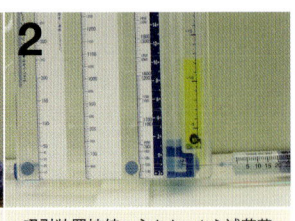
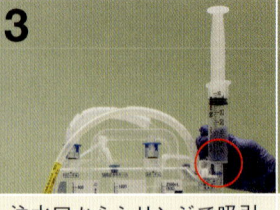
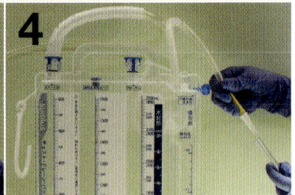
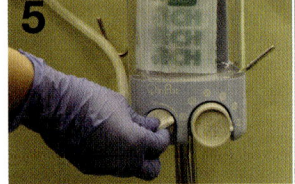
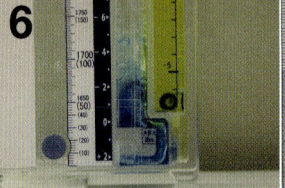
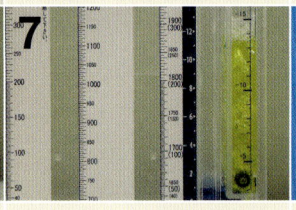
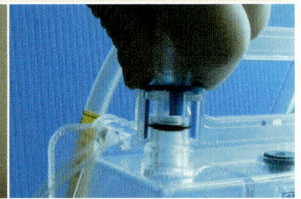

1 患者の胸部より低い位置に垂直になるよう設置する（設置の際は吊金具または回転スタンドを使用）

2 吸引装置接続コネクターから滅菌蒸留水 30 mL を注入（注入後、滅菌蒸留水は青色になる）．注入しすぎたら水封室水位調整ポートからシリンジで吸引（16 G より細い針を使用）

3 注水口からシリンジで吸引の設定圧まで滅菌蒸留水を注水する（注入後、滅菌蒸留水は黄色になる）

4 胸腔ドレーン接続チューブをクランプする．吸引装置接続コネクターを吸引装置へ接続する

5 吸引装置を作動させ、吸引量を増加させる

6 気密性の確認：吸引圧制御ボトルに気泡が生じたら、吸引装置の接続をはずす．水封室の水が細管を上昇（しない場合は新製品と交換）し、20〜30秒の静止を確認後、胸腔ドレーン接続チューブのクランプをはずし水封部の水位が下がるのを確認する

7 胸腔ドレーン接続コネクターを（患者に留置している）ドレーンチューブに接続する（接続部は結束ベルトで固定する）．吸引装置接続コネクターを吸引装置へ接続して吸引を開始し、吸引圧を上げて吸引圧制御ボトル（黄色の水）から連続的に気泡が生じるようにする

新仕様 接続部の着脱：胸腔ドレーン接続チューブの根元をつまみ、青い部分のロックを押し込んだまま上に引っ張り、そのままはずす．接続する場合は、接続チューブを本体接続部に押し付けるとロックされる．「カチッ」という音を確認する

本体の交換方法

図4 チェスト・ドレーン・バッグ®（着脱式、新仕様）の使用方法

能動的ドレナージ：ポータブル持続吸引

　排液バッグ内に陰圧をかけることで排出を促す．吸引原理は、バッグ内の空気を圧縮し、それが元に戻るときに発生する陰圧で吸引を行うものである．バッグを圧縮する方法は、さまざまなタイプがあり、SBバック®（図5）に代表されるバルーンタイプは、吸引ボトル内のバルーンを膨らませて設置し、バルーンが収縮するのに伴い陰圧を発生させている．J-VAC®（図6、7）に代表される蛇腹（バネ）タイプは、バネの力でバッグを圧縮する．
　特別な吸引装置を必要としないので、多くのドレナージで用いられている．

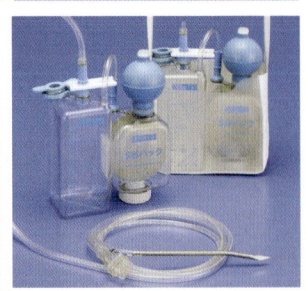

SBバック®

図5 ポータブル持続吸引器
（写真提供：住友ベークライト）

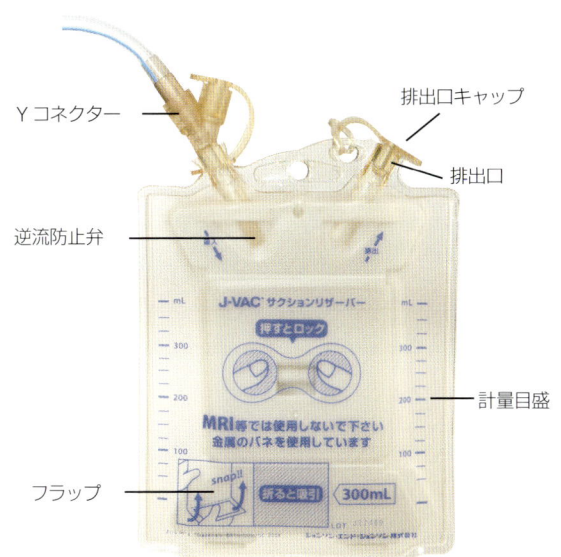

- Yコネクター
- 逆流防止弁
- フラップ
- 排出口キャップ
- 排出口
- 計量目盛

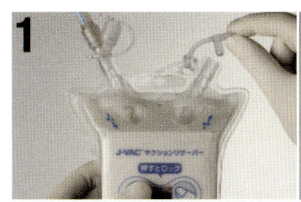

1 排出口キャップを開ける
リザーバー内に空気が入り，内部のバネが伸びて，リザーバーが膨らむ．逆流防止弁が付いているので，ドレーンのクランプは不要

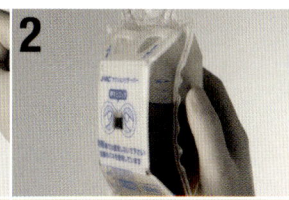

2 排液量を測定
リザーバーを垂直に持ち，側面の計量目盛で排液量を計測する

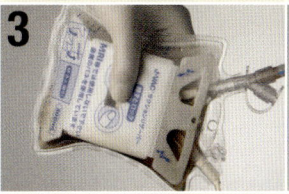

3 排出口より排液を廃棄
リザーバーを傾けキャップを開けた排出口より排液を廃棄する

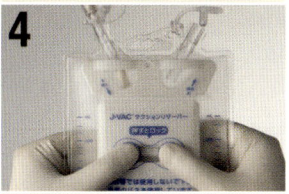

4 リザーバーをロック
親指マークに親指を置き，両手でリザーバーを押しつぶすようにしてロックをする

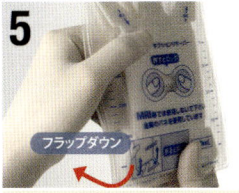

5 フラップダウン
フラップを後ろ側に少し折り曲げ（フラップダウン），ロックをより確実とする．血液などで滑り，ロックがはずれることを防止する

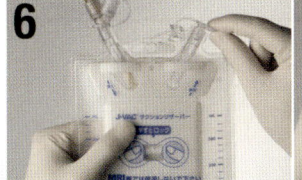

6 排出口を閉める
リザーバーがロックされていることを確認し，排出口キャップを閉める

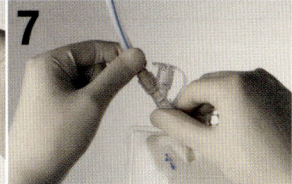

7 確実な接続を確認
ドレーンとアダプター，アダプターとYコネクターが，しっかりと差し込まれていることを確認する

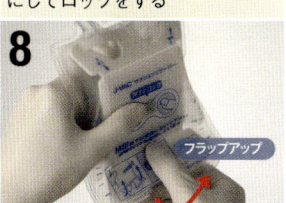

8 フラップアップ
フラップを静かに手前側に折り曲げ（フラップアップ）ると，ロックが解除され，リザーバー内部のバネが伸び，吸引を開始する

吸引準備（再作動準備）

図6　J-VAC® スタンダード型の使用・排液の破棄方法
（写真提供：ジョンソン・エンド・ジョンソン）

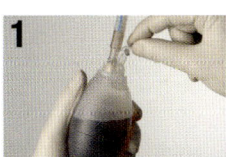

1 排出口キャップを開ける
逆流防止弁が付いているので，ドレーンのクランプは不要

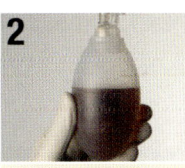

2 排液量を測定
リザーバーを垂直に持ち目盛で廃液量を計測する

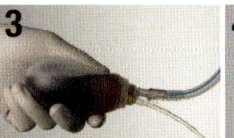

3 排出口より排液を廃棄
リザーバーを傾け静かに握り，排液する

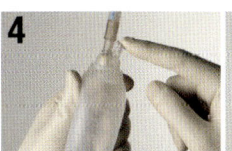

4 排出口キャップを閉める
排出口キャップを開けた状態で，リザーバーを絞るように押しつぶし，反対側の手で排出口のキャップを閉める

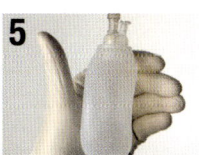

5 吸引開始
排出口のキャップを閉めた後，ドレーンとアダプター，アダプターと集液ポートが接続されている事を確認し，押しつぶしていた手をゆるめて吸引を開始する

吸引準備（再作動準備）

図7　J-VAC® バルブ型の使用・排液の破棄方法
（写真提供：ジョンソン・エンド・ジョンソン）

ドレナージの基礎知識

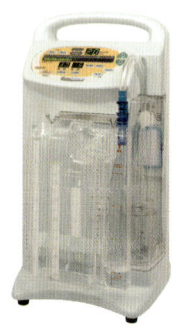
メラサキューム MS-008EX®

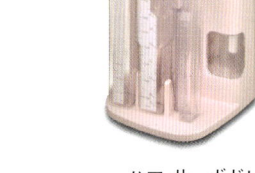
ハマ サーボドレイン3000®

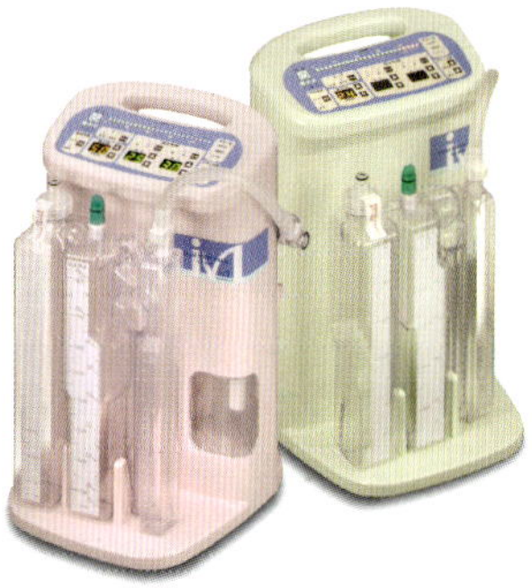

図8 間欠的持続吸引可能な吸引システム
(写真提供：〈左〉泉工医科工業，〈右〉イノメディックス)

ただし，排液量が多くなるに伴い吸引圧が低下するので，こまめな排液の処理などの管理が求められる．

能動的ドレナージ：間欠的持続吸引

持続吸引を行うと，ドレーン先端部の孔が粘膜に密着してしまい，必要なドレナージが行えない場合がある．そのような場合に吸引器（図8）の設定により，間欠的な持続吸引を行うことで，有効なドレナージが可能となる．

気管切開チューブでは，カフ上部の吸引ポートから間欠的持続引が行える．

チューブの種類

ドレナージに用いられるチューブにはさまざまな種類があるが，大きくフィルム型，チューブ型，サンプ型の3種類に分類できる．それぞれの長所と短所を表1にまとめた．

表1 各チューブの長所と短所

	長所	短所
フィルム型	・挿入部の違和感が少ない ・屈曲しても一定のドレナージ効果がある ・柔軟で組織を傷つけることが少ない ・漿液性滲出液のドレナージに優れている	・ドレーンの位置が不確実である ・内腔がつぶれやすく，洗浄は困難である ・粘稠性が強い排液はドレナージしにくい ・ドレーンの入れ替えが困難である
チューブ型	・内腔の洗浄ができる ・ドレーンの入れ替えが比較的容易である ・粘稠な排液もドレナージできる	・単孔型は屈曲すると内腔が閉塞する ・周囲組織を吸い込み，粘膜の損傷をきたすおそれがある
サンプ型	・内腔の洗浄が実施できる ・内腔が閉塞しにくい ・ドレーン周囲の死腔が生じにくい ・粘稠な排液もドレナージできる	・空気が逆流して，逆行性感染が生じるおそれがある

フィルム型

開放式ドレナージで用いられる．主に情報的ドレナージや，治療的ドレナージを目的として使用される．シリコン製で柔らかく，毛細管現象を利用して体内や皮下に貯留した体液をドレナージする．

最もよく使われるのはペンローズ型である．多量の滲出液が予想される場合は多孔型を，浅い創に対してはフィルム型[3]を用いることが多い（図9）．

▶3 ペンローズ型を切り開いてフィルム型の代用とすることもある

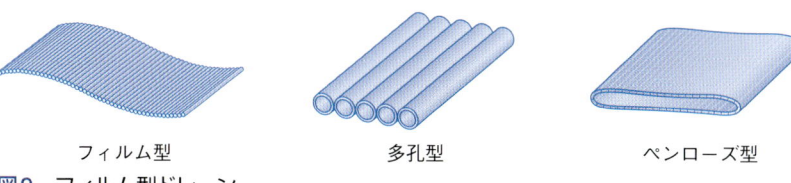

フィルム型　　　　多孔型　　　　ペンローズ型

図9　フィルム型ドレーン

◎ チューブ型

腹腔内や胸腔内に留置し，予防的・治療的ドレナージを目的として使用される管状のドレーンである[4]．ゴム製，シリコン製，シリコンおよび塩化ビニールの合成素材などのものがある．

さまざまな断面のチューブがあるが（図10），効果的なドレナージを行うための工夫という点は共通である．

▶4 胃瘻用カテーテル，経皮経管胆管（PTC）ドレーン，イレウスチューブなどもチューブ型に含まれる

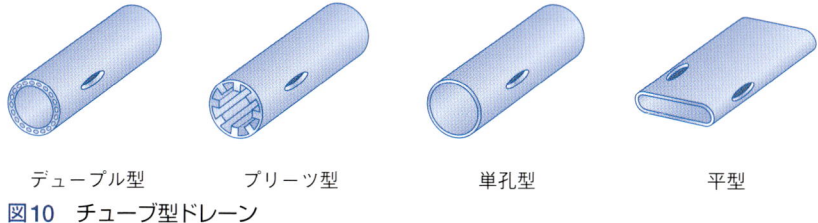

デュープル型　　プリーツ型　　単孔型　　平型

図10　チューブ型ドレーン

◎ サンプ型

吸引圧をかけてもドレーン先端が周囲組織を吸着しないで持続吸引が可能なように，内腔が多重構造（2腔または3腔）となっている（図11）．

血性で多くの排液量が予想される場合，粘稠度の高い排液や刺激性の強い滲出液の排出が予想される場合などに用いられる．

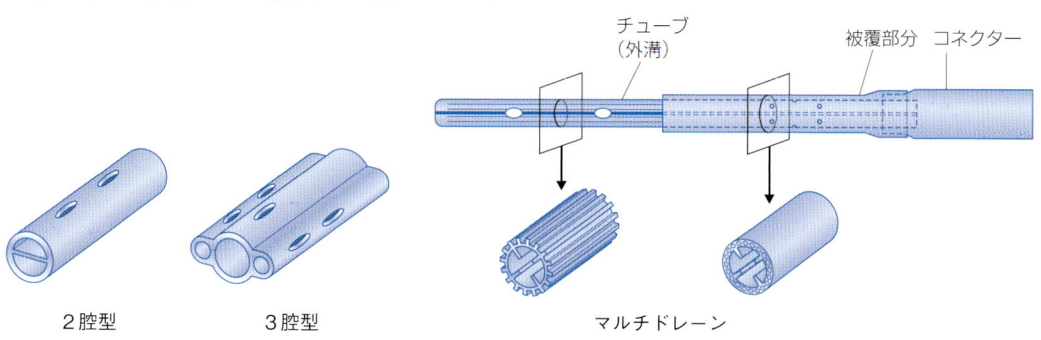

2腔型　　3腔型　　　　　　マルチドレーン

図11　サンプ型ドレーン

7

ドレナージの基礎知識

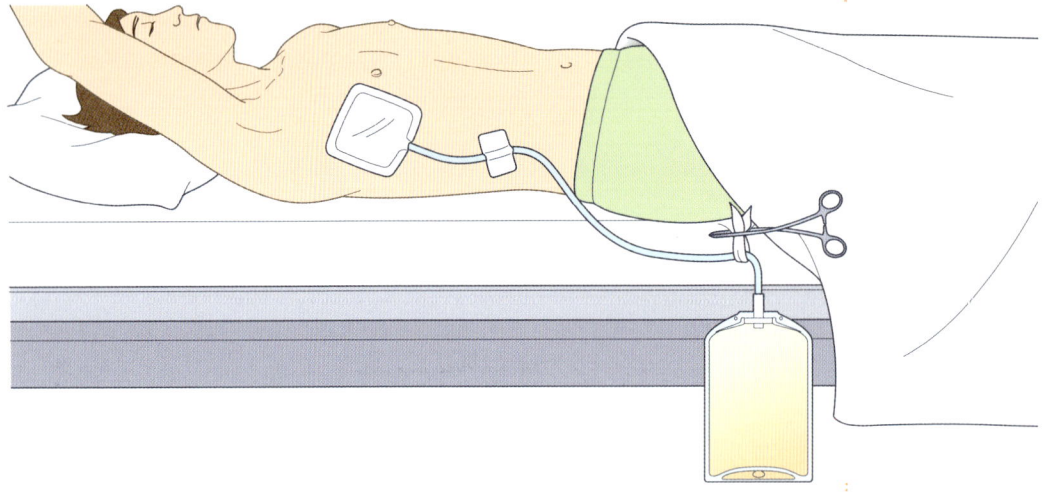

図12 固定

ドレーンの管理と看護

患者への説明

　ドレーンの挿入は，患者にとって身体を刺される恐怖などがあり，心理的負担も大きい．治療を目的としたドレナージを行う際，患者はドレナージの必要性について医師から説明を受ける．医師は，患者の病態，ドレーン挿入の必要性，具体的な術式，挿入部位や挿入期間などを説明するが，患者は必ずしもすべてを理解できているとは限らない．
　看護師は，患者が医師からの説明を十分理解できているかの確認を行う．必要に応じてイラストや模型を用いて補足説明をすることも効果的である．
　術後のドレーン留置に関しては，術前は，手術自体の内容説明やその後の合併症など，患者の理解を得なければならない事項が非常に多くなるので，ドレーンについて患者への説明が十分できていない場合が多い．術後に，ドレーンの事故抜去予防や感染防止の視点から，十分な説明が必要である．

ドレーン位置の確認

　ドレーンがどこに挿入されているかは，ドレーン留置後のX線画像を参考にする．ドレーン先端部が適切な位置に留置されているかどうかを医師と確認し，さらにドレーンのたわみや屈曲がないかも確認する．それらの確認の有無が後に排液量や，挿入部からの滲出液の漏出などに影響する．

固定と管理

　患者の体動などでドレーンがずれないように，挿入部に対して垂直な位置で皮膚に固定する．さらに，患者の体動や体位変換などで引っかかってしまわないように，ガーゼとペアン（鉗子）でベッドに沿わせるように保持しておくとよい（図12）．
- **開放式回路**：開放式の場合，ドレーンは抜けやすく，また身体に迷入する危

険がある．迷入を予防するため滅菌安全ピンなどを通し（**図2**），その周囲に割ガーゼを当てて保護する．チューブを保護するガーゼには滲出液が直接貯留するため，頻繁なガーゼ交換を必要とする．なお，ガーゼを交換する際には，挿入部を含む広範囲の消毒も行う

- **閉鎖式回路**：排液バッグは常に患者よりも低い位置に設置して，逆行性感染を予防する．バッグの位置を低く保つのは，患者の体位変換や移動時においても同様である．接続部位は確実な方法でシーリング（固定）し，ドレーンと回路がはずれないよう留意する

◎ ドレーンの閉塞

開放式でも閉鎖式でも，ドレナージとはドレーンの内腔が開存していることが大前提であるため，開存の確認を怠ってはならない．

ドレーンの閉塞は，排液が閉塞しやすい状態（血性排液，凝血塊，フィブリンなど）になって起こるだけでなく，ドレーンの屈曲，圧迫，さらには三方活栓やクレンメの操作ミスなども考えられる．患者自身の体動によりドレーンが屈曲したり，ねじれたりすることもある．体位変換後に生じるトラブルも少なくない（**図13**）．

ドレーンを先端までたどり，ねじれなどがないか，またその途中に血液や滲出液の貯留がないかを頻回に確認しなければならない．

◎ 排液の異常

患者の病態やドレーンの挿入位置により排液の量と性状は予測される．一般にドレーンの挿入直後は血性であるが，やがて漿液性へと変化する．ドレーンからの排液はその目的に応じて継時的に観察し，水分出納バランスも算出する．ときにドレーンからの排液量が多く，脱水の傾向を認める場合もあるからである．

血性の排液が続き，排液量が多い場合，貧血の有無を確認すると同時にバイタルサインの変化を確認する．ショックの徴候を認める場合は，直ちに医師に報告し緊急対応をしなければならない．

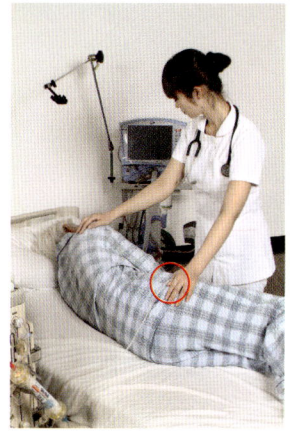

図13 体位変換時，ドレーンに注意する

◎ 日常生活行動への援助

ドレーンを留置している患者は，ADLを制限される傾向にある．また，身体にドレーンが1本でも挿入されていると，患者は拘束感を感じ，そのことにより患者自身が行動を制限してしまうこともある．しかし，体動制限は無気肺や関節拘縮など，さまざまな合併症をまねくため，合併症を予防するためにも，可能な範囲で歩行や活動をすることが望ましい．看護師は，可能な範囲でADLを拡大できるよう計画的に援助する．

歩行ができるようになった段階でも，身体に挿入されたドレーンの排液バッグには血性や緑黄色などの排液を認める．小さい排液バッグであれば，寝衣に専用のポケットなどを作成し，入れておくことも可能であるが，大きいものでは排液バッグを覆うカバーなどを準備し，患者の羞恥心にも配慮する．

全身の清潔は局所の清潔を保持することにもつながるので，可能な範囲でシ

ドレナージの基礎知識

ャワー浴などを行う．

◎ 疼痛の観察と緩和

　ドレーン挿入部の自発痛，体動に伴う痛みは，患者の ADL を抑制するばかりか，心理的にもストレスとなり，睡眠障害や時にせん妄状態をまねくことになる．

　疼痛の原因は，挿入部の皮膚の痛み，ドレーンが臓器を刺激する痛み，感染による痛みなどが考えられる．疼痛の強さや性質を継続的に観察し，原因を見極めなければならない．特に太いシリコンチューブが胸腔に留置されている場合は，挿入部の刺激が強い．薬剤などによる除痛を試みるだけでなく，挿入部の位置などを考慮し，身体の下に除圧枕を入れたりするなどの工夫をする（図14）．また拘束感に伴うストレスは痛みも助長するため，患者の訴えに十分耳を傾けるなど心理的な対応も求められる．

　持続的な痛みについては，薬剤の使用をなるべく早期に試みるが，痛みの程度がどのくらいであるのかは，患者の痛みの閾値によることを忘れてはならない．

　看護師が，「まだ薬を用いなくても大丈夫だろう」「この程度の痛みであれば我慢するべき」と勝手に判断することは，患者の苦痛を助長し，患者との信頼関係まで損うことになる．

　患者が痛みを訴えた場合には，どこが痛いのか，どのように痛いのか，いつもの痛みと同じであるのかを十分に確認し，いつもの痛みと同じであればVAS（visual analogue scale：図15）やフェイススケール（図16）などで，痛みの程度がどのように変化しているのかを確認する．また，痛みの原因の除去に努めなければならない．

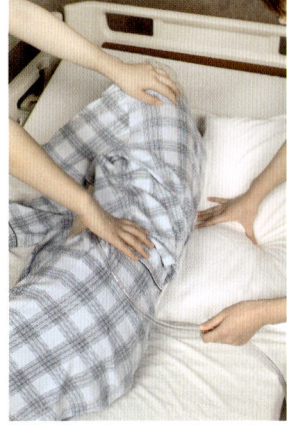

図14 除痛のための工夫

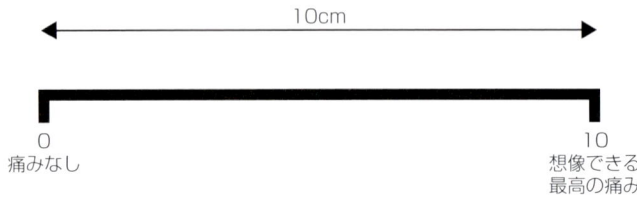

図15　VAS
10 cmの線を横に引き，右端を「想像できる最高の痛み」，左端を「痛みなし」として，感じている痛みの強さを示してもらう．左端からの長さで痛みを評価する

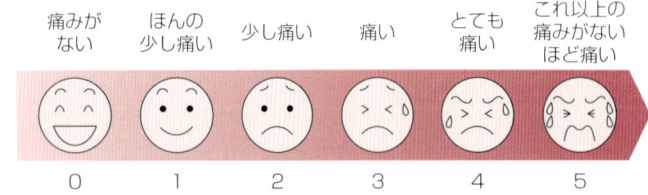

図16　フェイススケール
感じている痛みの強さのイラストを示してもらう

痛みの訴えが繰り返される場合は異常が発生していると判断し，医師に報告するのはもちろんであるが，夜間であっても明かりを付け，ドレーン挿入部やその周囲の発赤，膨隆の有無などを観察する．

◎ ドレーンの早期抜去に向けた積極的な計画

　ドレーンは，身体にとって異物であり，早期に抜去されることが望ましい．ドレーンからの排液は，患者を受けもつ勤務帯における量や性状を観察するのはもちろんであるが，挿入されてからの合計排液量やその推移を算出し，早期抜去に向けた条件を理解する必要がある．

　さらに，ドレーンが挿入されている患者の行動制限を行うのが当然という認識をもっている看護師も多い．しかし，そのような考えはドレーンの早期抜去を阻害するだけである．看護師がドレーンの管理を適切に行いつつ，患者のADL拡大を積極的に援助することで，合併症のリスクは低くなり，早期抜去につながることを理解する必要がある．

（佐藤憲明）

● 文献
- 吉田俊郎，ほか：創部・ドレーン管理．消化器外科 1997；20：447-455．
- 窪田啓一：手術室医療材料・用具マニュアル　新しい医療材料・用具ドレーン・サクションレザバー．外科治療 1996；5：543．

ドレナージの基礎知識

プリーツ型ドレーンと吸引機能付きバッグのセット品

本稿では，主に腹腔内または皮下に留置し，重力または陰圧により排液・排気するためのカテーテルと吸引器・排液バッグを組み合わせたセット品を紹介する．

適応・特徴

- **適応**：消化器外科手術後
- **特徴**：プリーツ型ドレーン（図1）と吸引器・排液バッグが一体となっているため（図2），感染予防に適している．また，吸引機能が付いているので（図3），ドレーンのミルキングを簡便かつ安全に行うことができる．

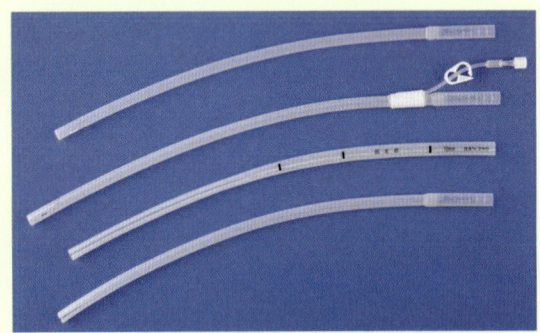

上から，スタンダードタイプ（コネクター付き），イリゲーションタイプ，ソフトタイプ（コネクター一体型），先端スリットタイプ
図1　プリーツドレーン® チューブ
（写真提供：住友ベークライト）

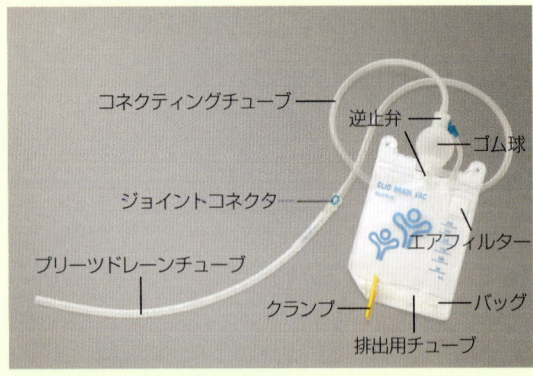

図2　クリオドレーンバッグ®
（写真提供：住友ベークライト）

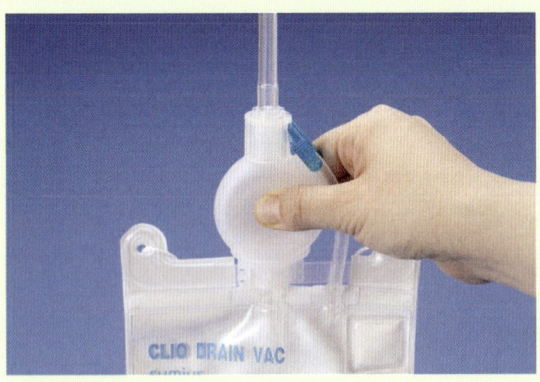

図3　ゴム球を押しつぶして吸引する
（写真提供：住友ベークライト）

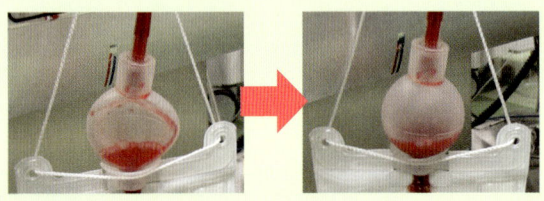

陰圧がかかっている（吸引）　　陰圧は解除
図4　吸引方法
（写真提供：住友ベークライト）

吸引方法

ゴム球がつぶれている状態が吸引している状態で，吸引を止める場合は任意にゴム球内の陰圧を解除する（図4）．ゴム球部の上下にはそれぞれ逆止弁が付いている．

吸引が不要になれば，ゴム球をつぶさずに自然ドレナージができる．

廃棄方法

クランプを開けることで排液を排出できる．

（佐藤憲明）

Part 1

基本的なチューブ・ドレーン

1 基本的なチューブ・ドレーン

気管挿管チューブ

目的	気道確保を通じた人工呼吸管理
適応	●全身麻酔時の気道確保，呼吸不全患者の呼吸管理 ●気道熱傷やアナフィラキシーショックによる気道閉塞の予防
挿入経路	一般的には経口を選択するが，口腔内の障害や患者の口腔機能を維持する目的で，経鼻を選択する場合もある（図1，表1）
合併症	●患者の体形に対して気管挿管が深いことによる右肺野への片肺挿管 ●気管挿管の遷延に伴う人工呼吸器関連肺炎（VAP）
利点	ほかの気道確保の方法に比べ，100％酸素を気管まで投与可能
欠点	コミュニケーション障害，絶食
抜去条件	自発呼吸の再開，呼吸病態の改善が認められた場合

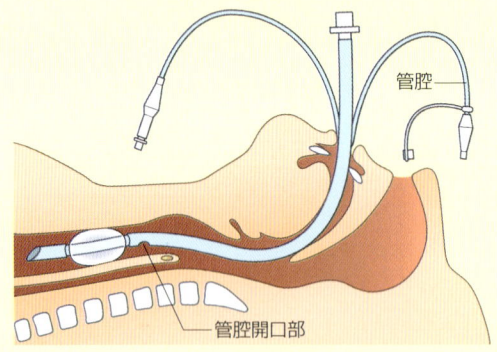

経口挿管挿入経路 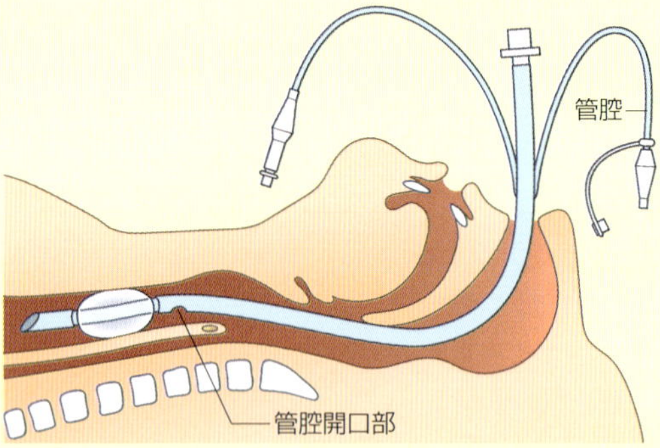　　　　　　経鼻挿管挿入経路

図1　気管挿管チューブ

表1　挿入経路による特徴

	利点	欠点
経口挿管	より太いチューブが挿入できる	・口腔ケアがしにくい ・挿管時，開口障害がある
経鼻挿管	・固定性がよい ・口腔ケアの実施が容易	・挿入時の鼻出血のリスクがある ・副鼻腔炎のリスクが高い

気管挿管チューブの構造（図2）

　近年，気管挿管チューブのカフの形状は，気管壁の障害やVAP（ventilator associated pneumonia；人工呼吸器関連肺炎）を予防する目的で，大容量低圧カフが推奨されている．また，カフ上部から気管粘液を間欠的に吸引する目的で，カフポートが接続されているものもある．

気管挿管チューブ

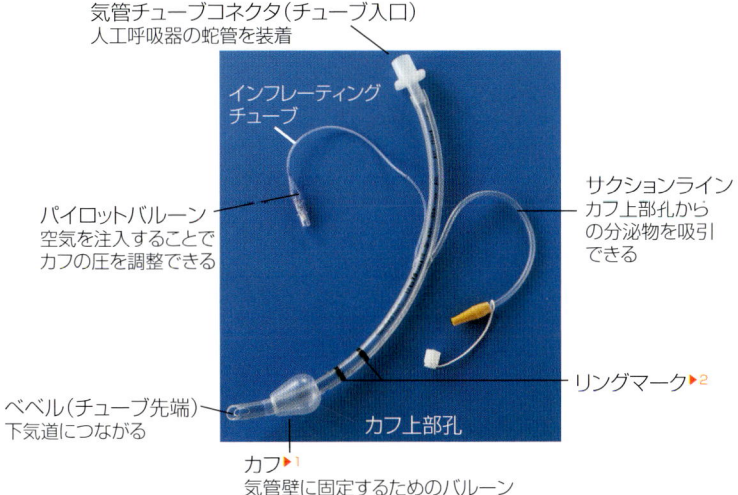

図2 気管挿管チューブ
(写真提供:コヴィディエン ジャパン)

▶1 気管壁が傷つかないようバルーンは薄い塩化ビニール素材でできている

▶2 チューブ挿入時,カフおよび患者側先端が声帯を通過し,医師の視野外にある場合に位置を決定する際の参照用のもの.実際のチューブの位置は臨床的判断に基づき決定すること

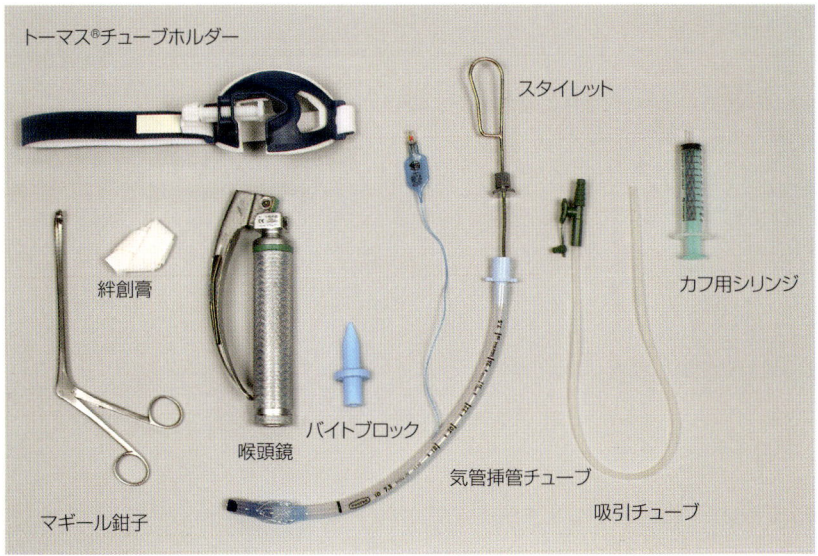

図3 必要物品
その他,聴診器,リドカイン塩酸塩(キシロカイン®ゼリーなど),吸引器,パルスオキシメーター,カプノメーターも用意する

気管挿管前の看護

- 患者に十分な説明を行い,不安を取り除く
- 必要物品(図3)を準備する
- 気管挿管時は,苦痛の緩和や嚥下反射に伴う誤嚥の予防を目的として,筋弛緩薬や鎮静薬の投与を行う場合が多い

1 基本的なチューブ・ドレーン

気管挿管時の介助

- 頭下に枕を入れ，臥床状態とする
- 鎮静薬を使用しない場合には，患者に手を挙げさせるなど，看護師とのコミュニケーション手段を考え，不安の除去に努める
- 誤嚥を避けるため，口腔内の吸引を十分に行う
- 術者の右側に立ち，術者の指示で気管チューブをわたす
- 術者の指示にしたがい，マギール鉗子を抜去する
- バイトブロックを挿入し，カフ用シリンジで空気を注入する
- 胃泡音と左右の肺の呼吸音の聴診を行い，気管挿管チューブが正しく入っていることを確認し（図4），固定する

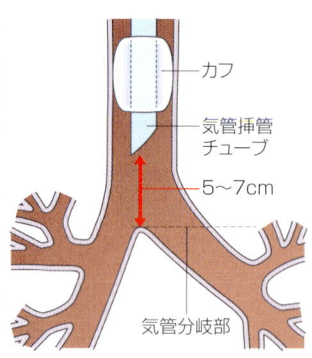

図4　気管挿管チューブの固定位置

気管挿管チューブは気管分岐部まで約5〜7cmのところで固定する（胸部X線で確認する）

固定方法

◎ バイトブロックの使用

- バイトブロックは，気管挿管チューブを患者が噛まないために必要な用具である（図5）
- 気管挿管チューブと一緒に固定する
- カフのインフレーティングチューブ（図6）を歯で噛み切ると，カフのバルーンからのエアが抜けてしまうため，注意する

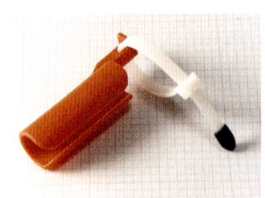 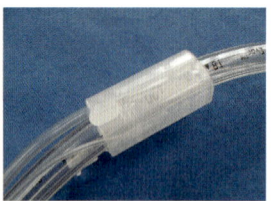 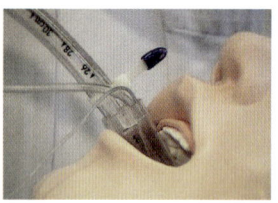

B&BR® バイトブロック　　バイトセーフクリア®

図5　気管挿管チューブにはめ込むタイプのバイトブロック

ハードプラスチック製のカバーのバイトブロックのなかに，気管挿管チューブを通して使用する．患者の口腔内には1本しか管が入らないため，違和感は最小限であるが，気管挿管中の口腔ケアや気管吸引時に太いチューブが挿入できない
（写真提供：メディカルプロジェクト）

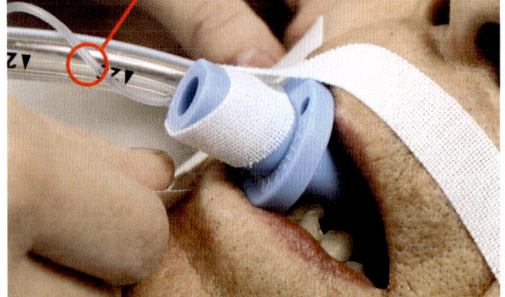

図6　カフのインフレーティングチューブ

16

◎気管挿管チューブの固定

4面固定
テープによる固定法では最も強固なため,一般的とされる.
①固定用テープを2本準備する
②1本の固定用テープを上顎に貼って,チューブに巻き付け,下顎に固定する(図7Ⓐ)
③もう1本の固定用テープを②と反対側の上顎部に貼って,チューブに巻き付け,下顎に固定する(図7Ⓑ)

> **オプション**
> 経口挿管では,気管チューブを口角の位置で固定するため,あらかじめ口角に皮膚保護材などを付着しておくと潰瘍形成の予防につながる

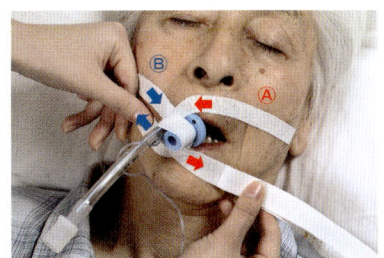
図7　4面固定

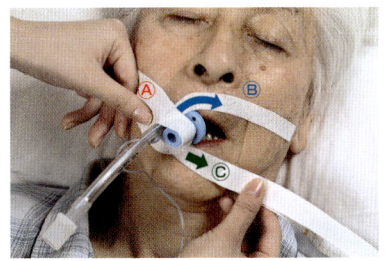
図8　3面固定

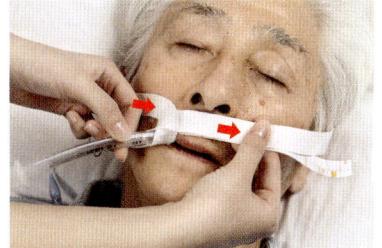
図9　2面固定

3面固定
①切り込みを入れた固定用テープを1本準備する
②固定用テープの広い部分(切り込みが入っていない部分)を固定する口角側の頬に貼る(図8Ⓐ)
③切り込み入れた固定用テープの上側をチューブに巻き付けて上顎(図8Ⓑ)に,下側もチューブに巻き付けて下顎(図8Ⓒ)に貼る

2面固定
下口唇に皮膚トラブルがある,または流涎が著明である患者に用いる.ただし,固定力が弱いため事故抜去に注意する必要がある.
①固定用テープを1本準備する
②固定する口角側の上顎に固定用テープを貼り,チューブに巻き付け,反対側の下顎に貼る(図9)

その他
- トーマス®チューブフォルダー(図10):救命処置中に簡便かつ確実な固定法として利用されることが多い.Ｖエッジ部にバイトブロックに相当する部位があるため,バイドブロックを使用しなくてもよい
- アンカーファスト®(図11):両頬に皮膚保護材(ハイドロコロイド材)を接着させ,顔面に固定する.気管チューブは,専用のレールにより左右に移動が可能で,ハードプラスティックで保護されている(バイトブロックを使用しなくてもよい)

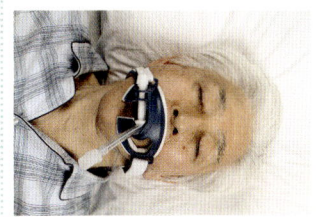
図10　トーマス®チューブフォルダー

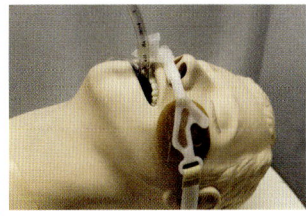
図11　アンカーファスト®

気管挿管中の看護

- 気管挿管後，バイタルサインと患者の苦痛の程度を確認する
- カフ圧計を用いて，適切な圧で管理を行う．高いカフ内圧は気管粘膜に侵襲を与えるおそれがあるため 20〜30 cmH$_2$O（15〜22 mmHg）以下とする
- 肺炎予防のため，カフ上部より定期的な吸引を実施する
- カフ上部吸引は，シリンジによる間欠吸引（手動式）よりも持続低圧吸引（機械式）のほうが吸引効果は高い（表2）

表2 気管チューブ吸引における吸引量の比較

	持続低圧吸引	間欠吸引	p値
方法	持続吸引器使用 吸引圧 20〜30 cmH$_2$O	1時間ごとにシリンジで1分間ゆっくり吸引	
吸引量	6.6 ± 8.2 mL/日	3.2 ± 5.5 mL/日	p＜0.01

（赤田信二：気管チューブ吸引における吸引量の比較（持続吸引対間欠吸引）．日本集中治療医学会誌 2004；11（1）：43-44.[1] より）

Trouble Shooting

Trouble 片肺の呼吸音が消失した！

考えること 気管挿管直後で片肺でしか呼吸音を聴取しない場合は，右肺の片肺挿管（解剖学的理由による）

- 対応▶気管挿管チューブの固定されている長さ（深さ）を確認する．成人男性では 22 cm 前後であるが，身長の低い人では挿入が深すぎて片肺挿管となっている場合がある
- 対応▶胸部 X 線でチューブの深さを確認する．この場合には 2 cm 程度気管チューブを引き抜くことで対応できる

Trouble 喀痰に血液が混入した！

考えること 気管挿管チューブによる気管粘膜の損傷

- 対応▶気管分岐部より深い場所まで吸引カテーテルを挿入させない
- 対応▶吸引カテーテルは先端が多孔式のものを使用する

考えること 高い吸引圧

- 対応▶気管吸引圧は 200 mmHg 程度とする

Trouble 急に人工呼吸器の気道内圧が上昇し，患者が呼吸困難に陥った！

考えること 気管挿管チューブに喀痰や凝血塊などが蓄積して閉塞

- 対応▶吸引圧を上げて気管吸引を実施する
- 対応▶バッグバルブマスクでの換気ができないほど気管チューブが閉塞した状態であれば，気管挿管チューブを入れ替える．より緊急性が高い場合は，気管挿管チューブを抜去してバッグバルブマスクでの換気に変更する

（佐藤憲明）

●文献
1) 赤田信二：気管チューブ吸引における吸引量の比較（持続吸引対間欠吸引）．日本集中治療医学会誌 2004；11（1）：43-44.
・ 高江洲秀樹，ほか：気管挿管と気管切開．呼吸器ケア 2004；12（2）：70-80.

気管切開チューブ

目的	● 呼吸不全患者の長期人工呼吸管理 ● 顔面骨折, 口腔外科領域患者の顎間固定に伴う気道確保 ● 声門浮腫や気道狭窄が口腔・咽喉頭など上気道に及ぶ場合の気道確保
禁忌	血液凝固障害, 頸部血腫, 不安定な循環動態, 不安定な頸部骨折
挿入経路	上気管切開, 中気管切開, 下気管切開など（図1）
合併症	術後出血, 局所の血腫, 換気不全, 皮下気腫, 創部感染, 手術後, 瘻孔形成（1週間程度必要）までに抜管してしまったら再手術の場合がある
利点	● 気管挿管のような鼻腔・口腔内の圧迫や違和感がない ● 気管孔からチューブ先端までが短いので気道感染も減少する ● 発声練習が可能となる
欠点	気管壁の粘膜損傷
抜去条件	呼吸病態が改善した場合

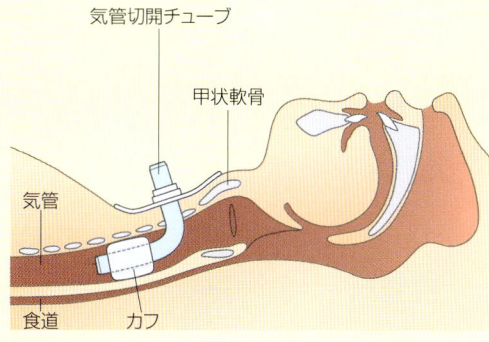

図1　挿入経路

気管切開チューブ

- 気管切開チューブ（図2）：長期人工呼吸管理が必要な場合, または人工呼吸器からの離脱に向けたリハビリテーションを行う場合
- スピーチカニューレ（図3, 4）：側孔が付いているので自発呼吸のある患者では, 吸気を1方向にする弁を装着して発声練習が可能
- 輪状甲状靱帯穿刺用チューブ：咽喉頭浮腫, 窒息など超緊急時に選択する

気管切開術の介助と観察

- 術中のバイタルサインを継続的に観察する. 皮下脂肪層, 広頸筋を剝離し, 気管前筋膜を切開すると出血が起こりやすいので注意する
- 患者の意識レベルの変化と疼痛の有無に注意する
- 気管切開チューブ挿入と気管挿管チューブ抜去をタイミングよく行う ▶1
- 気管切開チューブを人工呼吸器, またはジャクソンリースに接続する
- カフ用シリンジで, カフに空気を注入する
- 気管切開直後は気管切開チューブが容易に抜けやすいため, 体位変換時は人工呼吸器の蛇管が引っ張られないよう慎重に行う
- 気管切開キット付帯の専用ネックホルダーで気管チューブを固定する ▶2
- 気管挿管チューブ抜去直後は, 誤嚥を防ぐため速やかに口腔内吸引を行う

気管切開時, 必要物品

- 気管切開チューブ
- 気管切開セット
- 吸引チューブと吸引器
- カフ用シリンジ
- 塩酸リドカイン（キシロカイン® ゼリーなど）
- 電気メス
- 滅菌穴布, 滅菌被布
- 末梢静脈カテーテル
- 鎮静薬・鎮痛薬・筋弛緩薬・局所麻酔薬（1％リドカイン）・抗コリン薬などの薬品
- 聴診器
- 呼気炭酸ガス濃度モニター（カプノメーター）
- パルスオキシメーター
- 心電図モニター

▶1　この状況における高濃度酸素投与は, 引火の可能性が高く危険なため, 注意が必要である

▶2　固定はゆるすぎず締めすぎないよう, 指が2本程度入るくらいを目安にする

1 基本的なチューブ・ドレーン

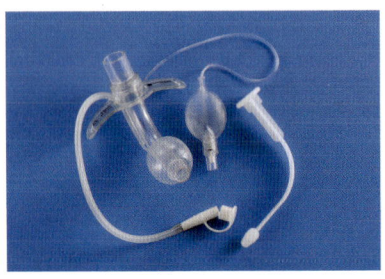 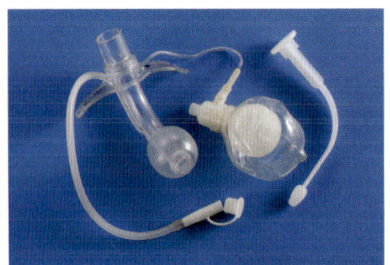 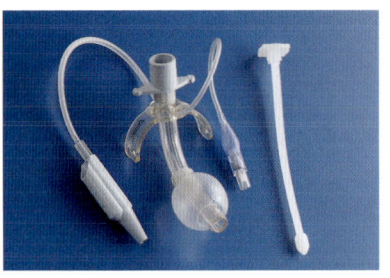

トラキオソフト™ エバック：分泌物や細菌が貯留しやすい声門下腔の吸引が可能．また透明エバックチューブ（側孔ルーメン）で安定した吸引も可能

トラキオソフト™ エバック（ランツ付）：左の機能に加え，ランツシステム（カフ内圧自動調整バルーン）を装備．ルアー元に栓がついているので清潔に維持できる

トラキオソフト™ スピーキング：気管切開下で人工呼吸中の患者が会話できるよう考案されたチューブ．インフレーションラインのほかに発声のための送気管を装備．酸素または空気の送量をコントロールすることで発声会話が可能となる

図2　気管切開チューブ
(写真提供：コヴィディエン ジャパン)

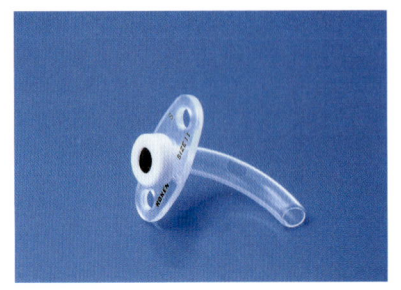

図3　スピーチカニューレ
(写真提供：高研)

呼気の流れ
スピーキングバルブが閉じることにより，空気は声門を経て口から抜けるため，発生ができる

吸気の流れ
スピーキングバルブが開くことにより，空気が気管切開孔から入る

気管分岐部
スピーキングバルブ
側孔

図4　スピーチカニューレの仕組み

気管切開後の管理

- バイタルサインと患者の苦痛の程度を確認する（胸部X線による確認）
- カフ圧計を用いて，適切な圧で管理を行う▶3
- カフ上部には，気管切開に伴う血液が混入するため定期的に吸引する
- 創部出血，皮下気腫の有無を観察する

気管切開チューブの交換

- 適切な交換時期について，詳細に検討したデータは存在しないが，一般に感染予防の観点から1週間程度で交換することが多い．

気管切開チューブ交換時の介助

- 患者に十分な説明をし，体位を仰臥位とする
- バイタルサインを把握する
- 口腔内，カフ上部，気管内の吸引を十分に行う

▶3　高いカフ内圧は気管粘膜に侵襲を与えるおそれがあるため20～30 cmH$_2$O（15～22 mmHg）以下とする

オプション
スピーチカニューレで発声練習を行うときはカフをしぼませているため誤嚥に注意する

▶チューブ交換時，必要物品
- 気管切開チューブ
- 吸引チューブと吸引器
- カフ用シリンジ
- 塩酸リドカイン（キシロカイン® ゼリーなど）
- 聴診器
- パルスオキシメーター
- 心電図モニター
- Yガーゼ

- 気管切開部を消毒する
- カフから空気を抜き，気管切開チューブを抜去する
- 新しい気管切開チューブを挿入・固定する（カフに空気を注入し，専用ネックホルダーで固定，チューブと固定する皮膚の間にYガーゼを挟む）
- 気管，口腔内を吸引し，聴診器で左右の肺の呼吸音を確認する
- 頸部の痛み，発赤や出血などがないか，よく観察する

Trouble Shooting

Trouble　皮下気腫が出現した！

考えること　皮下組織と胸腔内が交通した

　　対応▶気道内圧の上昇，皮下気腫の拡大，血圧の低下に注意して，保存的に観察

　　対応▶過度の陽圧呼吸は皮下気腫の増悪をまねくので原則的に行わない

Trouble　喀痰に血液が混入した！

考えること　術創から出血（凝血塊の混入による気管切開チューブの閉塞に繋がる危険がある）

　　対応▶喀痰内に混入した血液の性状または量を観察する

　　対応▶喀痰内に混入した血液の量が多くない場合は，気管吸引をできるだけ避けるとともに，気管切開チューブと人工呼吸器回路との接続をなるべく解除しない

Trouble　気管切開チューブが抜けた！

考えること　気管切開直後に気管切開チューブが抜去された場合，その部位の腫脹や出血によって再挿入は不可能に近い．

　　対応▶バッグバルブマスクなどで経口から人工呼吸を試みると同時に，気管切開部からのエアリークを防ぐ目的で，気管切開部をテープなどで固定する

　　対応▶経口挿管を行う（気管切開部を何らかの方法で塞ぎ，経口より気管挿管を実施する）

（佐藤憲明）

- 文献
  - 高江洲秀樹，ほか：気管挿管と気管切開．呼吸ケア 2004；12（2）：70-80．

1 基本的なチューブ・ドレーン

輪状甲状間膜切開

目的	緊急時の気道確保
適応	喉頭・咽頭の上気道閉塞があり，経口または経鼻挿管が困難な状況で，ラリンジアルマスクなどを用いた補助換気で有効な酸素化が得られないとき
禁忌	● 12歳以下 ● 気管断裂，下気道閉塞があるとき
留置部位	輪状甲状間膜切開（図1）
合併症	● 片肺挿管 ● 喉頭気管損傷 ● 出血や分泌物による気管切開チューブの閉塞
利点	気管挿管が困難である場合，緊急的な気道確保を可能とする
欠点	気管チューブの径が細く，長時間の留置は困難であり，早期に気管チューブの入れ替えが必要である

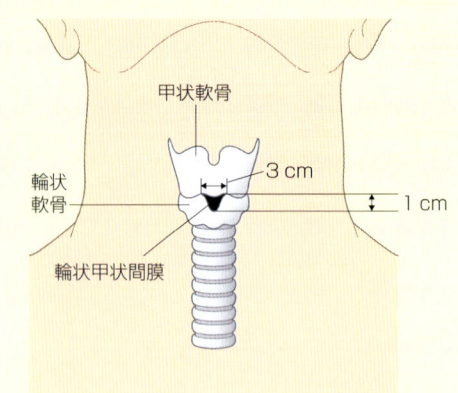

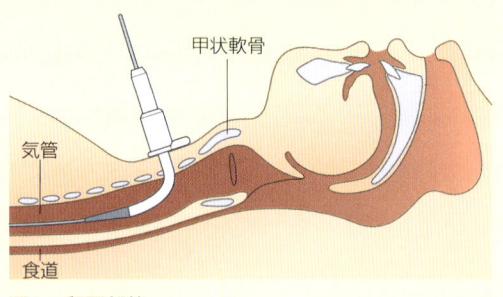

図1　留置部位

輪状甲状間膜

輪状甲状間膜は，甲状軟骨と輪状軟骨の間にあり，喉頭隆起から2～3cm下方，または胸骨切痕から4横指上方に位置する（図1）.

また，気管で最も表層に位置し，正中部は重要な血管や神経がないため，緊急時，気管挿管ができないときの気道確保の第一選択として切開・穿刺が行われる．ただし，切開・穿刺が深すぎる場合，気管後壁を損傷し，致命的な合併症をまねくことがある．

◎ 輪状甲状間膜切開と輪状甲状間膜穿刺（輪状甲状靱帯穿刺）

緊急時の外科的気道確保には，輪状甲状間膜切開（表1）と輪状甲状間膜穿刺（輪状甲状靱帯穿刺：図3, 4）がある．輪状甲状靱帯は，輪状軟骨弓と下甲状切痕の間に位置し，正中線上に垂直に張る強力な靱帯である．

セルジンガー法により専用カニューレを挿入する場合も輪状甲状間膜穿刺とよばれている．輪状甲状間膜穿刺は14～16Gの穿刺針とカニュレーション

表1　輪状甲状間膜切開時，必要物品

- メイヨー剪刀
- 気管鉤
- モスキートまたはペアン鉗子
- 止血鉗子
- 4mm，6mmのカフ付き気管内チューブ
- 局所麻酔用のエピネフリン添加リドカイン液と25G針，10mLシリンジ
- ポビドンヨード（イソジン®）
- 滅菌ガーゼ
- 滅菌吸引チューブ
- 気管チューブ固定用のひも，バンド
- 輪状甲状間膜切開用カテーテルセット（図2）

22

輪状甲状間膜切開

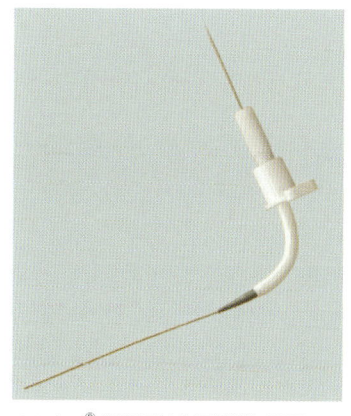
メルカー®緊急用輪状甲状膜切開用カテーテルセット
図2 輪状甲状間膜切開用カテーテルセット
(写真提供：クック ジャパン)

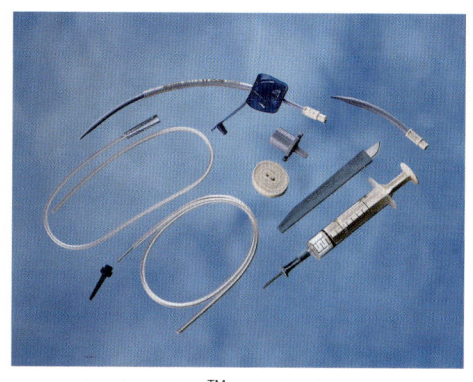
ミニトラックⅡ™セルジンガーキット
図3 輪状甲状膜穿刺キット
(写真提供：スミスメディカル・ジャパン)

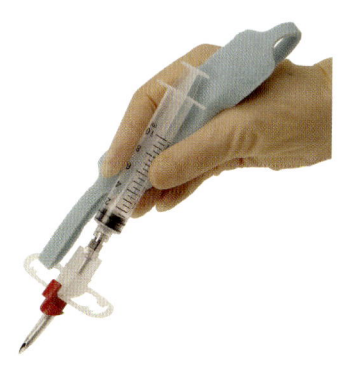
クイックトラック™
図4 緊急用輪状甲状膜穿刺キット
(写真提供：スミスメディカル・ジャパン)

により行われる．しかし，通常の低圧換気では，カニューラを通した換気は十分でなく，早期に用手的換気が必要となる．

Trouble Shooting

Trouble SpO₂低下，顔面蒼白！

考えること 喀痰またはその他の貯留物により，挿入されたチューブが閉鎖されている可能性

考えること 外科的手技に伴い，誤嚥性肺炎を併発または無気肺の合併

- 対応▶適切な体位の確保（血圧が安定していれば，ヘッドアップする）
- 対応▶留置された気道ルート（カニューレまたはチューブ）から喀痰が吸引できるかの確認
- 対応▶酸素濃度を上昇させ，用手的人工呼吸を実施

Trouble 気道狭窄音が著明！

考えること 声門下狭窄

考えること 気管壁の損傷

- 対応▶速やかに医師に報告
- 対応▶外科的気道確保のための処置をし，気管切開手術を準備

Trouble 皮下気腫が出現した！

考えること 気管後壁膜損傷，気胸の併発

- 対応▶気管狭窄音の有無を聴診
- 対応▶気道狭窄があれば早期に外科的気道確保のための処置をし，気管切開手術を準備

(佐藤憲明)

❶ 基本的なチューブ・ドレーン

経鼻胃管

目的	胃内の減圧，嘔吐予防，胃内への栄養や薬剤の投与，胃洗浄，胃出血の観察
適応	消化管術後，意識障害や鎮静下での人工呼吸管理下にあるとき，薬物中毒，経口摂取不能時，緊急手術時の術前処置など
禁忌	外傷による頭蓋底骨折
挿入経路	鼻腔⇒胃（図1）
合併症	長期留置による粘膜障害（食道壁，胃壁，鼻粘膜），挿入時の鼻・咽頭粘膜からの出血，挿入刺激による嘔吐から引き起こされる誤嚥性肺炎，誤挿入
利点	●胃内の内容物，気体の吸引により減圧が可能 ●意識障害がある患者には誤嚥予防となる
欠点	●意識がある場合は咽頭から鼻腔の不快感がある ●挿入時に苦痛を伴うこともある
抜去条件	上記適応から除外された場合，減圧目的で挿入した場合は排液量が100mL以下

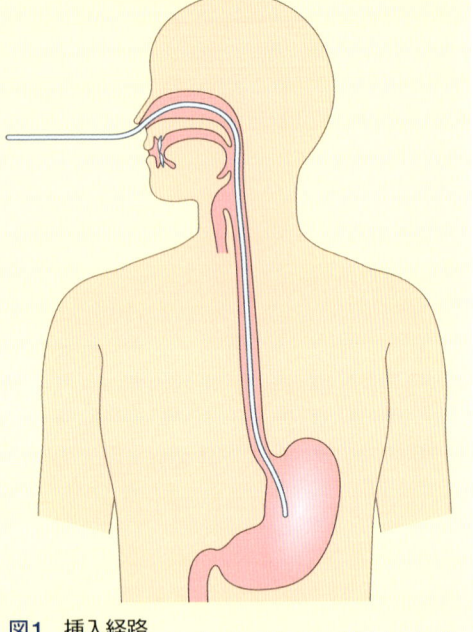

図1　挿入経路

挿入前の準備

挿入前には目的，期間，方法などを患者に十分説明し，同意を得る．挿入時の体位は，セミファーラー位など患者に楽な姿勢で行うが，意識障害がある場合，気管への誤挿入を極力防ぐため枕を利用し頸部の前屈位をとることもある．

挿入の方法と看護

◉挿入

チューブ先端を鼻孔から挿入し胃内まで到達させる．鼻孔から胃内までは成人の場合45～55cm程度で到達する．挿入操作時は患者に唾液を飲み込むよう促し，その嚥下動作に合わせチューブを進めていく．嚥下動作がない場合は，無理な挿入による折れ曲がり▶1や，咽頭から口腔内にかけて停滞に注意する．

挿入操作により嘔吐が誘発されることがあるので，膿盆やビニール袋，ティッシュペーパーなどはすぐ取り出せるようにしておく．

経鼻胃管挿入時，必要物品

・胃管
・潤滑剤（キシロカイン®ゼリー）
・カテーテルチップシリンジ（注射器とは径が変えてあるため接続できない）
・ドレナージ用延長チューブ
・排液バッグ
・固定用テープ
・聴診器
・膿盆
・ビニール袋
・ティッシュペーパーまたはガーゼ
・マーキング用油性マジック

▶1　チューブを無理に押し込むと屈曲や気管への誤挿入の危険があるので，行ってはいけない

経鼻胃管

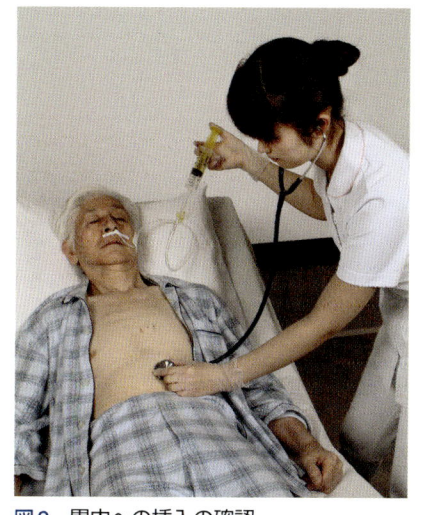

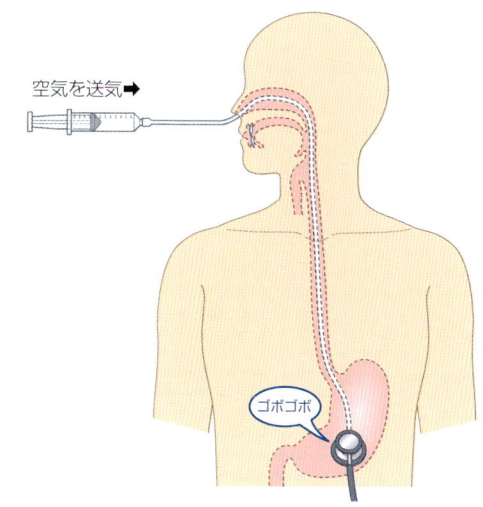

図2 胃内への挿入の確認

◎挿入確認

　胃内への挿入の確認は，チューブの端の注入口からカテーテルチップシリンジを用いて空気を送気し，その際，心窩部に聴診器を当てて発生する気泡音を聴取する．「ゴボゴボ」と聴取されれば（図2），胃内への挿入と判断するが，口腔から音が聞こえる，音が小さい場合などは再挿入を試みる．また胃内容物の吸引でも胃内へ挿入されたか否かを判断できる．胃内容物のpHをリトマス紙で測定し，低ければ酸性（胃内容物）と判断する．ただし，チューブの先端がとぐろを巻いてしまっていたら（図3），このような方法では確認できないこともある．薬剤や栄養剤を注入する場合は，X線による先端位置の確認が必要である．

◎固定方法

　自然抜去が起こらないように，鼻孔付近でテープによりチューブを固定する．この際，位置がずれていないかを確認できるようチューブにマーキングする．

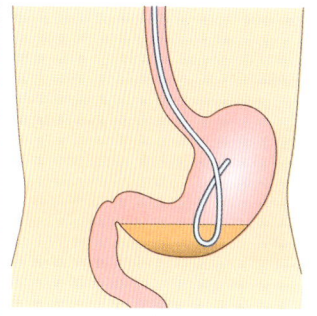

図3 とぐろを巻いたチューブ

挿入中のケア

　減圧目的で挿入した際は，チューブを排液バッグにつなぎ，サイフォンの原理を利用して排液・排ガスを促すため，排液の量や性状を観察する．排液の流出状況を確認し，排出されていないようであればミルキングや軽い吸引を加える（図4）．体位によって流出に変化がみられたり，排液によっては閉塞を引き起こすものがある．
　栄養や薬剤投与を目的として挿入した場合は，チューブの端（鼻孔側）に栓をしておくため，逆流して栓から漏れていないかを確認する．

排液観察のポイント

- 胃液は，通常，無色透明である．それ以外の場合は表1などが考えられる

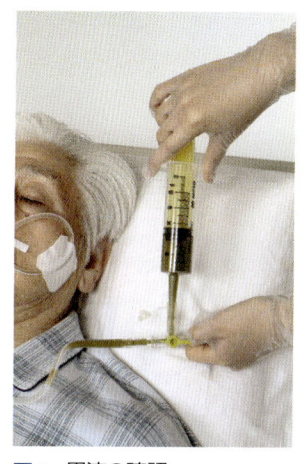

図4 胃液の確認

1 基本的なチューブ・ドレーン

表1 胃液の性状と考えられること

淡黄色	緑色	暗赤色	鮮紅色
腸液の逆流が考えられる	胆汁の逆流が考えられる	古い血液であると考えられる	新鮮な上部消化管からの出血と考えられる

● 抜去の目安は1日の排液量が100 mL以下であるが、胃管を開放していると、いつまでも排液として外に出てくるので、クランプして調節することも必要になる

Trouble Shooting

Trouble チューブが口腔内で曲がってしまい挿入できない！

考えること チューブの「こし」が足りない

- 対応▶「こし」のあるチューブを選択するが、なければ冷水に浸しておいたものや冷凍庫保管をして硬くしたチューブを用いる
- 対応▶チューブが硬すぎると粘膜を傷つけたり、不快感が強くなったりするので、それらを考慮してチューブを選択する

Trouble 吸引してもエアしか引けない！

考えること チューブの先端が胃内でずれて胃壁にくっついている、または屈曲による閉塞がある、チューブがとぐろを巻いている

- 対応▶10〜20 mLの空気を送気して、心窩部から音が聞こえているかを確認
- 対応▶口腔内の観察

Trouble チューブを挿入しているのに嘔吐した！

考えること 消化不良もしくは腸閉塞の可能性がある

- 対応▶口腔内の吸引を行い、誤嚥予防をする
- 対応▶吸引と送気を試みて、抵抗があればチューブの位置を少しずつずらす

Trouble チューブが抜けかかっている！

考えること チューブ抜け、事故（自己）抜去

- 対応▶そのまま押し込まずに、どのぐらい抜けているかを把握する
- 対応▶少しのずれであれば、送気して胃内にあるかどうかを確認
- 対応▶相当抜けている場合は、医師に報告し、再挿入を検討する

（三上剛人）

●文献
- 福家顕宏、ほか：胃管挿入と胃洗浄. 救急医学 2006；30（10）：1335-1339.
- 日本救急医学会、監：胃チューブ・胃洗浄. 標準救急医学 第3版. 医学書院；2006. p.113.

経鼻経管栄養チューブ

目的	経口摂取が不十分な患者に対して経腸栄養を施行するためのアクセス
適応	経口摂取に問題がある患者で，経管栄養ルートとして消化管が利用できるすべての疾患（表1）
禁忌	完全静脈栄養の適応，重症の下痢，消化管の狭窄・麻痺など（表1）
挿入経路（図1）	●幽門前ルート：鼻腔⇒胃 ●幽門後ルート：鼻腔⇒十二指腸，空腸
合併症	●挿入時：気道内への誤挿入，粘膜損傷，胃腸管壁の損傷 ●挿入後：チューブの閉塞，鼻翼部潰瘍，下痢，誤嚥性肺炎
利点	●静脈栄養ルートと比較して侵襲性が低く，施行に伴う合併症が少ない ●管理が容易であり，腸管から自然な形で栄養を吸収させるため，バクテリアルトランスロケーション[1]予防に有用
欠点	●比較的短期間（4〜6週間）での利用に制限される ●腸管の機能に依存
抜去条件	経口から安全かつ十分なエネルギー摂取が可能となった場合

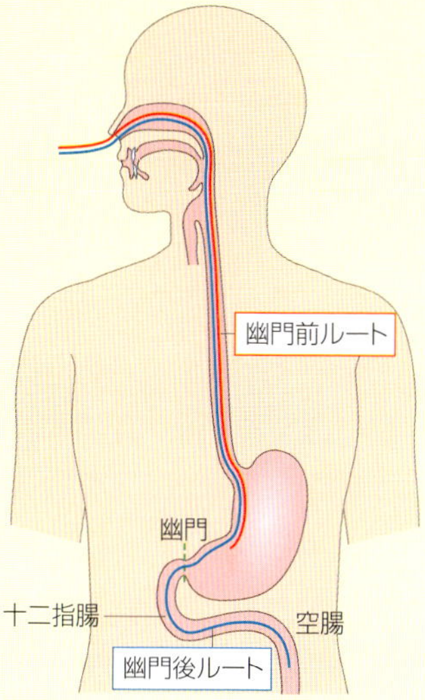

図1 挿入経路

表1 経管栄養チューブからの経腸栄養管理の適応と禁忌

適応	禁忌
・経口からの栄養摂取が不能または不十分で腸管機能に問題のない症例 ・炎症性腸疾患 ・重症膵炎 ・慢性閉塞性肺疾患，腎不全，肝不全など特殊な病態の栄養管理ルートとして	・完全静脈栄養の適応 ・腸管が完全に閉塞している ・激しい下痢 ・持続する消化管出血 ・ショック状態

経鼻経管栄養チューブの種類

経鼻経管栄養に用いるチューブは，一般にフィーディングチューブ（feed；食べさせる，tube；管）とよばれ，さまざまな材質，サイズがあるので，用途によって使い分ける．

チューブのサイズ

経鼻経管栄養チューブが留置される場合，患者の意識の有無にかかわらず，鼻腔，咽頭に対する機械的刺激とその違和感から事故抜去の可能性が高い．このため，チューブサイズは可能な限り細いものが選択される．ただし，細すぎると栄養剤や薬剤の注入時に閉塞を起こす危険性が高くなるため，8 Fr以上のものが推奨される．また，細いチューブの場合は，気管への誤挿入の危険性が高くなることにも注意する．

[1] 腸管の萎縮により細菌に対するバリア機能が低下し，腸管内細菌が粘膜を通過して体内へ移行する現象．重篤な感染症や臓器障害を引き起こす原因とされ，予防には早期の経腸栄養が有効的とされる

チューブの材質

チューブの材質には，ポリ塩化ビニル（PVC），シリコン，ポリウレタンなどがある（表2）．

PVCのチューブはやや硬く，「こし」があるため挿入が容易だが，柔軟性をもたせるためにフタル酸ジエチルヘキシル（DEHP：di-2-ethylhexylphthalate）が含まれている．近年，環境ホルモンであるDEHPの栄養剤への溶出が問題とされており，各メーカーは溶出の少ない商品へと転換している（図2）．また新生児や小児に対してはPVCフリーを用いることが望ましい．

表2 チューブの材質の特徴

	ポリ塩化ビニル	シリコン	ポリウレタン
柔軟性	やや硬い	柔らかい	柔らかい
操作性	容易	要補助具	要補助具
刺激	強い	少ない	少ない
コスト	安価	高価	高価
強度	強い	弱い	強い

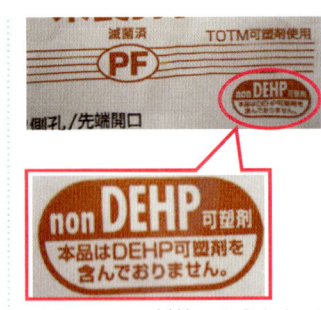

図2 DEHP対策のとられたチューブの表記

挿入前の看護

患者への説明

- 経口摂取以外の方法による栄養状態の改善の必要性
- 経鼻経管栄養チューブの利点，欠点および合併症の説明と同意
- チューブの固定に伴う美容上の問題点
- 挿入経路（鼻腔から胃・腸）における現病歴，既往歴の確認

体位

- セミファーラー位にし，頭頸部は正中位を保持する
- 頸部は後屈しないように枕を入れる

口腔ケア

- 挿入前には十分な口腔ケアを行い，誤嚥性肺炎を予防する

必要物品の準備

- 挿入時における胃食道逆流に速やかに対応できるように，吸引セット，膿盆，衣類の汚染を防ぐ保護シートなども準備する
- X線撮影による位置確認までの仮止め用固定テープも準備する

チューブ長の決定

- 胃内に留置する場合，チューブを挿入する深さの目安は，患者の剣状突起から耳たぶまでの距離に，耳たぶから鼻までの距離を加えた長さになる（図3）
- 腸内に留置する場合はさらに約23 cmを加えた長さが適当である

挿入時の看護

- チューブの先端を5秒間水に浸し，親水性潤滑剤を活性化させる
- 鼻孔から挿入し，咽頭中央までチューブを進める
- 咽頭中央から先にチューブを進めるために，唾液を飲み込むよう指示する．このとき，咳込む，チアノーゼを起こす，あるいは通過抵抗がある場合は気管への誤挿入の可能性が高いので，すぐにチューブを引き抜く

経鼻経管栄養チューブ挿入時，必要部品

・経鼻経管栄養チューブ
・栄養剤
・経管栄養注入セット
・膿盆
・吸引用シリンジ
・保護シート
・聴診器
・仮止め用固定テープ

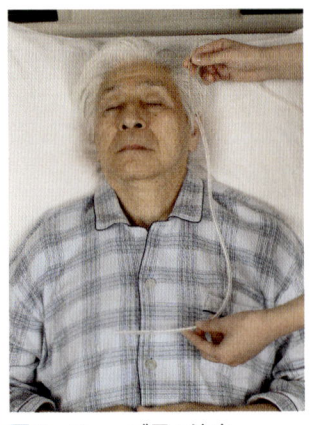

図3 チューブ長の決定

- 昏睡または半昏睡状態の患者は咳反射が減退している場合もあり，X線撮影室にて透視下で実施することが望ましい
- 目的の深さに達するまでチューブを進める
- 胃の内容物吸引，空気注入聴診法[2]，またはX線撮影などの各施設のプロトコルに従い，正しく留置されていることを確認する
- 腸内に留置させたい場合，十分な長さを挿入すれば胃内挿入後24～48時間でチューブ先端は幽門を通過するが，右側のセミファーラー位にすれば，目的の位置まで，より早く到達させることができる

▶2 胃の内容物吸引，空気注入聴診法については「経鼻胃管」p.24 参照

挿入後の看護

患者への確認・説明

- 手技が終了したことを患者に伝え，ねぎらいの声かけとともに苦痛の有無を確認する
- チューブの存在を患者に伝え，誤抜去に注意するよう指導する
- X線撮影を行いチューブの先端位置の確認を行う旨を伝える

口腔ケア

- 経鼻経管栄養チューブの留置は，喉頭挙上による喉頭閉鎖機能の制限とそれに伴う咽頭クリアランスの低下により誤嚥のリスクが高まる．また，術後に意識障害が遷延，あるいは鎮静下でセルフケアが困難な場合，口腔内の自浄作用の低下が懸念される
- チューブ留置後は，定期的に口腔内のケアを実施し，歯垢の除去と粘膜清掃および口腔内の汚染物の除去をする
- 唾液の分泌減少に対しては加湿が肝要で，気管挿管のため口唇閉鎖が困難な際は口腔ケア用湿潤ジェルの塗布などをして，口腔内の湿潤に努める

チューブの固定・管理

　成人において鼻孔部でチューブ固定をする場合，胃内留置（幽門前ルート）では約45～55cm，空腸留置（幽門後ルート）では医師の指示に従って仮固定し，X線撮影によりチューブ先端位置を確認する．

固定方法

- 意識の有無にかかわらず，経鼻経管栄養チューブでは，その違和感から事故抜去の可能性が高いので，確実な固定が必要である
- 固定用絆創膏を用いて，チューブを鼻梁と頬部に固定する．この際，鼻翼部の圧迫壊死を予防するために，エレファントノーズ法（図4）で固定するとよい．また，頬部の固定はチューブが皮膚を圧迫しないような工夫が必要である（図5）
- 鼻孔部の位置でチューブにマーキングをし，常に長さの確認をする
- 輸液ラインが確保されている四肢とは反対側の頬に固定することで誤注入を予防する

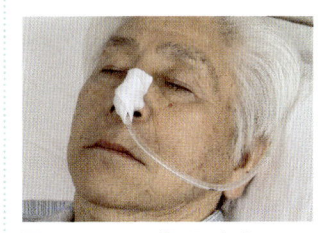

図4 チューブの固定（エレファントノーズ法）

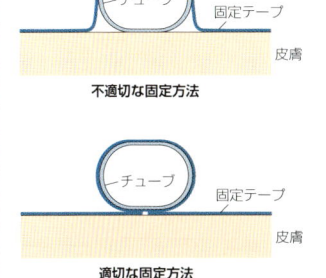

図5 チューブの固定（頬部）

管理方法

- 三方活栓を間に挟み，チューブを排液バッグへと続く誘導管（ビニル管）と接続する
- 誘導管の重みでチューブが引っ張られると，誤抜去のおそれがあるので，適切な長さで調節し，管理する
- 利用開始時まではチューブを開放しておく

栄養剤投与における看護

- 患者に栄養剤を投与することを説明する
- セミファーラー位にし，体位を整える
- チューブにシリンジを接続して吸引し，胃内容物の残量の有無を確認する．胃内容物が吸引できない場合，体内でチューブが屈曲していることもある
- 10 mL 程度の空気を一気に注入し，聴診で注入音もあわせて確認する
- 上記2つの方法でチューブの胃内留置が確認できない場合は，医師にX線撮影による確認を依頼する
- チューブの胃内留置確認ができたら，栄養剤の投与を開始する
- 投与中は胃食道逆流に注意する．咳嗽反射や嚥下反射の出現は，胃食道逆流を疑わせる徴候である
- 投与後，20〜30 mL 程の温水でチューブを洗浄（フラッシュ）する
- 投与後30〜60分は，患者の体位をセミファーラー位で維持する．胃内留置（幽門前ルート）の場合では，右側臥位にすることで消化吸収を促進する

経管栄養剤の種類

経管栄養剤には自然食品流動食と人工濃厚流動食がある．一般的に急性期病棟では人工濃厚流動食が利用される．これは天然の栄養素材に人工的処理を施したものにビタミン，ミネラル，脂質などを加えた栄養剤である．組成の分子量により成分栄養剤（ED），消化態栄養剤，半消化態栄養剤に分類される（表3）．

表3 経腸栄養剤の種類と特徴

	特徴	注意点	適応	主な医薬品
成分栄養剤	窒素源が結晶アミノ酸のみで構成されている．また，脂肪含量は全エネルギーの1〜2％と極めて低く，腸管吸収に優れている．膵酵素による消化を必要としない	高浸透圧のため下痢をきたしやすいので，投与速度に注意する．ポンプによる調節が望ましい．また，長期間の使用では必須脂肪酸や微量元素の欠乏に注意する	高度の消化吸収障害，膵臓疾患など	・エレンタール® ・エレンタールP® ・ヘパンED®
消化態栄養剤	窒素源がアミノ酸やジペプチドからなる腸管栄養剤であり，蛋白質を含まない．ある程度の消化を必要とする栄養剤である	高浸透圧性下痢をきたしやすいので投与速度に注意する	消化吸収障害，クローン病（緩解導入療法）	ツインラインNF®
半消化態栄養剤	窒素源が蛋白質であり，消化を必要とする経腸栄養剤である．浸透圧は低く成分栄養剤と比較して下痢をしにくくなっている	多くは食物繊維を含有しており，チューブサイズは8 Fr 以上が推奨される	腸管機能に問題がなく，経口摂取が困難で十分なエネルギー摂取ができない場合	・エンシュア・リキッド® ・ラコールNF®

Trouble Shooting

Trouble チューブから栄養剤が滴下しない！

考えること チューブの屈曲，閉塞

- 対応▶チューブの屈曲や三方活栓の向きを確認（図6）
- 対応▶チューブ自体の閉塞が疑われ，再開通が困難な場合には，チューブを抜去し再挿入する
- 対応▶閉塞の予防として，間欠投与の場合は各投与前後に，持続投与の場合は4時間おきに20〜30 mLの温水でチューブをフラッシュする．食酢水溶液を充填させるのも有用とされる
- 対応▶薬剤の溶解には簡易懸濁法[3]を用いる

  ▶3 錠剤やカプセル剤をそのまま55℃の温水に入れ攪拌し，10分間放置し，薬剤を懸濁させる．薬剤の粉砕を必要としないのでチューブを詰まらせることなく薬剤を投与できるため，患者にとって有用で安全とされている

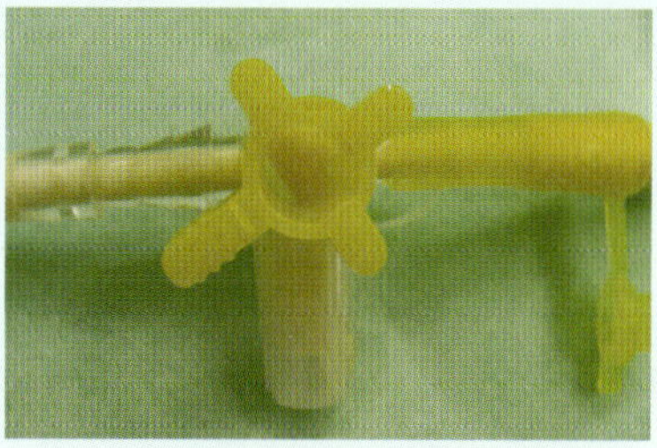

図6 三方活栓（閉塞している状態）

Trouble 経管栄養が開始されてから下痢が止まらない！

考えること 投与速度が速すぎる，栄養剤・容器の汚染

- 対応▶投与速度は100 mL/時を限度に，徐々に速くしていく
- 対応▶効果がない場合には，天然食物繊維（ジャネフ®アップルファイバー）の使用を検討
- 対応▶栄養剤は一度開封したら使いきるようにし，容器は基本的にはディスポーザブルのものを使用する．容器を再利用する場合には施設内の感染対策プロトコルに従い消毒する

Trouble 鼻腔から粘稠性で汚れた鼻汁に加え，出血がみられる！

考えること 鼻腔粘膜損傷による潰瘍，副鼻腔炎

- 対応▶軟らかいシリコン製またはポリウレタン製のチューブに変更
- 対応▶適切なチューブ固定

Trouble 排液が茶褐色である（図7）！

考えること チューブの機械的刺激による食道・胃・十二指腸潰瘍

- 対応▶排液の潜血反応と排液量の観察
- 対応▶バイタルサインの測定
- 対応▶腹部疼痛および腹壁の緊張の有無を確認

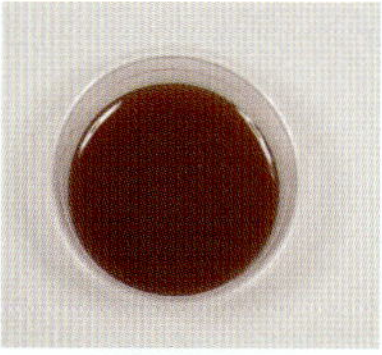

図7 茶褐色の排液

Trouble 嘔吐した！

考えること 胃食道逆流

- 対応▶投与時の体位（セミファーラー位）および投与速度は適切であったかを確認
- 対応▶胃内留置（幽門前ルート）の場合は，チューブ先端を腸へ下げ逆流を防ぐ
- 対応▶改善しない場合には，粘度調整食品（栄養剤を増粘）や半固形化栄養剤などの使用を検討

（軽部　厚）

●文献
- 倉田なおみ，ほか：新しい経管投与法！ 簡易懸濁法．看護技術 2002；48：648-654.
- 前田伊美子，ほか：経管栄養カテーテルの清潔保持に対する酢水の効果．健生病院医報 2003；26：17-18.

PEG（経皮内視鏡的胃瘻カテーテル）

目的	● 経腸栄養のルート確保 ● 減圧ドレナージ
適応	● 嚥下障害を伴うが，消化管自体には問題のない疾患（脳血管障害，認知症，高位頸髄損傷など）で，経管栄養が長期にわたると想定される場合 ● 繰り返す誤嚥性肺炎 ● 幽門狭窄・上部小腸閉塞に対する減圧ドレナージ
禁忌	● 通常の内視鏡検査の絶対禁忌の患者，咽頭・食道狭窄患者，胃前壁を腹壁に近接できない状況，補正できない出血傾向，消化管閉塞 ● 上記に加えて相対的禁忌（表1）にも注意が必要
合併症	● **挿入時**：腸管の誤穿刺，出血 ● **挿入後**：皮膚の圧迫壊死，バンパー埋没症候群，創部感染症，汎発性腹膜炎
利点	● 開腹を必要とせず，比較的短時間に造設できる ● 動作の制限がなく，積極的にリハビリに取り組める ● 経口摂取の訓練が可能 ● 栄養供給の手技・管理が容易であり，退院後も管理しやすい ● 経鼻胃管と比較してボディイメージを良好に保てる ● QOL の向上
欠点	● 事故抜去による腹膜炎のリスクがある ● 適切な管理をしないとチューブが閉塞する
抜去条件	継続的に十分な経口栄養が可能と判断された場合

表1　PEGの相対的禁忌

・腹水貯留
・極度の肥満
・著明な肝腫大
・胃の腫瘍性病変や急性粘膜病変
・胃手術，その他の上腹部手術の既往
・横隔膜ヘルニア
・出血傾向
・妊娠
・腹膜透析
・門脈圧亢進
・全身状態不良
・がん性腹膜炎
・生命予後不良
・非協力的な患者と家族

PEGの造設方法

PEG[1] の造設方法には，pull 法，push 法，introducer 法の 3 種類がある．内視鏡を挿入し，胃を空気で拡張させたうえで刺入部を決定するまでは，どの方法も同じ手順である．

pull 法，push 法

pull 法および push 法は，胃内視鏡を用いてチューブを経口的に挿入する．どちらの方法も内視鏡を 2 回挿入する必要があるが，穿刺針が細く，安全に刺入することが可能であり，太いカテーテルも挿入できる利点がある．

● **pull 法**：腹壁から挿入したガイドワイヤーを一度口から外に出し，ガイドワイヤーと胃瘻カテーテルを結び付けた後，腹壁外へ引き出す方法である

---

[1] PEG (percutaneous endoscopic gastrostomy) は正式にはその手技を指すが，近年では確保された胃瘻カテーテルそのものを PEG とよぶこともある

- **push法**：腹壁から挿入したガイドワイヤーを一度口から外に出し，ガイドワイヤーに沿って胃瘻カテーテルを口から腹壁外へ押し出す方法である

introducer法

introducer法では刺入部を決定したら，穿刺針（トロッカー）を直接胃へ刺入し，シースを通じてカテーテルを挿入する．内視鏡を再度挿入する手間はないが，カテーテルはバルーン付きタイプに限られ，やや細いものになる．

PEGカテーテルの構造と種類

PEGにおける瘻孔形成には，胃壁と腹壁の密着が必要であり，これは胃壁と腹壁を胃内ストッパーと腹壁外部ストッパーによりサンドイッチ状に挟み込むことにより得られる．胃内のストッパーの形状はバルーン型とバンパー型に分けられ，腹壁外部のストッパーの形状はボタン型とチューブ型に分けられる（表2，3）．

表2 PEGカテーテルの種類

表3 ストッパーの特徴

	ボタン型・バルーン型	ボタン型・バンパー型	チューブ型・バルーン型	チューブ型・バンパー型
事故抜去の危険性	低い	低い	高い	高い
操作	容易	容易	やや繁雑	やや繁雑
清拭・入浴	しやすい	しやすい	しづらい	しづらい
接続	やや煩雑	やや煩雑	容易	容易
カテーテル内の汚染	ほとんどない	ほとんどない	ある	ある
バルーンの破損漏れ	ある	ない	ある	ない
埋没の可能性	ない	ある	ない	ある
胃壁への圧迫	弱い	強い	弱い	強い
蒸留水の確認	ある	ない	ある	ない

ストッパーの特徴

バルーン型
胃壁への圧迫が弱く，潰瘍になりにくい．体外のカテーテル部分に注水孔バルブがある．バルーンの破損・漏れなどの危険性が高い

バンパー型
胃粘膜への圧迫が続くと虚血壊死，潰瘍を生じる．シャフトの長さを適切に管理しないと胃粘膜内に埋没する（バンパー埋没症候群）ことがある

ボタン型
チューブ固定で問題が生じにくい．ボディイメージを良好に保ち，リハビリテーションを行いやすい

チューブ型
同一方向への固定により，不良肉芽（良性肉芽の発達が阻害され，浮腫や線維化を伴い生じたもの）の形成や炎症，圧迫壊死の原因となることがある．管理がやや難しいが，栄養剤注入用のチューブとの接続は容易である

PEG造設前の看護

安全にPEGの造設術を行うために，血液検査による凝固能データの確認はもとより，炎症所見の有無や腹部X線で胃・大腸の位置をしっかり把握しておく．ひどい便秘や多量の大腸ガスは手技の妨げになるため，前日までの排便コントロールも重要になる．術前に患者・家族に対するインフォームド・コンセントが適切に行われたかを確認し，不安の解消に努めるのも重要な術前看護の一つである．

PEG造設中の看護

術中は心電図モニター，サチュレーションモニターおよび血圧の連続測定を行う．急変時に備え救急カートをそばに置く．

PEG造設後の看護

ストッパーの圧迫と調整

- 造設直後は，腹壁外部ストッパーが若干皮膚に食い込む程度の強さで固定する
- 術後1日目に，皮膚に食い込みがなくなる程度にストッパーをゆるめる
- 術後3〜4日で，ガーゼが1枚挟める程度にまで圧迫を緩和する
- 瘻孔が完成したら，腹壁外部ストッパーは腹壁から1〜1.5 cm浮かせて固定する（図1）
- バンパー埋没症候群（図2）予防のため，1日1回はチューブをゆっくりと回転させ（図3），胃壁に胃内ストッパーが食い込んでいないかを確認する

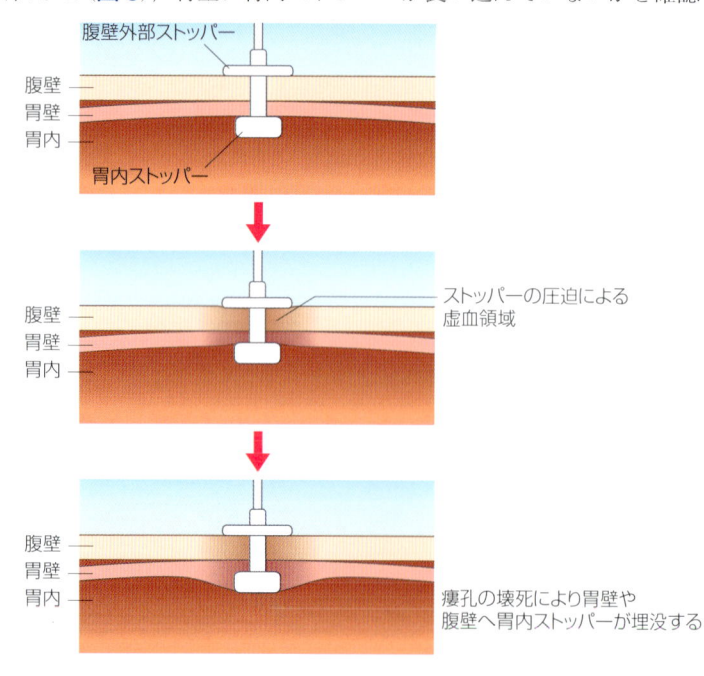

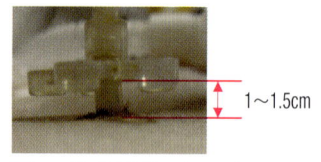

図1　腹壁外部ストッパーのゆとり

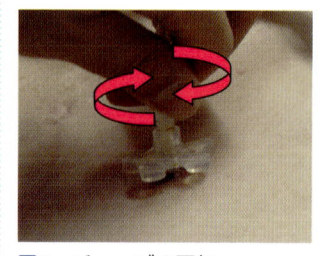

図2　バンパー埋没症候群
腹壁外部ストッパーの過度の締め付け（胃壁と腹壁の固定が強い状態）により，胃内ストッパー（バンパー型）が胃粘膜の圧迫壊死を引き起こし，胃内ストッパー自体が胃壁内に埋まってしまう状態

図3　チューブの回転
バンパー埋没症候群予防のため，1日1回はチューブを回転させる

PEG（経皮内視鏡的胃瘻カテーテル）

◎創部の消毒

- 創部のケアは，術後1週間までは微温湯または生理食塩液での洗浄でよい
- 不用意な消毒は創部治癒遅延につながる．ただし，感染徴候が認められた場合にはこの限りではない
- 術後1週間以降で，創感染などの徴候が認められなければ，弱酸性の石鹸洗浄による保清を行い，皮膚の清潔を保つようにする（図4）

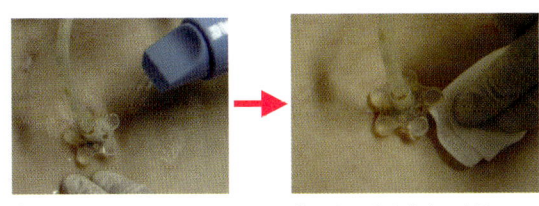

①微温湯できれいに洗浄する → ②やさしく水分をふき取り自然乾燥させる

図4　日常のスキンケア

◎チューブの固定

- 腹壁外部ストッパーが皮膚を圧迫しないように，ガーゼを丸めてチューブの支えをつくり，チューブが腹壁に対して垂直になるように固定する（図5）
- 不適切な固定（図6）になっていないか，丁寧な観察を行う

◎口腔ケア

- 誤嚥性肺炎の起炎菌となる微生物などの増加[▶2]を防ぐためにも，オーラルバランス®（口腔内保湿剤）などを利用し，口腔内の清潔に努める（図7）

◎事故抜去予防

- バルーン型であれば，定期的（1〜2週間ごと）にバルーン内の蒸留水がきちんと充填されているかを確認する
- 意識障害のある患者は無意識にカテーテルを触り抜去する危険があるため，腹帯などを使用してカテーテルが視野に入らないような工夫が必要である．造設初期におけるカテーテル抜去は瘻孔不全や腹膜炎の要因となる

◎日常観察のポイント

- 瘻孔周囲に炎症が起きていないか
- 瘻孔とチューブの隙間から消化液が漏れていないか
- 腹壁外部ストッパーで隠れている皮膚の状態に異常はないか（カテーテルを軽く持ち上げて観察する）

■PEGからの経腸栄養法（図8）

- 患者の全身状態が安定していて，瘻孔部の感染がなければ造設術後1〜3日目に微温湯を投与し，問題がなければその翌日から栄養剤投与を開始する
- 患者の体位を30°または90°にヘッドアップする

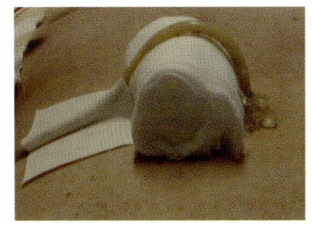

図5　適切なチューブの固定

皮膚が圧迫されている

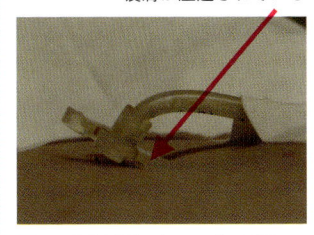

図6　不適切なチューブの固定

▶2　PEG造設により経口摂取を行わないと，唾液の分泌が減少し，口腔内の自浄作用が低下する

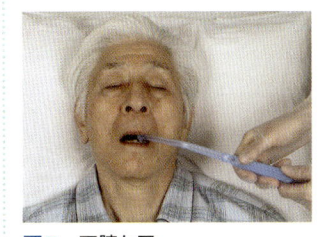

図7　口腔ケア

1 基本的なチューブ・ドレーン

- 自力で体位変換できない患者は、栄養剤投与中のヘッドアップは30°にとどめ[▶3]、誤嚥を予防するために、患者のあごを引く
- 栄養剤の投与速度は100 mL/時を目安に設定する
- 栄養剤の投与後は20〜30 mLの微温湯でチューブ内を洗浄（フラッシュ）し、栄養剤や薬剤がチューブ内に残らないようにする[▶4]. 投与後にチューブ内を食酢水溶液で充填する方法もある
- 経管栄養剤には窒素源となる蛋白質の消化の程度から、自然食品流動食、人工濃厚流動食（半消化態栄養剤、消化態栄養剤、成分栄養剤）に分類される[▶5]. 投与にあたっては、患者の消化吸収能に応じた栄養剤を選択する[▶6]

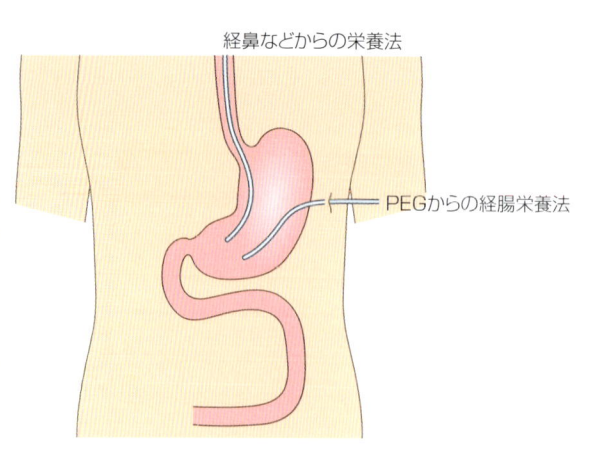

図8 PEGからの経腸栄養法

▶3 30°以上のヘッドアップは仙骨部にずり応力を引き起こし、褥瘡発生リスクを伴う

▶4 チューブの内側が汚れたまま放置しておくと、残った栄養剤が腐敗してカビが繁殖する培地となる

▶5 経管栄養剤については「経鼻経管栄養チューブ」p.27参照

▶6 長期にわたる経腸栄養管理では微量元素欠乏が発症することがある。鉄欠乏の場合には貧血症状、亜鉛欠乏の場合には味覚の変化や創傷治癒遅延、銅欠乏の場合は白血球減少症などの観察が必要である

PEGの交換

バンパー型は4〜6か月、バルーン型は1〜2か月での交換が推奨される[▶7].

交換方法

- バルーン型の場合、古いカテーテルを抜去して新しいものを瘻孔に挿入する。十分な深さの挿入を確認して蒸留水を注入し、バルーンを膨らませる
- バンパー型の場合、専用のオプチレーター（挿入器具）でカテーテル先端のバンパーの形状を挿入しやすいように変形させて、瘻孔に挿入する
- 誤挿入に気づかずに栄養剤投与を行うと、患者の容態は致命的になることがある。交換後の初回投与は微温湯から実施し、普段よりも時間をかけてゆっくりと投与する
- 交換後の初回栄養剤投与時は、開始から10分間、患者のそばを離れず容態を観察する

▶7 バンパー型は留置期間が4か月以上、バルーン型は24時間以上経過しないと保険請求ができない

Trouble Shooting

Trouble チアノーゼ、発汗、顔面蒼白、腹部緊満、血圧低下などがみられた！

考えること カテーテルの腹腔内への誤挿入

対応▶栄養剤の投与を中止したうえで胃瘻を開放し、直ちに医師に報告

対応▶気道の確保と酸素の投与、および静脈路確保の準備

Trouble　バルーンの固定水が抜けない！

考えること　固定水に生理食塩液を使用していたため，食塩の結晶化による閉塞
- 対応▶内視鏡下で針を用いてバルーンを破裂させてからチューブを抜去

Trouble　瘻孔周囲の赤く浸潤した部位から黄色の滲出液が出ている！

考えること　不良肉芽の形成
- 対応▶硝酸銀液による焼灼で除去する（痛みや出血がない場合は特別な処置は必要ない）
- 対応▶出血や痛みを伴う場合は，外科的切除が必要となる
- 対応▶瘻孔周囲を清潔にする
- 対応▶カテーテルの固定がきつすぎないかを確認する

Trouble　皮膚に発赤・びらんが現れた！

考えること　栄養剤の漏れ，不十分なスキンケア
- 対応▶皮膚保護材やストーマ用の皮膚保護パウダーを用いる
- 対応▶カビなどの感染が疑われる場合には抗菌薬を用いる

Trouble　カテーテルが浮いて押し込めない・回らない！

考えること　バンパー埋没症候群
- 対応▶内視鏡検査や腹部CTでバンパー埋没症候群かどうかを確認する
- 対応▶軽度の埋没が認められた場合は，ボタン型ストッパーでは体型に合ったシャフト長に交換し，チューブ型ストッパーではシャフト長を調節することで埋没を改善する
- 対応▶高度の埋没が認められたら，医師が皮膚切開による摘出と新たなPEGの造設を行う

Trouble　栄養剤が入っていかない！

考えること　バンパー埋没症候群
- 対応▶「カテーテルが浮いて押し込めない・回らない」の対応を参照

考えること　カテーテルの閉塞
- 対応▶カテーテルをミルキングする
- 対応▶少量の水でフラッシュを試みる，PEGカテーテル専用クリーニングブラシで内腔を洗浄する
- 対応▶洗浄しても開通しなければカテーテルを交換する

Trouble　カテーテルが抜けてしまった！

考えること　患者自身による抜去，胃内ストッパーの破損
- 対応▶術後早期であれば，経鼻胃管を挿入して胃の減圧を図る
- 対応▶術後早期かつ，栄養剤注入中の抜去の場合，汎発性腹膜炎を併発してしまう可能性があるので，場合によっては腹腔内洗浄を行う
- 対応▶瘻孔が完成していれば，速やかにカテーテルを再挿入して，瘻孔の閉塞を防止する
- 対応▶手元に新品のカテーテルがなければ，一時的に抜け落ちたカテーテルを差し込む（胃内部への挿入なので感染の心配はない．フォーリーバルーンカテーテルなどでも代用可能）

（軽部　厚）

●文献
- Dulabon G R, et al.：The incidence and significance of free air after percutaneous endoscopic gastrostomy. Am Surg 2002；68（6）：590-593.
- 前田伊美子，ほか：経管栄養カテーテルの清潔保持に対する酢水の効果．健生病院医報 2003；26：17-18.
- 西口幸雄，ほか：第3回HEQ学術・用語委員会報告「カテーテル交換」について．在宅医療と内視鏡治療 2005；9（1）：120-123.
- 湧上　聖：PEGにおける微量元素投与のピットフォール．栄養-評価と治療 2010；27（1）：36-39.

1 基本的なチューブ・ドレーン

尿道カテーテル

目的
- 膀胱からの尿を誘導する
- 時間尿測定や尿流量の確保
- 泌尿器系手術後の吻合不全予防や圧迫止血，膀胱内持続灌流や薬物注入などの治療

適応 尿路閉塞，神経因性膀胱機能障害，泌尿器・生殖器手術あるいは，ほかの手術の補助，時間尿測定や清潔な採尿・残尿測定が必要な場合

禁忌 尿道損傷

合併症 感染症，尿道損傷，尿漏，皮膚の炎症，膀胱結石

利点
- 尿の性状・量が適宜把握できるため異常の早期発見に役立つ
- 安静の確保ができる
- 尿検査のための検体を採取しやすい
- 膀胱内圧の測定ができるものもある

欠点
- 尿路感染症（逆行性感染）を起こしやすい
- 患者にとって疼痛や羞恥心を伴う苦痛の多い処置である

抜去条件 患者の病態や手術内容によって留置期間は異なるが，感染予防や早期離床の観点から，尿道カテーテルは早期抜去が推奨されるため，時間尿測定などが不必要となれば早期に抜去する

尿道カテーテルの種類（図1）

尿道カテーテルには，導尿や尿道拡張，膀胱洗浄・留置など，用途に応じてさまざまな種類がある．まっすぐな形をネラトン型，前立腺部尿道の通過が容易なように先端が屈曲したものをチーマン型という．先端の孔の位置や数もさまざまである．材質にも，ゴム，プラスチック，シリコンなどがある．

挿入前の看護

- カテーテル挿入の必要性について説明する

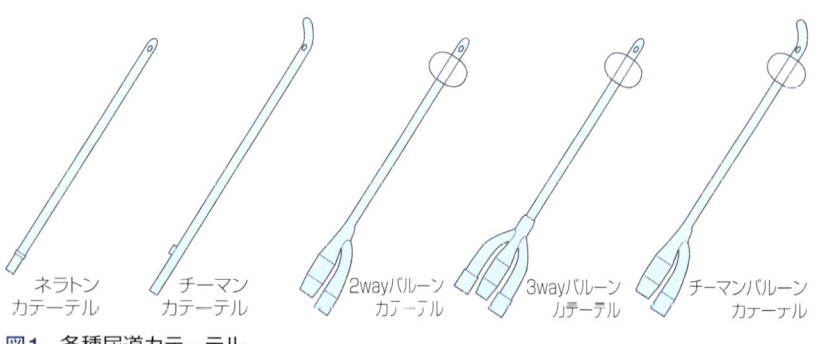

ネラトンカテーテル　チーマンカテーテル　2wayバルーンカテーテル　3wayバルーンカテーテル　チーマンバルーンカテーテル

図1　各種尿道カテーテル

オプション

CDCガイドラインではカテーテルの定期交換は行わないことを推奨しているが，多くの施設ではカテーテルの材質や閉鎖（完全閉鎖式／半閉鎖式）のタイプにより，長期留置が必要な場合のカテーテル交換頻度を決めている

- 必要物品の準備前にも手洗いは必ず行う
- 必要物品の破損や汚れ，水漏れがないことを確認しておく
- カテーテルによる尿道損傷を予防するため，カテーテルはできるだけ細いサイズを選択する

挿入時の看護

- 陰部の汚染が著しい場合には，カテーテル挿入前に陰部洗浄を行う
- 感染予防には清潔操作が最も重要である．必ずカテーテル挿入前の手洗いを行い，滅菌手袋を装着する
- 外尿道口を確認後，周囲を消毒し，カテーテルを挿入する
- 外尿道括約筋部（図2）の通過の際が最も痛みが強く，患者は反射的に括約筋を締めてしまいがちとなる．そうなるとカテーテルの挿入が困難になるので，できるだけ息を吐いて身体の力を抜くように説明する
- カテーテルを通じて尿の流出を確認し，付属のバルーンがあれば拡張する
- バルーン拡張後，カテーテルを軽く引っ張り，カテーテルが抜けないこと（膀胱内留置）を確認できたら，カテーテルを固定用テープで固定する
- カテーテルの固定は，尿道や挿入部に過剰な外力がかからないように，カテーテルを頭側へ向ける（図3）
- 女性の場合は，大腿内側部に固定してもよいが，体動によりカテーテルが引っ張られないように注意する（図3）
- 挿入後，片づけ後も手洗いは必ず行う

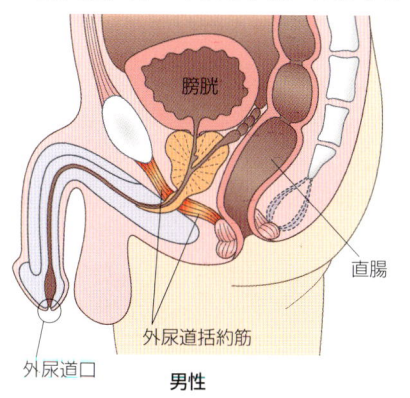

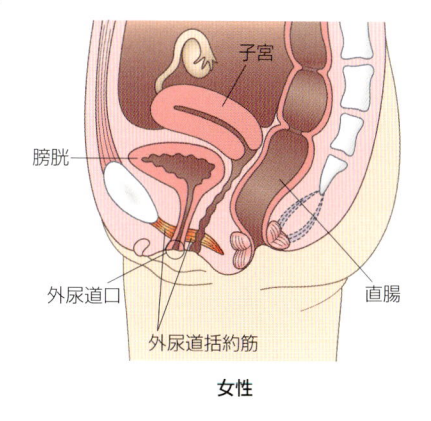

図2 外尿道括約筋の位置

留置中の看護

- カテーテル留置中は，排液（尿）の性状・量を経時的に観察する
- 蓄尿バッグは，必ず膀胱より低い位置にし，尿の逆流を防止する（感染予防のためにも大切）
- 尿の流出状態，カテーテルの屈曲の有無を確認し，異常があれば医師に報告し，指示を仰ぐ
- 血尿が続くときには持続性の出血を考える．バイタルサインの変化（脈圧の減弱，血圧低下，脈拍の増加，尿量の低下など）を確認し，医師に報告する
- 尿混濁や浮遊物，血塊が混じるときは，カテーテルの閉塞をきたすことがあ

尿道カテーテル挿入時の必要物品

- 尿道カテーテル
- 蓄尿バッグ
- 消毒セット
- 潤滑剤または局所麻酔薬（キシロカイン®ゼリー）
- 滅菌手袋
- 蒸留水
- 処置用シーツ
- 固定用テープ
- ガーゼ

オプション

前立腺肥大症や尿道狭窄症の患者は，カテーテル挿入が困難であるため無理せず泌尿器科専門医に相談する

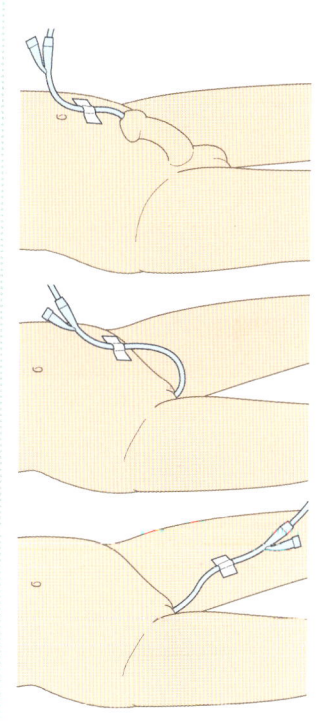

図3 尿道カテーテルの固定

1 基本的なチューブ・ドレーン

るため，適宜ミルキングを行いカテーテルの閉塞を予防する
- 尿路感染予防のため，1日の尿量が1,500〜2,000 mL 以上になるように水分摂取を促す
- 尿道痛の訴えが強い場合は，カテーテル先端位置を確認し，問題がなければ患者の状況に応じて早期抜去も検討する（離床を妨げないことが重要）
- 長期留置の場合には，固定テープによる皮膚障害（かぶれや発赤）を起こすことがあるため，皮膚の状態も十分に観察し，患者にあったテープを選択する（皮膚保護材を用いることもある）
- カテーテル留置中は陰部洗浄を行い，陰部の清潔を保つ

Trouble Shooting

Trouble 挿入直後，激しい尿道痛を訴えた！

考えること 尿道損傷

- 対応▶カテーテルが適正な位置に留置されているかを確認
- 対応▶外尿道口より出血を認めたらカテーテルを抜去するか，そのまま留置しておくか医師に確認
- 対応▶外尿道口付近の出血であれば損傷範囲が広がらないようにテンションがかからない位置で固定する

Trouble 尿量が減った！ 尿が出ない！

考えること カテーテルの屈曲やねじれ，カテーテルの閉塞，カテーテル先端の位置不良

- 対応▶カテーテル挿入部から蓄尿バッグまでの走行を確認し，屈曲やねじれを解除して固定する
- 対応▶尿混濁や浮遊物，血塊の有無を確認し，ミルキングを行う
- 対応▶飲水量や補液を増量することにより尿量の増加を図る
- 対応▶適正な位置に留置されているかを確認（カテーテルを軽く引き，手ごたえがあれば膀胱内に留置されていると判断できる）

Trouble カテーテル留置中に患者が尿意を訴えた！

考えること カテーテルによる膀胱刺激症状，カテーテル閉塞に伴う尿貯留

- 対応▶カテーテルが適正な位置に留置されているかを確認する．個人差はあるがカテーテル留置中は多少の残尿感があることを説明する
- 対応▶カテーテル挿入部から蓄尿バッグまでの走行を確認し，屈曲やねじれを解除して固定する

Trouble 長期留置中に発熱や痛みが出てきた！

考えること 感染（蓄尿バッグからの逆行感染，カテーテル挿入部からの感染），脱水

- 対応▶カテーテルの屈曲やねじれを解除
- 対応▶蓄尿バッグは常に膀胱より下に設置し，尿の逆流を防ぐ
- 対応▶カテーテル挿入部の保清
- 対応▶水分摂取を促す

（西塔依久美）

● 文献
- 東間 紘，監：Nursing Selection⑧ 腎・泌尿器疾患．学研；2005．p.302-305．
- 藤田喜一郎，ほか：泌尿器科手術後ドレナージ．窪田敬一，編：最新 ナースのための全科ドレーン管理マニュアル．照林社；2006．p.123-128．
- 永井秀雄，中村美鈴，編：見てわかる ドレーン＆チューブ管理．学研；2006．p.12．
- CDC：Guideline for Prevention of Catheter-associated Urinary Tract Infections．1981．
- カテーテル関連尿路感染予防ガイドライン　ホームページ：http://www.muikamachi-hp.muika.niigata.jp/academic/UTI.htm

切開排膿ドレナージ

目的	切開排膿後に創の閉鎖を防止し，ドレナージを確実に行う
適応	皮膚・皮下膿瘍，炎症粉瘤，癰（カルブンケル），癤（フルンケル），瘭疽，化膿性リンパ節炎，肛囲膿瘍，炎症性毛巣洞，爪周囲炎，手術創感染など
禁忌	● 局所症状が強く，波動（ブヨブヨ）が認められず，膿瘍が明らかではないとき ● 相対的禁忌として，出血傾向のある患者や抗凝固薬などの内服をしている患者
挿入経路	皮膚（切開）⇒膿瘍内（病態によって挿入経路は異なる）
合併症	● **切開・挿入時**：血管損傷による出血，操作に伴う神経損傷 ● **挿入後**：長期留置に伴う感染，ドレナージ不良による感染の再燃
利点	● 表在性膿瘍の場合はドレーンが短く，ガーゼドレナージであることが多いため，患者の違和感が少ない．また日常生活に支障をきたすことが少ない ● 切開排膿により感染悪化を防止できる ● 内圧低下により疼痛を軽減できる
欠点	ガーゼドレナージではガーゼの逸脱やガーゼによって創部が閉塞されることがあり，ドレナージ効果が得られない場合がある
抜去条件	感染徴候がなく，排膿が減少し，内腔が塞がった場合

膿瘍とは

　膿瘍とは限られた組織間隙における膿汁の貯留であり，通常は細菌感染により引き起こされる．症状として，発赤・腫脹・熱感・疼痛の炎症徴候に加えて，表在性膿瘍の場合は押すと弾力性の波動が認められる．筋層下のように深在性の場合は，圧痛や硬結として触診でわかることもあり，全身症状を呈することもある．表在性の場合は開放式ドレナージが行われる．深在性の場合は，画像診断や穿刺での診断が有効である．

　膿瘍と診断されれば可能な限り早期に切開排膿が行われる▶1．時期が遅れると敗血症を起こすことがある．

▶1　切開排膿は表在する膿瘍に対して行われる

ドレナージの方針

　状況や重症度に応じて，ドレナージを含めたさまざまな処置のなかから適切なものを選択する（**表1**）．

挿入前の看護

● 切開排膿ドレナージの必要性と処置の内容を十分に説明し，患者の精神的不安の軽減を図る
● 可能であれば，処置室などの専用の部屋で処置を行えればベストであるが，

41

1 基本的なチューブ・ドレーン

表1　ドレナージの方針

状況	軽症	中等症	重症
感染	ドレッシング材の使用	洗浄 ドレーン挿入	① 持続洗浄 ② 消毒時に多量の生理食塩液で洗浄 ③ ドレーン挿入，ガーゼドレナージ[▶2]，ヨードホルムガーゼ挿入[▶3] 上記①〜③のいずれかを選択
創部離開：感染徴候なし	再縫合	再縫合もしくは肉芽形成を待つ	
創部離開：感染徴候あり	ドレッシング材の使用	洗浄してガーゼドレナージを行い，肉芽形成を待つ	

- 体動困難な患者も多いため，ベッドサイドで十分な場所を確保する
- 体表を露出する場合は，室温調整やリネン類で保温を行い，プライバシー保持のためカーテンなどで外部から見えないようにする
- 感染予防と急変時に備えて十分なスペースを確保する
- 処置時に局所麻酔薬を使用するため，アレルギーの既往歴を確認する
- 処置時に疼痛が出現・増強する場合，気分不快や吐気などの症状が出現する場合は，医師や看護師にすぐに伝えるよう十分に説明する

挿入時の看護

- 患者にベッドで仰臥位になってもらい，局所が固定され，患者に負担がなく，術者にとっても処置しやすい体位をとらせる．ドレナージする部位により体位を選定し，安全で安楽な体位にする
- 処置を行う医師，介助を行う看護師はスタンダードプリコーションに則って準備を行う
- ドレナージの部位の下に処置用シーツを敷き，汚染の予防に努める．必要物品を滅菌シーツの上に準備し，局所麻酔薬（キシロカイン®）を清潔操作で医師へわたす
- 医師が切開し，排膿を行う[▶4]
- 切開時は排膿液の性状（量，腐敗臭，異常色調）の観察を行う
- 気分不快や疼痛がないか，声かけを行い異常の早期発見に努める
- 必要時バイタルサインを測定し，異常の早期発見に努める
- 深在性の場合は，膿瘍に達するまでペアンで広げていくことで，血管や神経損傷を引き起こす可能性があるため，気分不快や脈拍の増加，バイタルサインの変動に注意して観察する
- ドレーン挿入時は挿入部にYガーゼ（切り込みを入れたガーゼ：割ガーゼ）を挟み，その上からガーゼを当て粘着テープで固定する

挿入後の患者への確認と説明

- 切開操作が終了したことを患者に伝え，疼痛やほかの症状がないかを確認する
- ドレナージ部位を誤って汚染させた場合は処置が必要なことを説明する

▶2　ガーゼドレナージに使用するガーゼは創部のサイズに合わせてコメガーゼや創傷の殺菌・消毒を目的にヨードホルムガーゼなどを選択する

▶3　ヨード過敏症の既往，腎障害，心障害の疾患に対する使用は禁忌．ガーゼ使用中はヨード中毒に注意する

切開排膿ドレナージ挿入時，必要物品
- 局所麻酔薬（キシロカイン®）
- 23G 注射針
- 10mL 注射器
- ディスポーザブルメス尖刃（11番），小円刃（15番）
- ペアン（鉗子）
- 剪刀
- 持針器
- 鑷子
- 縫合糸
- 縫合針
- 滅菌安全ピン
- 使用するドレーン
- ガーゼ
- 滅菌手袋
- 滅菌シーツ
- 穴空き滅菌シーツ
- 処置用シーツ
- コメガーゼ
- 綿球
- ポビドンヨード消毒薬（イソジン®）
- 細菌培養提出用スピッツ
- 膿盆
- 固定用テープ

▶4　表在性膿瘍では膿瘍がはっきりとしている部位を中心に切開する．術後の創感染では，感染徴候がある部位の抜糸（抜鉤）を行う．深在性膿瘍では皮膚切開を行い，ペアンで鈍的に広げながら膿瘍腔を開放する

切開排膿ドレナージ

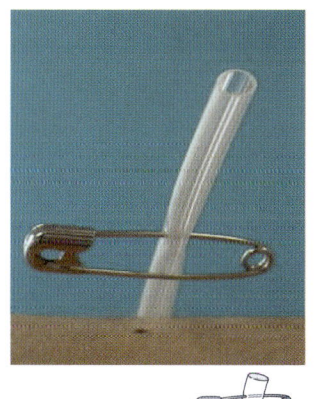

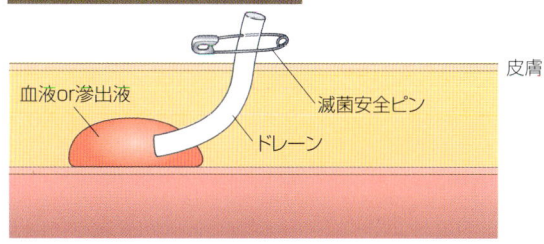

図1　滅菌安全ピンでの固定

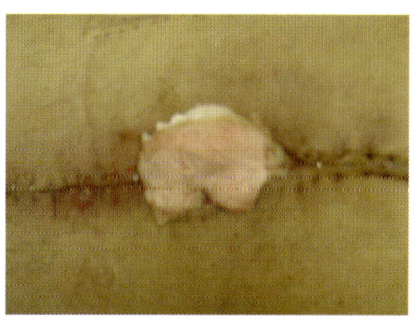

図2　ガーゼによる排膿ドレナージ
ガーゼに排液が付着している状態

ドレーンの管理・固定

固定方法

- ドレーンの膿瘍腔内への埋没予防として，滅菌安全ピンでの固定（図1）や縫合固定を行う
- ドレーン挿入部の近くに糸で固定されていても，粘着テープやドレッシング材で確実に固定を行う．その際，屈曲・閉塞しないようにする．固定するドレッシング材や粘着テープ類は挿入部位や皮膚の状態により選定する
- 創部が汚染されやすい部位は，フィルム材を使用し保護する
- ガーゼドレナージの場合はガーゼを毎日交換するので，固定する必要はない（図2）

管理方法

- 挿入時にドレーンの長さを医師に確認し，消毒時にドレーンの長さが挿入時と変わっていないか，閉塞がないかを確認する
- ガーゼ上層まで排液がきてないかを定期的に確認する
- 排液の付着したガーゼ類はスタンダードプリコーションに則って処理し，感染予防に努める

留置中の観察

- ドレーン挿入部の感染徴候（発赤・疼痛・腫脹・熱感）の有無
- 排膿の状況，膿瘍の縮小の有無，肉芽の増殖の有無（肉芽の色），壊死組織（白色を呈する肉芽）の有無

> **非固着性創傷被覆・保護材の挿入ポイント**
>
> 非固着性創傷被覆・保護材のトレックス®は，シリコンを通気性の大きな合成繊維ガーゼ上に固定したものである．浅い創部では，創面上に1枚当て，その上に軟膏や滅菌ガーゼを当てる．毎回交換すると，薄い再生上皮細胞を剥離する可能性が大きい．このため，上皮化の進行を妨げないためには毎日の交換は行わないほうがよい

43

1 基本的なチューブ・ドレーン

- 排膿液の性状（量，膿性，腐敗臭，異常色調など，粉瘤でカプセル[5]が残存していると，繰り返し膿瘍を形成する可能性がある）
- 発熱の有無と熱型
- 血液データ（白血球数〈WBC〉，C反応性蛋白〈CRP〉，血沈などの炎症反応）
- 体位や体動にてドレーンの逸脱・屈曲・閉塞がないか
- 発熱の持続や創周囲の感染徴候が悪化する場合は敗血症へ移行する場合がある．創部の観察とともに全身の観察も行う
- 栄養状態の低下や糖尿病患者などの免疫力が低下している場合は，創治癒が遅れることがあるため，食事摂取量や血糖値も把握する

▶5 粉瘤とは，表皮に似た重層扁平上皮の硬い被膜が内側に向かって角化物を溜め込んでいく腫瘍のこと．この被膜の部分をカプセルという

排液の観察

- 排液量：切開排膿後は排液量が減少する
- 排液の性状：起炎菌の種類にもよるが，黄緑色で粘稠性が高く悪臭を伴う

Trouble Shooting

Trouble ドレーンが抜けた！

考えること **体動時などの抜去，事故抜去**

- 対応▶ドレーン抜去部の観察
- 対応▶医師に報告
- 対応▶出血がある場合はガーゼにて圧迫止血を図る
- 対応▶ドレーンの長さを確認

Trouble テープ固定部に発赤・びらんができた！

考えること **長時間のテープ固定による潰瘍徴候**

- 対応▶ドレッシング材で皮膚を保護
- 対応▶固定位置の変更

Trouble 切開時に大量の出血がみられた！

考えること **血管損傷**

- 対応▶医師による止血処置が行われるため，バイタルサインの測定やフィジカルアセスメント行う
- 対応▶患者が不安にならないように十分な説明と声かけを行う

Trouble 局所麻酔薬使用直後に気分不快の訴えがあった！

考えること **局所麻酔薬によるアナフィラキシー**

- 対応▶バイタルサインの測定，フィジカルアセスメント，モニターの装着，酸素投与，静脈路確保，救急カートの準備，人員の確保など，ガイドラインに則ったアナフィラキシーの対応を行う

（三浦まき）

文献
- 長谷川俊二，小島　伸：切開排膿ドレナージ．窪田敬一，編：最新ナースのための全科ドレーン管理マニュアル．照林社；2003．p.135-137．
- 窪田敬一，長谷川俊二，永田博康：事故防止のためのドレーン管理．臨床看護 2003；29(6)：918-921．
- 行岡哲男，奈良　大，杉本勝彦：ドレナージ一般．救急医学 2001　臨時増刊号；25(10)：1517．

Part 2

領域別ドレナージ

脳神経

2 領域別ドレナージ｜脳神経

脳室・脳槽ドレナージ

目的	脳脊髄液や血液を排出させて，頭蓋内圧をコントロールする
適応	●**脳室ドレナージ**：脳腫瘍や脳内出血といった頭蓋内占拠性病変による脳脊髄液の通過障害または吸収障害によって生じた急性水頭症 ●脳卒中や重症頭部外傷などの術後で，頭蓋内圧の上昇が予想される状態 ●脳室内に血腫や感染巣があり，薬剤投与の必要性がある状態 ●**脳槽ドレナージ**：くも膜下出血に対する脳動脈瘤クリッピング手術時
挿入経路	頭皮⇒頭蓋骨⇒脳実質⇒側脳室または脳槽（図1）
合併症	●**挿入時**：脳脊髄液過剰排出（低脳圧症状，硬膜下血腫，けいれん発作など），創部感染など ●**挿入後**：髄膜炎，脳室炎，ドレーントラブルによる頭蓋内圧亢進・脳ヘルニアなど
利点	●**脳室ドレナージ**：頭蓋内圧のモニタリングが可能 ●腰椎穿刺などを施行しなくても，髄腔内に直接薬剤を投与することができる ●**脳槽ドレナージ**：くも膜下出血後，くも膜下腔に貯留した血液の代謝産物が原因で起こるといわれている脳血管攣縮の予防または軽減が期待できる
欠点	●挿入後は，患者が自由に頭部の高さを変更することができず，行動制限を強いることとなり，精神的苦痛やストレスをもたらす ●事故抜去は，再手術（再挿入）を必要とする場合もあり，それが重症な症状を引き起こしたり，時には生命を脅かしたりする状況にもなりうる
抜去条件	●**脳室ドレナージ**：頭蓋内の血腫や腫瘍などの占拠性病変が排除され，水頭症が改善し，その後も水頭症を起こす可能性がなくなった場合 ●感染徴候がなく，シャント術が適応となった場合 ●**脳槽ドレナージ**：挿入期間は頭部CT所見，臨床症状，脳脊髄液の性状にもよるが，長くても2週間程度（脳血管攣縮期）で，くも膜下腔の血腫が洗い流された場合

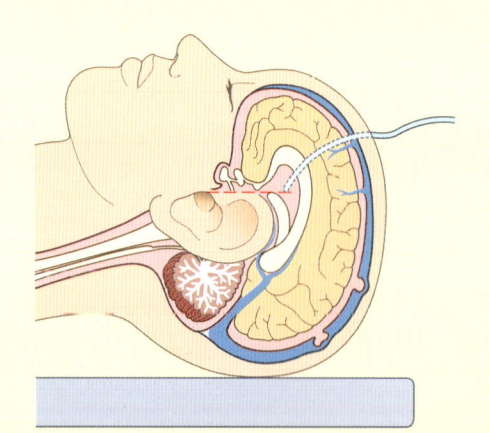

脳室ドレーン挿入経路 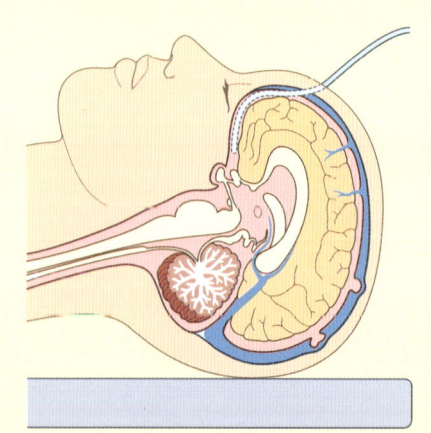　　　脳槽ドレーン挿入経路

図1　脳室・脳槽ドレナージ

図2　脳脊髄液循環

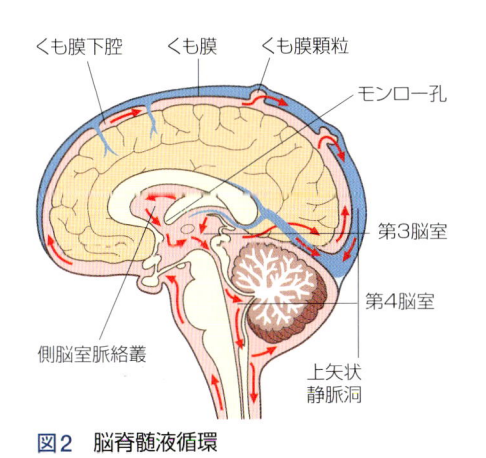

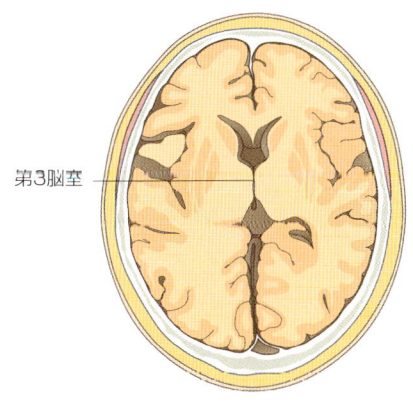

図3　第3脳室

脳脊髄液循環と水頭症

　脳脊髄液は，脳室内の脈絡叢で生産され，脳室からくも膜下腔を循環した後にくも膜顆粒を通って，上矢状静脈洞で濾過され血管内に戻る（図2, 3）．脳脊髄液は1日に約500 mL生産されており，脳室・くも膜下腔には約150 mLの脳脊髄液が存在しているといわれている．脳脊髄液は産生⇒循環⇒吸収を繰り返しているが，頭蓋内に何らかの占拠性病変が生じたり，脳脊髄液の吸収障害が生じたりすると，脳室やくも膜下腔内に脳脊髄液が貯留して水頭症をきたす．

脳室ドレナージとは

　頭蓋内に過量の脳脊髄液が貯留した状態を放置しておくと，脳ヘルニアなどの不可逆的な症状を引き起こす可能性があり，これを防ぐために，脳室ドレナージが行われる．

脳槽ドレナージとは

　脳槽とは，くも膜下腔のなかで軟膜との間が広くなっている部分のことをいう．この部位にドレーンを留置する理由は，脳脊髄液が濾過される手前に位置し，スペースが広いため，くも膜下腔の血腫がチューブから流出しやすく，チューブそのものが詰まりにくいからである．

シャント術

　脳脊髄液の吸収障害による水頭症は，根本的治療が困難なため，髄液路変更による髄液排出で病態の改善を図る．その方法がシャント術で，髄液を腹腔内で吸収させるのを脳室・腹腔シャント術（V-Pシャント），腰椎・腹腔シャント術（L-Pシャント）といい，髄液を静脈内へ流入させるのを脳室・心房シャント術（V-Aシャント）という．
　術後合併症などの問題から，まずV-Pシャントを選択する．

V: ventriculo
P: peritoneal
L: lumbo
A: atrial

2 領域別ドレナージ｜脳神経

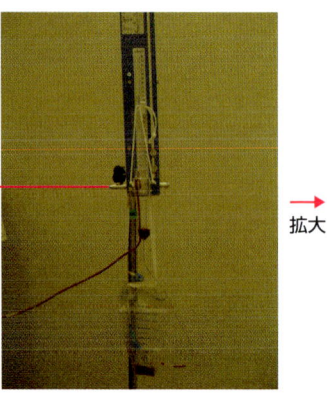

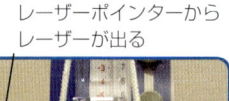

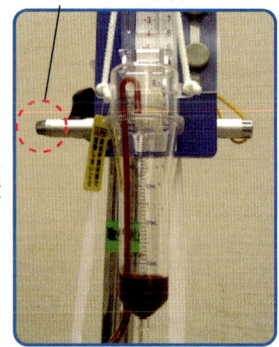

図4　0点の設定

脳室ドレナージの管理

◎ 0点の設定

- 目盛り表付きの点滴スタンドにドレナージセットを取り付ける
- 患者の外耳孔の高さに，点滴スタンドに付いている目盛り表の0点[1]をレーザーポインターを用いて合わせる（図4）

◎ 設定圧の決定

医師は患者の脳室サイズや症状などから設定圧を決定する．たとえば指示された設定圧が15 cmH₂Oならば，0点からサイフォン部までの高さが15 cmになるようにドレナージセットを点滴スタンドに固定する（図5）．このチューブ内の水面の高さがその患者の頭蓋内圧を反映し，設定圧を超えると脳脊髄液が流出するようになる．これによって頭蓋内圧の亢進を防ぐことができる．頭蓋内圧の正常値は約7〜15 cmH₂Oといわれている．

◎ 感染防止

ドレーン留置中は頭蓋内と外界が直接交通していることになる．また，脳脊髄液には糖分が多く，髄膜炎や脳室炎などの感染を起しやすい状況にある．そのため感染防止を徹底して管理していく必要がある．

- **個室の準備**：術後，病棟で過ごす場合，なるべく個室で清潔な環境を整える．NCU（Neurosurgical Care Unit）のような集中管理ができる環境がよい
- **ドレナージ回路の扱い**：ドレナージ回路はすべて無菌的操作で取り扱う．チューブの挿入部は清潔を保持し，感染源から遮蔽する．三方活栓などの接続部のゆるみやフィルターの汚染がないかどうか入念に確認する

◎ 設定圧の保持

頭部の位置が設定した0点の位置からずれると設定圧が変化し，排液が頭蓋内へ逆流したり，流出量が不足したりして頭蓋内圧亢進をきたしたり，逆に髄液が過剰に流出して低髄圧をきたしたりすることになる．体位変換後はもちろ

脳室（または脳槽）ドレナージの必要物品

- （脳室または脳槽）ドレナージセット
- 排液バッグ
- 目盛り表付き点滴スタンド
- レーザーポインター（水準器などでも代用可）

[1] 一般的に，0点とは脳室に留置したチューブの先端の位置を指す．この位置の目安としてモンロー孔が使われており，モンロー孔は両外耳孔を結んだ線上にあることから，外耳孔の高さを0点とする

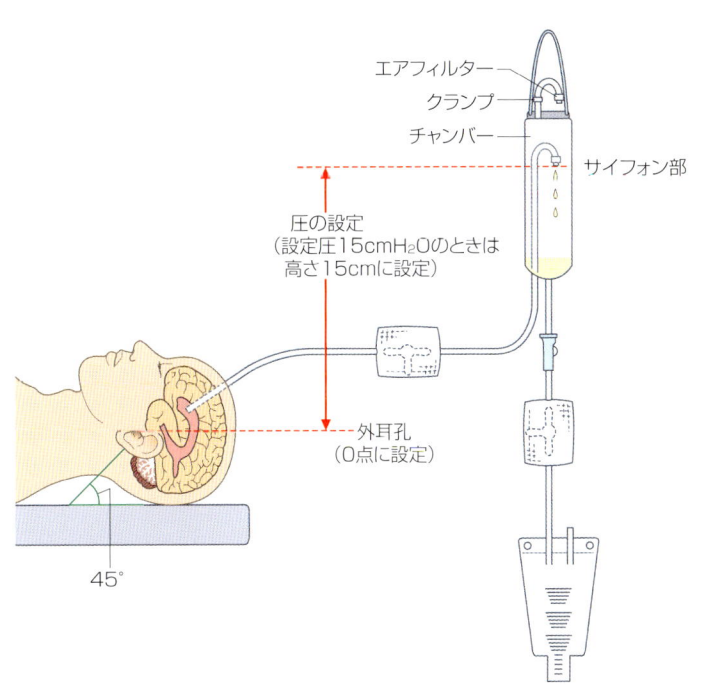

図5 設定圧と固定

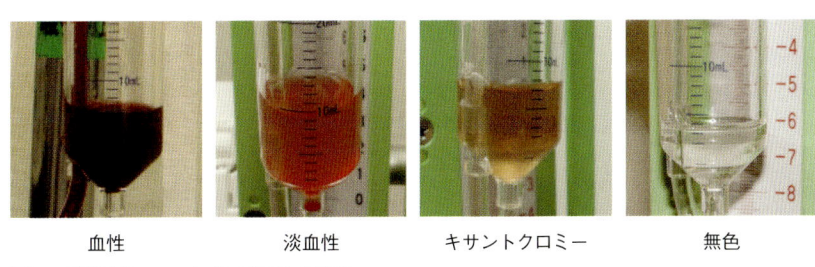

図6 脳槽ドレーンからの通常の排液
血性　　淡血性　　キサントクロミー　　無色

んのこと，患者の体動やベッドアップなどでも，自然に頭部の位置が上下することがあるので，0点および設定圧が指示された通りになっているか，頻回に確認することが必要である．

排液の観察

　脳室・脳槽ドレナージでは，液面は心拍や呼吸に一致した拍動があるかを確認する必要がある．脳脊髄液が過剰に排出された場合，頭蓋内圧の低下をきたし，頭痛などの症状が出現する．場合によっては，頭蓋内出血や脳ヘルニアなどの合併症が生じる危険もあり，生命の危機に直結する．逆に排液量が少ない場合は，水頭症の悪化などをきたすため，頭蓋内圧亢進症状（頭痛，悪心，バイタルサインの変化）に注意する必要がある．

　ドレナージの目的によって予想される排液量は違うので，医師に1日の排液量の目安や設定圧，頭部CT所見（脳室の大きさ）などを確認しておく．

● **脳室ドレーンからの通常の排液**：出血などがない場合は無色透明．浮遊物や

空気の有無などを確認する
- **脳槽ドレーンからの通常の排液（図6）**：くも膜下出血術直後は血性や淡血性だが，血腫が洗い流されるにつれて，徐々に淡血性，キサントクロミー（薄い黄色），無色へと変化する

Trouble Shooting

Trouble 排液の流出が極端に少ない！

考えること ドレーンの屈曲・閉塞，クレンメ・三方活栓の開放し忘れ
- 対応▶神経学的な変化の有無，頭痛や悪心・嘔吐，意識レベルの低下など全身状態の観察

Trouble 排液の流出が極端に多い！

考えること サイフォン部クレンメ（図7）の開放し忘れ，フィルターの汚染
- 対応▶ドレナージ回路と設定の高さを確認

考えること 頭蓋内圧の亢進
- 対応▶神経学的な変化の有無，頭痛や悪心・嘔吐，意識レベルの低下など全身状態の観察

Trouble ドレーン挿入部周囲から髄液が漏れてきた！

考えること ドレーンの屈曲・閉塞，挿入部のトラブル
- 対応▶ドレーンの閉塞がないかどうかを確認
- 対応▶屈曲・閉塞がなければ，直ちに医師に報告
- 対応▶医師が必要に応じてドレーンの周囲に縫合を追加
- 対応▶現在の治療で正しいかを検討

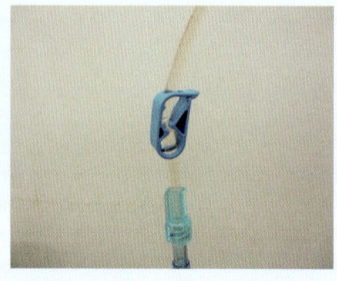

図7 サイフォン部クレンメ

Trouble 脳槽ドレーンから急に血性の排液が流出した！

考えること くも膜下出血が再び生じた
- 対応▶ドレーンはクランプしない（くも膜下腔に出血が蓄積し，頭蓋内圧が亢進してしまう）
- 対応▶意識レベル，バイタルサインをモニタリングする
- 対応▶急変時に備えて，いつでも対応できるように準備する

Trouble エアフィルターが汚れている！

考えること ドレーン排液量の変化，感染
- 対応▶回路または排液バッグを交換
- 対応▶バッグは垂直になるように固定し，検査時にはクランプを忘れない

（小川正輝）

●文献
- 藤野美香, 平野裕子, 編：保存版ドレーン管理のすべて. BRAIN NURSING 2006；22（9）：17-46.
- 田村綾子, ほか：必ず役立つ脳血管障害の看護技術Q&A方式. BRAIN NURSING 2006年春季増刊 2006；284：161-169.
- 藤巻高光, ほか：脳神経疾患できるナース術後管理Q&A. BRAIN NURSING 2005年夏季増刊 2005；277：197-202.

▶ 脳神経

硬膜下ドレナージ

目的	慢性硬膜下血腫や急性硬膜下血腫（図1）の術後に，血腫腔内に残存した血液を体外に排出させる
適応	慢性硬膜下血腫，急性硬膜下血腫
禁忌	血液凝固系異常（DICなど）を認める患者
挿入経路	頭皮⇒頭蓋骨⇒硬膜⇒硬膜下血腫腔（または脳実質⇒血腫腔）（図2）
合併症	**挿入後**：術後出血，けいれん
抜去条件	排液や空気の排出がみられなくなり，頭部CTで血腫の消失か大幅な減量を認めたら早期に抜去することが多いが，数日間留置しておくこともある

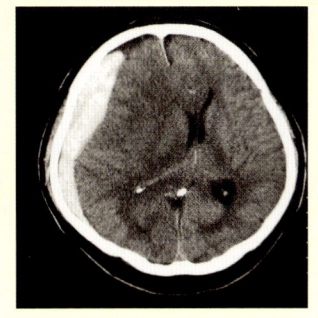

図1　硬膜下血腫

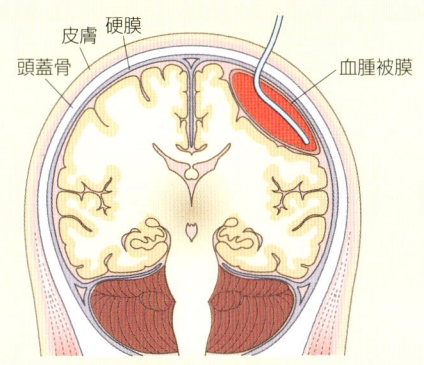

図2　挿入経路

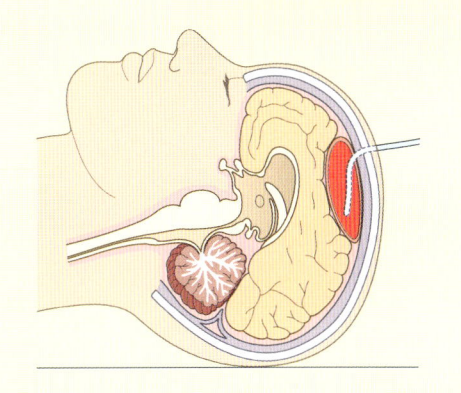

慢性硬膜下血腫とは

　慢性硬膜下血腫は，比較的軽い頭部外傷を契機に，脳と硬膜の間にゆっくりと血液が溜まっていく疾患である．契機となる受傷後，3週間〜3か月後に，頭痛や片麻痺，意識障害などの症状が出現することが多い．
　特に高齢の男性に多く，認知症などの精神症状，失禁や歩行障害などが主症状となり，頭蓋内病変を見落としやすい．

急性硬膜下血腫とは

　急性硬膜下血腫は，交通外傷や転落，殴打などを契機に，硬膜の下に血液が溜まり，受傷後，数時間のうちに血腫による脳圧迫を生じ，急性頭蓋内圧亢進，脳ヘルニアをきたす疾患である．

留置中の看護

- **慢性硬膜下血腫の場合**：ドレーン留置後から，サラサラとした赤黒い血液が排出される．もしも真っ赤な鮮血が排出された場合には，新たな出血を疑う．また，薄い液体へ変化した場合には，血腫腔内に脳脊髄液が混入している可能性がある
- **急性硬膜下血腫の場合**：ドレーンからの排液量はもともと頭蓋内に貯留していた血液量による．ただし，急激な排液量の増加は新たな出血の可能性があるため，排液の性状とともに排液量にも十分注意する．また，薄い液体へ変化した場合には，血腫腔内に脳脊髄液が混入している可能性がある
- 術前に患者が意識障害を呈している場合には，術後に不穏状態やせん妄が認められる場合があるので，必要ならば患者（難しい場合は患者の家族など）の同意を得たうえで適切な抑制などを行う
- 患者が意識清明で，看護師の説明を理解できるようであれば，術後のドレーン留置中はベッドでの安静が必要なことを説明する
- ドレーンに接続する排液バッグは医師が指示する高さで管理するが，頭部と同じ高さに置いておくことが多い
- ベッドの上で管理する際には，位置がずれたり，落下したりしないように，ペアン（鉗子）などで固定しておく
- 通常術後24時間でほぼ血腫は排出されるが，施設によっては24時間後または48時間後にCTで血腫の残存がないことを確認してドレーンを抜去することもある
- チューブ内の排液がキサントクロミー（薄い黄色）に変化し，排液量が極端に多い場合には，血腫腔とくも膜下腔が交通している場合があるので，すぐに主治医（または当直医）に報告する

排液の観察

- 排液量は個々の血腫によって異なるので，術直後に主治医に予想される排液量を確認しておく
- 排液の流出がなるべく均等となるように，適宜ドレーンをミルキングする場合がある．その際にチューブ内の血液（排液）の性状や排液量を観察し，経時記録しておく
- 血腫腔内の血液（図3）が排出され次第，排液がなくなるのが，脳室・脳槽ドレナージとは異なる点である

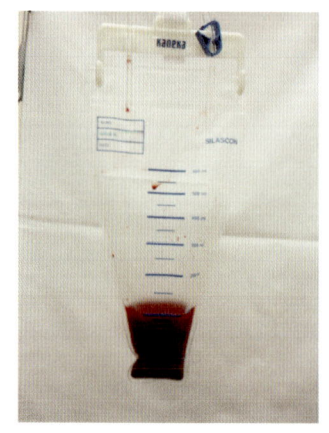

図3 血腫腔内の血液

Trouble Shooting

Trouble ドレーンからの排液量が医師の予想よりもはるかに多い！

考えること 再出血により，出血量が増強している

考えること 血液凝固能の低下

　　対応▶脳神経フィジカルアセスメントとともに，頭部 CT 画像診断が必要

Trouble ドレーンを事故抜去した！

考えること 不穏状態にある

　　対応▶出血や髄液漏れなどを確認し，ドレーンが挿入されていた部位を清潔なガーゼなどで保護する
　　対応▶体内にチューブが残存していないか，チューブの先端を確認する
　　対応▶頭蓋内にチューブが残存していないか確認するため，抜去されたチューブを医師に確認してもらう

考えること 創部からの感染，チューブの残存，症状の悪化

　　対応▶抜去部が露出している際には，清潔なガーゼで覆う
　　対応▶意識レベルなど細かな観察を行う

Trouble 麻痺が出現した！

考えること 頭蓋内出血の合併症として運動麻痺が出現している可能性がある

　　対応▶瞳孔や意識レベルの確認を行う

（山本謙太郎）

●文献
- 藤野美香，平野裕子，編：保存版ドレーン管理のすべて．BRAIN NURSING 2006；22（9）：17-46.
- 田村綾子，ほか：必ず役立つ脳血管障害の看護技術 Q&A 方式．BRAIN NURSING 2006 年春季増刊 2006：284：161-169.
- 藤巻高光，ほか：脳神経疾患できるナース術後管理 Q&A．BRAIN NURSING 2005 年夏季増刊 2005：277：197-202.

硬膜外ドレナージ

目的	●脳神経外科の開頭術後，皮下に血液や滲出液が溜まるのを防ぐ ●硬膜外血腫（図1）の開頭術後，硬膜と頭蓋骨との間に血液が溜まるのを防ぐ
挿入経路	頭皮⇒頭蓋骨⇒硬膜外腔（硬膜外ドレーン：図2）
合併症	挿入後：術後出血，けいれん，感染
利点	硬膜外血腫では，直接血腫腔にドレーンを留置でき，効果的に血腫を体外へ排出できる
欠点	挿入後は，安静のため患者は自由にすることができず，行動制限を強いることとなり，精神的苦痛やストレスをもたらす可能性がある
抜去条件	●一般的には，手術翌日 ●創部の状態や排液量，頭部CT検査を確認した後

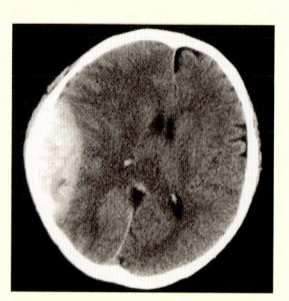

図1　硬膜外血腫

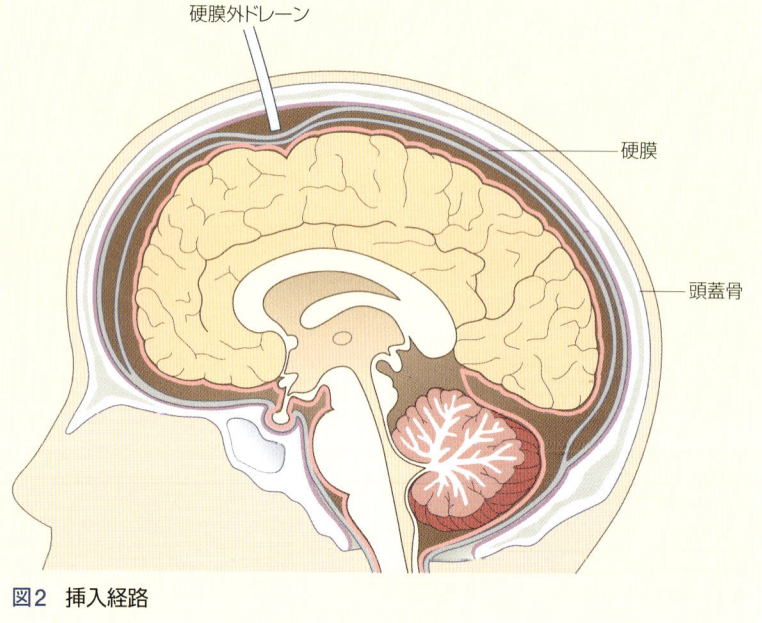

図2　挿入経路

硬膜外ドレナージとは

　脳神経外科における開頭術（外減圧術や血腫除去術など）の後には，皮下や硬膜外に血液や滲出液が溜まってくることがある．これを排出しないと，頭蓋内圧が上昇したり，術後の頭皮部の縫合不全を起こしたりする可能性があるの

表1 各種ドレーンのサイズと先端部孔数（シラスコン®）

ドレーン	硬膜外	硬膜下	脳槽	脳室
内径（mm）	2.1	1.8〜2.1	1.5〜2.1	1.4〜3.0
外径（mm）	4.0	3.0〜3.5	2.5〜3.5	2.5〜5.0
全長（cm）	80	80	100	30〜100
先端部孔数	—	10〜12	10〜12	4〜8

（写真提供：カネカメディックス，数値はカネカメディックスホームページより）

で，ドレナージが必要となる．

術直後には血性の排液がみられるが，徐々に薄くなっていく．

挿入部位と各種ドレーンの特徴（表1）

- **硬膜外ドレーン**：硬膜外に挿入され，先端に多数の側孔がついたドレーンが挿入される．閉鎖式システムで，硬膜外腔と外界が直接連絡することがない．閉鎖式排液バッグには，逆流防止弁がついている
- **硬膜下ドレーン**：硬膜下に挿入され，適度な柔軟性があり，キンクしにくい（ねじれにくい）素材のチューブが挿入される．閉鎖式システムのため，硬膜下腔と外界が直接連絡することがない
- **脳槽ドレーン**：脳底槽や視交叉槽などの脳槽に挿入される．ドレーンの先端部はX線不透過となっており，画像で確認できる
- **脳室ドレーン**：主に側脳室などの脳室に挿入される．ドレーンの先端部はX線不透過となっており，画像で確認できる

Trouble Shooting

Trouble 拍動性の動脈血が流出した！

考えること 術後の動脈性出血

対応▶意識レベルやバイタルサインを継続して観察

Trouble 血性髄液の流出が異常に多い！

考えること 髄液の硬膜外腔への濾出

対応▶意識レベルや神経症状，バイタルサインの変化に注意し，記録・報告する

（山本謙太郎）

●文献
- 藤野美香，平野裕子，編：保存版ドレーン管理のすべて．BRAIN NURSING 2006；22（9）：17-46.
- 田村綾了，ほか：必ず役立つ脳血管障害の看護技術Q&A方式．BRAIN NURSING 2006年春季増刊 2006；284：161-169.
- 藤巻高光，ほか：脳神経疾患できるナース術後管理Q&A．BRAIN NURSING 2005年夏季増刊 2005；277：197-202.

2 領域別ドレナージ｜脳神経

▶脳神経

腰椎（スパイナル）ドレナージ

目的	●脳血管けいれんを予防したくも膜下腔にある血液や血腫の排出 ●頭蓋内圧亢進時の頭蓋内圧コントロール（脳脊髄液の排出を行い，頭蓋内の減圧をすることにより頭蓋内の血流を改善させる） ●下行大動脈瘤における術前脊髄ドレナージ（対麻痺予防対策として実施）
適応	髄液漏がある場合（脳外傷などによる），水頭症，頭蓋内感染，後頭蓋窩術後，頭蓋底腫瘍術後，髄膜炎，低髄液圧症候群（髄液減少症）
禁忌	●脳室からくも膜下腔が閉塞され，頭蓋内圧が上昇している場合 ●非交通性の水頭症（脳脊髄液の通過が障害された状態．脳腫瘍，小脳出血など）
挿入経路	第4・5腰椎間⇒腰椎⇒腰椎くも膜下腔（図1）
合併症	●**挿入時**：脊髄の血管を一時的に遮断することによる脊髄虚血と脊髄浮腫，髄腔内血腫，髄液の漏出，脊髄損傷 ●**挿入後**：感染，過剰な髄液流出による上行性ヘルニア，不十分な髄液流出による脳圧亢進
抜去条件	●ドレーン挿入の目的により異なるが，周術期管理を目的として挿入された場合は，髄液の排液量が減少したことを確認し（術後72時間程度），抜去される ●重症髄膜炎の場合は，炎症が落ち着く1～2週間後に抜去される

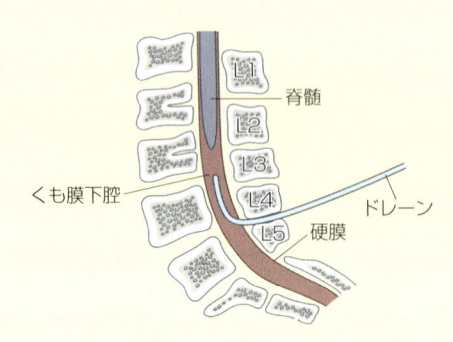

図1 挿入経路

挿入前の看護

◎患者への説明

- 腰椎ドレナージの必要性と起こりうる合併症を説明する
- 腰椎挿入時の体位保持の必要性と疼痛について説明する
- ドレナージ術後に安静臥床となることを説明する

▶適応除外

急激な脳圧の減圧を目的とする場合は，開頭・穿頭術などによる脳室ドレナージ，脳槽ドレナージを選択する

必要物品の準備

スタンダードプリコーションに則った感染防御用品（ガウン，マスク，滅菌手袋，滅菌穴あきシーツ，滅菌シーツ），スパイナルドレナージキット（図2），局所麻酔薬（1％キシロカイン®ポリアンプル），局所麻酔用10 mLシリンジ，髄液採取用シリンジ，局所麻酔用23 G針，排液バッグ，排液バッグ固定用ハンガー，汚染防止用処置用シーツ，ガーゼ，固定テープ（透明なフィルムドレッシング材），固定用絆創膏テープ，ヘパリン加生理食塩液，消毒用綿球，イソジン®液，無影灯，必要時は検体（髄液）採取用スピッツ

挿入時の手順と看護

- 処置室あるいは個室で挿入し，人の出入りを最小限にするなど，できる限り感染防御をする
- 挿入部位（第4・5腰椎の間）を露出する．挿入部位以外はタオルやタオルケットで覆い保温に努める
- 挿入部位は石鹸洗浄を行う
- 患者を側臥位にし，介助者は下肢と肩を持ち体位保持して，患者自身がへそを見るように丸くなる体位を保つ（図3）
- 局所麻酔時，挿入時などの際，体動を最小限とするよう患者に声かけをする
- ドレーンの固定方法，挿入する長さ（cm）を確認し，ドレーンと排液バッグの接続部が汚染されないよう確実に固定する

ドレーンの固定方法

ドレーン抜去の予防として直径5〜6 cmのループを作り，透明なフィルムドレッシング材で固定する．残りのチューブは傍脊柱に沿って首の付け根まで絆創膏固定用テープを貼用する（図4）．

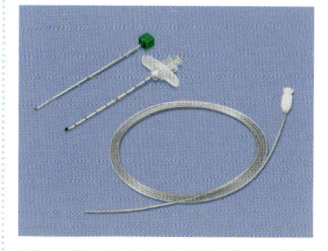

図2 スパイナルドレナージキット
（写真提供：富士システムズ）

重要！
髄液ドレナージの設定圧が高すぎると，頭蓋内圧が亢進し脳ヘルニアを引き起こす可能性がある．一方，設定圧が低すぎると，髄液の排出が過剰となり頭蓋内圧が低下する．また，短時間に多量の髄液が排出されると脳室が急激に縮小することにより，硬膜下血腫を引き起こす可能性がある

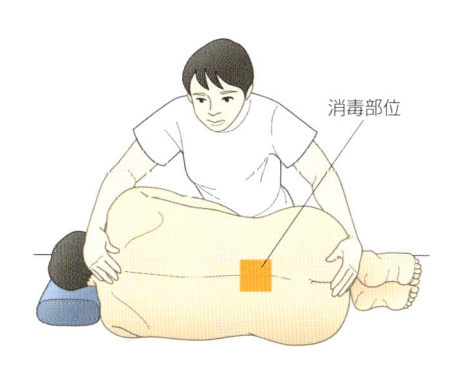

図3 挿入時の体位

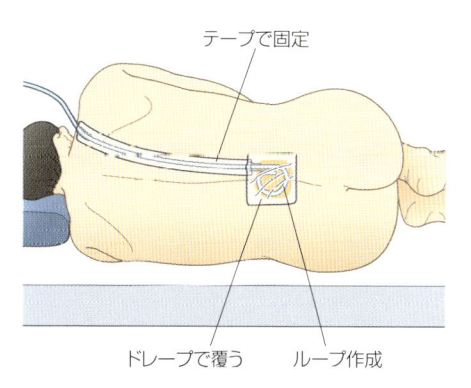

図4 ドレーンの固定方法

- 患者に挿入が終了したことを告げ，衣類を整えるとともに，医師に ADL を確認したうえでヘッドアップをする
- 外耳孔（0 点：モンロー孔）[1] に 0 点を合わせる．何 cm の高さに保持するか（設定圧）[2] を医師に確認し，固定する
- チューブは細く切れやすいため，患者の体動に影響がないように固定する

ドレーンの圧設定方法[3]

①クランプを閉じる
②医師からの指示をもとに，適切な位置に患者の頭がくるよう調整する（基本的には 30°の頭側挙上）
③外耳孔と 0 点の高さが合致しているかレーザーポインターで確認する
④サイフォンチャンバーの先端が圧の設定値と同じ高さになるよう調整する
⑤クランプを開放する
⑥サイフォンチューブが落下しないよう，しっかりと固定する[4]

ドレーンの管理

- 何 cm ドレーンが挿入されているか（挿入部位にマーキングしておく），腰椎ドレーンが外耳孔（0 点）から指示された高さに保持されているかを継続的に確認する
- サイフォンチューブの先端の髄液が心拍に同期して滴下している様子を観察し，閉塞の有無を確認する
- ドレーンと排液バッグの接続を頻回に確認する
- 髄液の排液量とバイタルサイン，意識レベル，瞳孔の変化を確認する
- 排液バッグの交換は清潔操作で行う
- 体位変換や移動時は，排液の逆流防止のためドレーンを必ずクランプしてから行う[5]
- ドレナージ中は基本的にベッド上仰臥位であるため，指示されたヘッドアップの角度を保持し，側臥位時は 0 点から指示された高さであることを確認する

排液の観察

- **通常量**：約 500 mL/日（約 0.35 mL/分），髄液の総量が 100 mL/4 時間以下
- **性状**
  ・通常は無色透明
  ・黄色調（キサントクロミー）の場合は，高度の蛋白質増加を表す
  ・髄膜炎になると，多数の白血球が混入し白濁する
  ・結核性髄膜炎ではフィブリンが混入することがある

▶1 脳室ドレナージの圧設定時，基準点（0 点）を外耳孔にするのは，外耳孔の高さとモンロー孔の高さが同じためである．ドレナージの圧を設定するとき，チューブの先端が位置する点を基準点とする

▶2 脳圧の正常値は臥位で 10〜15 cmH$_2$O

▶3 圧設定方法の詳細については「脳室・脳槽ドレナージ」p.46 参照

▶4 落下すると急激に髄液が流失して脳ヘルニアを起こす可能性がある

▶5 設定圧の変動が起きる危険性があるケアの施行時は，急激な髄液排出の危険性がある．そのため，必ず，ケア前には患者に近いルートからクランプし，ケア後は患者に遠いほうからクランプを解除して，再度 0 点の調節をする

Trouble Shooting

Trouble 坐骨神経痛様の痛みの訴えがあった！

考えること ドレーンチューブが馬尾で神経根に触れている可能性がある

　　対応▶痛みが軽減する姿勢にして，医師に報告する

Trouble ルート内で髄液の拍動が弱くなった・拍動がなくなった！

考えること ドレーンが閉塞，途中で屈曲している・切断されている

　　対応▶挿入部位から順にルートを確認する

Trouble サイフォンチューブが落下した後で意識レベルが急激に低下した！

考えること 急激に髄液が流失して脳ヘルニアを起こした可能性がある

　　対応▶ドレーンからの排液を防ぐため，ドレーンをクランプして仰臥位とする
　　対応▶バイタルサインを確認し，呼吸・循環などの影響を観察する
　　対応▶医師に報告し，意識レベルの評価や原因の検索のため頭部CT検査の準備をする

Trouble 髄液が血性になった！

考えること クモ膜下出血などの併発が予測される

　　対応▶脳圧，バイタルサイン，意識レベル，瞳孔を確認
　　対応▶医師に報告，CT撮影の準備

Trouble 髄液の流出が悪くなった！

考えること ドレーンの屈曲，三方活栓の塞栓，凝血塊によるドレーンの詰まり

　　対応▶刺入部から順にルートを確認
　　対応▶医師に報告，ドレーンの入れ換えもしくは再挿入の準備
　　注意▶ドレーンが細く切断の可能性があるため，強くしごかない

Trouble 髄液が混濁している！

考えること 頭蓋内感染

　　対応▶脳圧，バイタルサイン，意識レベル，瞳孔を確認
　　対応▶医師に報告，髄液検査提出の準備

Trouble 突然の高熱！

考えること 髄膜炎の併発が考えられる

　　対応▶発熱の程度（熱型），頭痛（特に後頭部痛），頸部硬直，嘔気・嘔吐などの有無を観察するとともに医師に報告する

Trouble ドレーンが切断した！

考えること ドレーンへのテンション，摩擦

　　対応▶ペアンでドレーンの切断部位付近をクランプ
　　対応▶医師に報告，抜去の準備

（佐藤憲明）

●文献
・窪田敬一，編：最新ナースのための全科ドレーン管理マニュアル．照林社；2005．p.30-39．

Part 2 領域別ドレナージ

頭頸部

耳下腺術後ドレナージ

目的	● 出血の早期発見 ● 皮下，創部血腫の予防 ● 唾液漏の早期発見
適応	耳下腺腫瘍などによる耳下腺切除・摘出術施行患者
留置部位	耳下部後方の毛髪の生え際近傍⇒耳下部（図1）
合併症	● ドレーン閉塞による血腫，リンパ漏など ● ドレーンからの逆行性感染
利点	● 耳下腺部位は圧迫しにくい場所であるためチューブでのドレナージが有効 ● 血腫による創感染を予防できる
欠点	● 創部内は隔壁になりやすい筋肉や血管があるため，ドレーンの入れ方が不適切だと，かえって血腫や腫瘍の発見が遅れる場合がある ● 頭髪があり，刺入部の清潔保護が難しい
抜去条件	● 血腫の形成がないこと，唾液漏のないことが確認された場合 ● 排液が淡血性で，24時間での流出量が10 mL以下ならば抜去可能

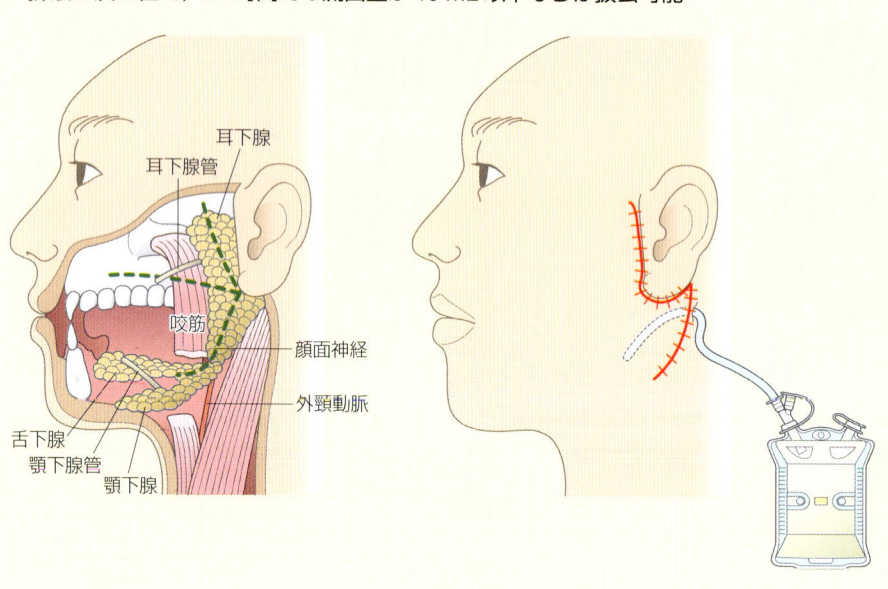

図1 留置部位

耳下腺術後ドレナージの特徴

　耳下腺切除および摘出術後の創部は，凹凸により死腔ができやすく，感染巣となりやすい。また，皮下出血に伴う創部の血腫は圧迫により顔面神経麻痺の原因となるため，血液・リンパ液・唾液[1]を効果的にドレナージするとともに，

▶1 唾液腺（耳下腺，舌下腺，顎下腺）の切除を行っているため，腺組織から創部に唾液が漏出する場合がある

血腫の形成を防ぐことが重要である．

留置中の看護

- ドレーンの必要性を患者に説明し，更衣などで抜けないように協力を得る
- 排液バッグが牽引され，ドレーンが抜けてしまうことがあるので，排液バッグは首から提げられるような袋に入れて身体から離れないようにする[2]
- 血液の凝固によりドレーンが閉塞すると血腫となるので，適宜ミルキングを行う
- 感染，縫合不全などがある場合は，急な発熱，皮膚の発赤や腫脹，疼痛が認められることが多い．創部皮膚の観察を行い，異常の早期発見に努める

▶2 ドレーンの側孔が体外に出ると陰圧を維持できなくなり，外気が入り感染の原因となる

オプション
リンパ節郭清術が施行されたときは排液バッグを首から提げることは困難なため，外から見えないように袋に入れ，衣服などに安全ピンなどで固定するとよい

排液の観察

当初，排液は血液が優位であるため血性であるが，出血の持続や血腫形成がなければ徐々に滲出液が優位となり淡血性となる．吸引される排液が 5 mL/日以下，できれば 1〜2 mL/日になった時点でドレーンを抜去する．通常は術後 2〜5 日で抜去することが多い．

Trouble Shooting

Trouble 排液バッグが膨張している！

考えること 縫合不全，ドレーン挿入部の創部離開，ドレーンの抜去などによる挿入部陰圧の保持不良

対応▶ドレーンが抜去されていないか，接続がはずれていないかを確認
対応▶異常時には血腫や二次感染のリスクが高くなるので，直ちに医師に報告

Trouble 排液が急に減少した！

考えること ドレーンの屈曲，閉塞

対応▶ドレーンの屈曲，閉塞がないかを確認
対応▶創部の腫脹がないかどうかを観察
対応▶創部の腫脹，出血，滲出液の漏出が認められた場合は，直ちに医師に報告

Trouble 排液が淡黄色で，術後数日経過しても減らない！

考えること 唾液漏

対応▶医師に報告
対応▶創内の貯留液を十分吸引した後，ドレーンを抜去して創部を圧迫する
対応▶唾液漏の状態が軽度な場合は，連日の圧迫で軽快することが多いが，時に遷延し再手術が必要となることもある

（竹内千鶴子）

● 文献
- 永井秀雄，中村美鈴，編：見てわかる ドレーン＆チューブ管理．学研；2006．p.160-162．
- 原 誠：耳鼻科領域手術後ドレナージ．臨牀看護 2003；29（6）：788-793．

頭頸部

喉頭摘出術後ドレナージ

目的	・皮下・創部血腫の予防 ・出血，リンパ漏，乳び漏[1]，咽頭粘膜縫合部の離開（咽頭皮膚漏）の早期発見
適応	喉頭腫瘍による喉頭切除・摘出術施行患者
留置部位	・摘出部位に応じて，耳下部⇒下方向に留置する場合と，鎖骨上部⇒耳下腺上に留置する場合がある（図1） ・**リンパ節郭清術を行った場合**：仰臥位にて最も低くなる部位に留置
合併症	・ドレーン閉塞による血腫，リンパ漏 ・ドレーンからの逆行性感染
欠点	・術創の広さによりドレーンが数本必要となる ・頸部の動きによりドレーンがずれやすい
抜去条件	・血腫の形成がないこと，リンパ漏や乳び漏のないことが確認された場合 ・排液が淡血性で24時間での流出量が10 mL以下ならば抜去可能

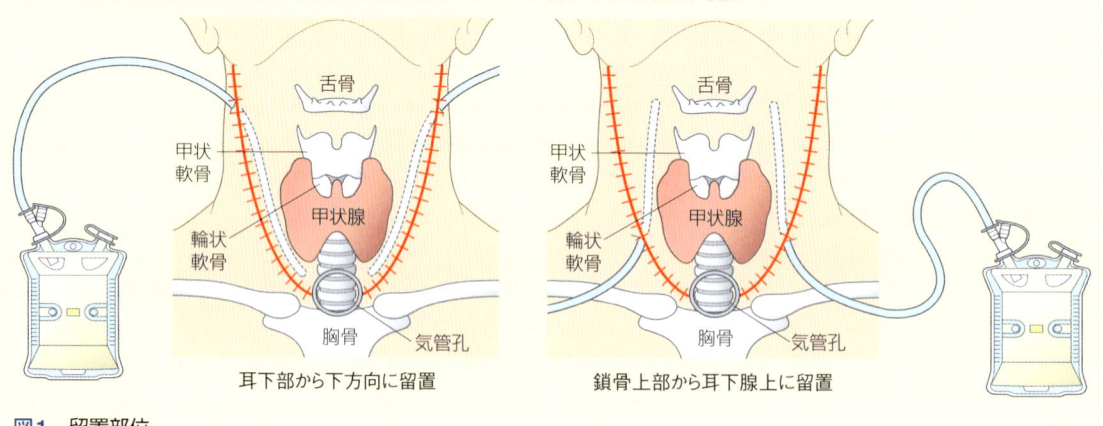

図1 留置部位（耳下部から下方向に留置／鎖骨上部から耳下腺上に留置）

喉頭摘出術後ドレナージの特徴

　喉頭切除および摘出後の創部は，凹凸により死腔ができやすく，感染巣となりやすい．また喉頭は気管が近く，大量出血や血腫は窒息や血液循環不全を起こす危険がある．加えて，喉頭はリンパ管がよく発達しており，手術の侵襲によりリンパ液が貯留しやすいため，効果的なドレナージが重要である．

留置中の看護

・ドレーンの必要性を患者に説明し，更衣などで抜けないように協力を得る
・排液バッグが蓋をひとれ，ドレーンが抜けたり重ることがあるので，バッグは首から提げられるような袋に入れて身体から離れないようにする[2]

[1] 乳び漏については「甲状腺切除術後ドレナージ」p.66 参照

[2] ドレーンの側孔が体外に出ると陰圧を維持できなくなり，外気が入り感染の原因となる

オプション

リンパ節郭清術が行われた患者に対しては排液バッグを首から提げることは困難なため，外から見えないように袋に入れるか，衣類の裏側に安全ピンで固定するとよい

- 血液の凝固によりドレーンが閉塞すると血腫となるので，適宜ミルキングを行う
- 感染，縫合不全などでは，急な発熱，皮膚の発赤や腫脹，疼痛が認められることが多いので，創部皮膚の観察を行い，異常の早期発見に努める

排液の観察

- 当初，排液は血液が優位であるため血性であるが，出血の持続や血腫形成がなければ徐々に滲出液が優位となり，淡血性となる
- 咽頭皮膚瘻（咽頭部縫合不全）があると白色泡沫状や膿性となる
- 頸部皮下出血は，術直後と術後数時間に発生することが多い

Trouble Shooting

Trouble　排液バッグが膨張している！

考えること　縫合不全，ドレーン挿入部の創部離開，ドレーンの抜去などによる挿入部陰圧の保持不良

- 対応▶ドレーンが抜去されていないか，接続がはずれていないかを確認
- 対応▶異常時には血腫や二次感染のリスクが高くなるので，直ちに医師に報告

Trouble　排液が急に減少した！

考えること　チューブの屈曲，閉塞

- 対応▶チューブの屈曲，閉塞がないかを確認
- 対応▶創部の腫脹がないかどうかを観察
- 対応▶創部の腫脹，出血，滲出液の漏出が認められた場合は，直ちに医師に報告

Trouble　排液が淡黄色で，術後数日経過しても減らない！

考えること　リンパ漏

- 対応▶医師に報告
- 対応▶創内の貯留液を十分吸引した後，ドレーンを抜去して創部を圧迫する
- 対応▶リンパ漏の状態が軽度の場合は，連日の穿刺吸引と圧迫で軽快することが多いが，時に遷延し再手術（リンパ漏閉鎖術）や薬液注入療法が必要となることもある

Trouble　白色懸濁性の排液が出た！

考えること　乳び漏

- 対応▶医師に報告
- 対応▶絶飲食とし，ドレーン挿入部を圧迫する
- 対応▶改善しない場合は外科的治療を検討する

（竹内千鶴子）

- 文献
  - 永井秀雄, 中村美鈴, 編：見てわかる　ドレーン＆チューブ管理. 学研；2006. p.160-162.
  - 岡林由香, 中川百合子：よくわかる術後処置マニュアル　耳鼻咽喉. Expert Nurse 2001；17(12)：86-90.
  - 平林秀樹：咽喉頭手術後ドレナージ. 臨牀看護 2003；29(6)：800-803.

甲状腺切除術後ドレナージ

目的	● 皮下・創部血腫の予防 ● 術後出血，リンパ漏，乳び漏（図1），咽頭粘膜縫合部の離開（咽頭皮膚漏）の早期発見 ● 創腔内に貯留する血液・リンパ液などの滲出液を排除し，死腔をなくして創部治癒を促す
適応	バセドウ病や甲状腺腫瘍による甲状腺切除・摘出術施行患者
留置部位	● ドレーンを切開創から胸鎖乳突筋と前頸筋（胸骨舌骨筋，胸骨甲状筋）の間を通して，残留甲状腺もしくはリンパ節郭清部位近くに置く（図2，3）
合併症	● ドレーン閉塞による血腫，リンパ漏 ● ドレーンからの逆行性感染
利点	● 頸部の術後に起こる知覚異常などの愁訴の原因となる術後癒着を軽減する ● 血腫形成およびそれによる反回神経麻痺の予防が可能である
欠点	美容上，ドレーン挿入部が瘢痕化することがある
抜去条件	● 血腫の形成，リンパ漏・乳び漏がないと確認された場合 ● 排液が淡血性で，24時間での流出量が30mL以下ならば抜去可能

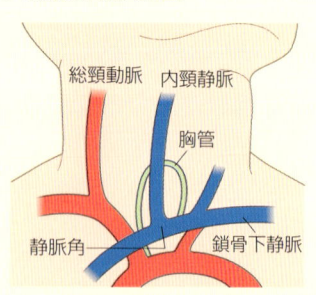

図1 乳び漏
内深頸領域のリンパ節郭清術（頸部郭清術）を甲状腺切除と同時に行い，胸管が静脈角に注ぐ付近で損傷されると，皮下に腹腔内のリンパ液が貯留する

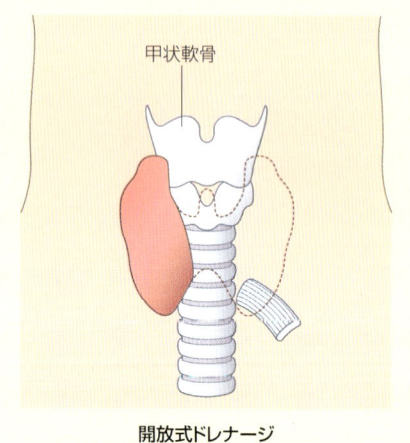

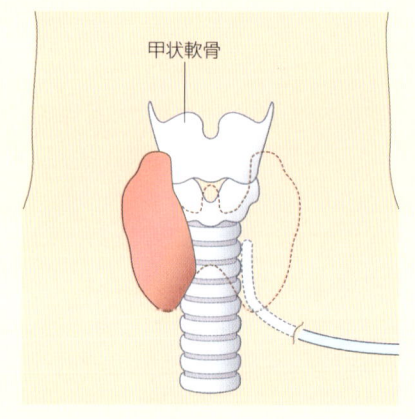

開放式ドレナージ　　　閉鎖式ドレナージ

図2 留置部位

甲状腺切除術後ドレナージの特徴

甲状腺手術に伴う合併症で生命を脅かす可能性があるのは術後出血である．特にバセドウ病の甲状腺は血流が著しく豊富であり，頸部の筋肉にも血管網が発達している．よって術後出血に最も注意が必要である．

甲状腺切除術後ドレナージ

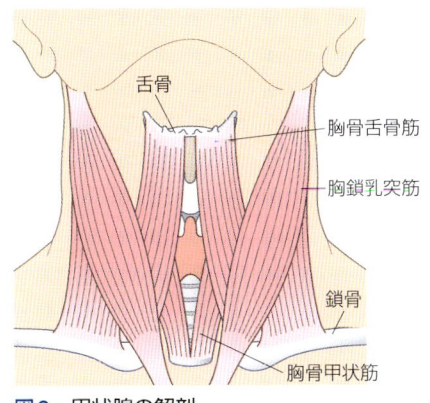

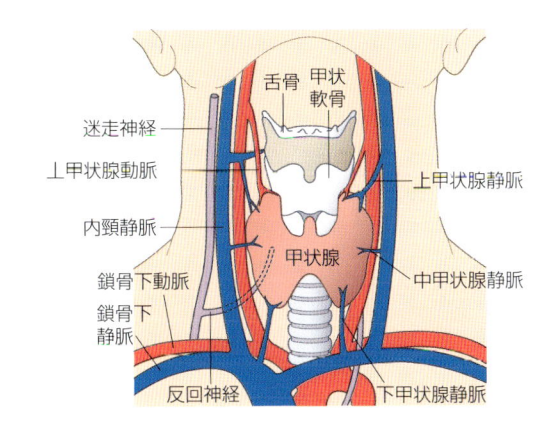

図3 甲状腺の解剖

甲状腺の解剖を図3に示す．甲状腺切除範囲が広く，術後に気管前面が完全に露出するような場合に術後出血が起こり，早期に対処がなされないと，気道圧迫・喉頭浮腫による窒息をきたす危険がある．

◎ 術式によるドレナージ挿入の違い

　甲状腺の良性腫瘍や甲状腺がんの一部に対して，甲状腺の健側腺葉を残す甲状腺葉切除や健側腺葉の上中部を残す甲状腺亜全摘出術の場合は，術後の出血やリンパ液などの滲出液は少量であることが多いので，術後癒着の原因となるのを避けるため，ドレーンを挿入しないこともある．

　甲状腺がんの一部やバセドウ病などの手術では，両側の甲状腺葉の大部分を切除する場合がある．その際は気管前面が全体に露出し，両側の反回神経も露出する．こうした場合に多量の術後出血が起こると血腫により気道が強く圧迫され，同時に喉頭・気管の粘膜に浮腫をきたしたり，両側反回神経麻痺により気道閉塞したりする危険が生じるため，ドレーンを挿入する▶1．

　甲状腺がんに対する手術の場合，気管前・傍に加え，上・下内深頸領域のリンパ節郭清術を甲状腺切除と併せて行う場合がある．広範囲のリンパ節郭清を施行した場合にはリンパ液の漏出が多量になることがあり，創治療の促進のため，適切なドレナージが必須となる．

◎ 留置時のポイント

- 甲状腺の切除手術は前頸部衿状切開にて行われることが多いが，前頸部・鎖骨下は皮膚の緊張が強く，術後瘢痕化しやすいため，ドレーンの挿入孔は皮膚切開の延長線上の外側頸部に空けること，また早期に抜去することが望ましい
- 甲状腺切除によって露出した気管周囲をドレナージするようにドレーンを留置する．甲状腺切除によって反回神経が露出するので，吸引によってこの神経が引き込まれたり圧迫されたりしないよう，ドレーンの先端が反回神経に接することがないよう配慮が必要である

留置中の看護

- 術後出血を早期に発見するために，創部を頻繁に観察するとともに，術後出

▶1　頸部リンパ節郭清術を行った場合は，術後リンパ瘻も多くなるため，J-VAC®などを用いることが多い

67

血を示す，頸部が急速に腫れる，皮膚縫合部から鮮血が滲出する，呼吸状態が変化するといった徴候を見逃さないようにする▶2
- 排液バッグが牽引されドレーンが抜けてしまうことがあるので，排液バッグは首から提げられるような袋に入れて，身体から離れないようにする▶3
- 血液の凝固によりドレーンが閉塞すると血腫となるので，適宜ミルキングを行う
- 感染，縫合不全などがある場合は，急な発熱，皮膚の発赤や腫脹，疼痛が認められることが多い．創部皮膚の観察を行い，異常の早期発見に努める

排液の観察

- 当初，排液は出血が優位であるため血性であるが，出血の持続や血腫形成がなければ徐々に滲出液が優位となり淡血性となる
- リンパ漏は淡黄色となるが，乳び漏では白色懸濁性の排液となる▶4
- 術後出血は術後6時間以内に起こることが多いが，24時間以上経過してからの出血もまれながら認められる

▶2 挿入されているドレーンは通常細く，多量の出血があるとすぐに詰まってしまうため，血液排出が少量でも，これらの徴候があれば術後出血を疑う

▶3 ドレーンの側孔が体外に出ると陰圧を維持できなくなり，外気が入り，感染の原因となる

オプション
リンパ節郭清術が行われた患者には排液バッグを首から提げることは困難なため，外から見えないように袋に入れ，衣服などに安全ピンなどで固定するとよい

▶4 胸管は腸壁に始まるリンパ管からのリンパ液も入るため，食後は腸管から吸収した脂肪によって白濁する

Trouble Shooting

Trouble 排液バッグが膨張している！
考えること 縫合不全，ドレーン挿入部の創部離開，ドレーンの抜去などによる挿入部陰圧の保持不良
　　対応▶ドレーンが抜去されていないか，接続がはずれていないかを確認
　　対応▶異常時には血腫や二次感染のリスクが高くなるので，直ちに医師に報告

Trouble 排液が急に減少した！
考えること ドレーンの屈曲，閉塞
　　対応▶ドレーンの屈曲，閉塞がないかを確認
　　対応▶創部の腫脹がないかどうかを観察
　　対応▶創部の腫脹，出血，滲出液の漏出が認められた場合は，直ちに医師に報告

Trouble 排液が淡黄色で，術後数日経過しても減らない！
考えること リンパ漏
　　対応▶創内の貯留液を十分吸引した後，ドレーンを抜去して創部を圧迫する
　　対応▶リンパ漏の状態が軽度の場合は，連日の穿刺吸引と圧迫で軽快することが多いが，時に遷延し再手術（リンパ漏閉鎖術）や薬液注入療法が必要となることもある

Trouble 白色懸濁性の排液が出た！
考えること 乳び漏
　　対応▶絶飲食とし，挿入部を中心に鎖骨上を圧迫する
　　対応▶改善しない場合は外科的治療を検討する

（竹内千鶴子）

● 文献
- 永井秀雄, 中村美鈴, 編：見てわかる　ドレーン＆チューブ管理. 学研；2006. p.160-162.
- 高橋俊雄, 監：続まんがで見る手術と処置 昭林社；1996. p.30-35.
- 杉谷 巌：甲状腺手術後ドレナージ. 臨牀看護 2003；29(6)：794-799.

Part 2

領域別ドレナージ

胸部：呼吸器

胸腔ドレナージ

- **目的**
  - 気胸に対する胸腔内の脱気
  - 臨床的に問題となる胸腔内貯留物（胸水，血液，感染〈膿瘍〉，滲出液など）の排出
- **適応**
  - **気胸**：単純気胸（脱気率20％以上，陽圧換気を要する患者），緊張性気胸，開放性気胸（外傷性気胸），血胸
  - **胸水**：心不全，膿胸，がん性胸水
- **挿入経路（図1）**
  - **気胸**：大胸筋背側，中腋窩線の第4ないし第5肋間⇒前腋窩線上⇒肺尖部
  - **胸水**：超音波検査により穿刺部位を決定し，液体が貯留している胸腔内の背側部
- **合併症**
  - **挿入中**：挿入中の血管・組織の損傷
  - **挿入後**：ドレーントラブルに伴う気胸の増悪，または緊張性気胸
- **抜去条件** 気胸の治癒，排液が血性でなく減少する，など

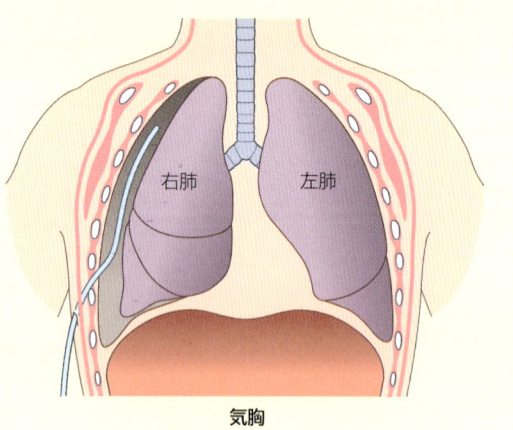

図1　気胸・胸水に対する挿入経路

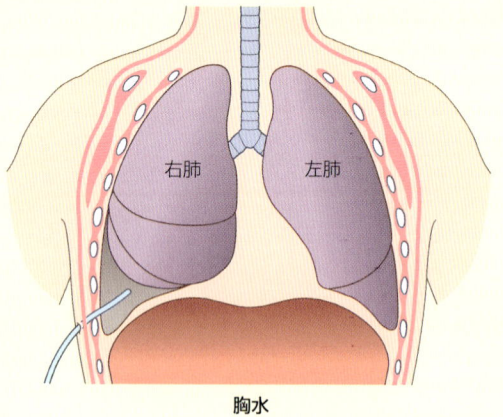

気胸

　気胸の多くは自然気胸で，原発性と続発性がある．肺胞の一部が囊胞化した（ブラ；Bulla），または胸膜直下にできた囊胞（ブレブ；Bleb）が破れ，吸気が胸腔に漏れることで起こる（図2）．

　外傷性気胸では，肋骨骨折や肺挫傷を伴って血胸を合併する場合もある．また重症例では，胸腔に漏れ出した空気が対側の肺や心臓を圧迫しショックをまねく緊張性気胸がある．

　緊急性は異なるが，胸腔ドレーンはその目的に応じて挿入される．

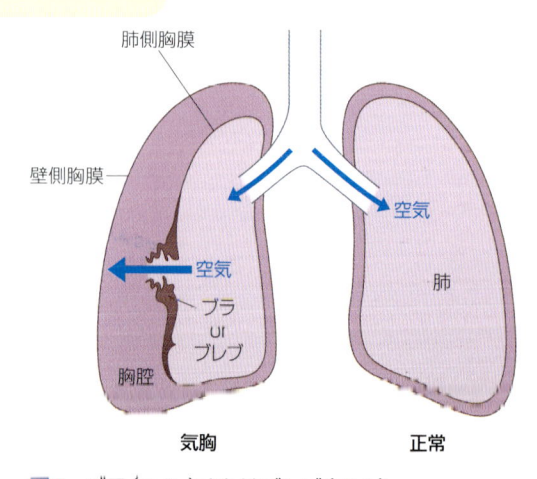

図2　ブラ（Bulla）またはブレブ（Bleb）

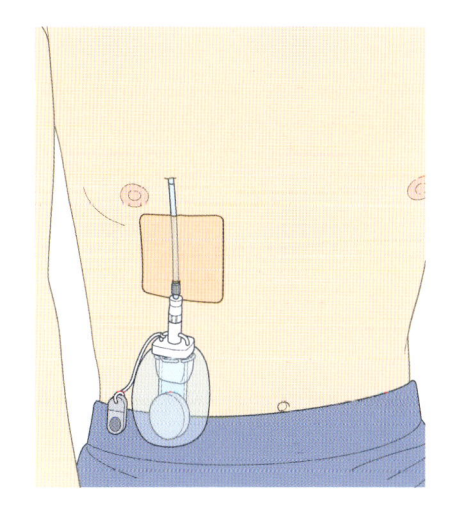

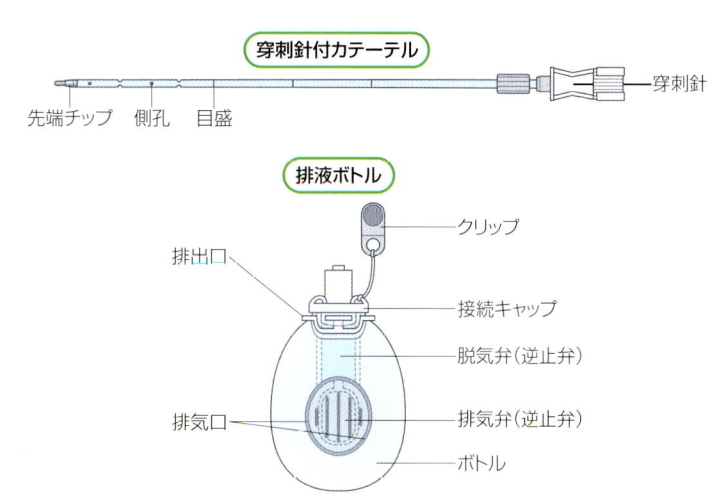

図3　簡易型胸腔ドレナージキット（ソラシックエッグ®）
9Frの穿刺針付きカテーテルと2個の一方弁（逆止弁）が付いた35 mL容器のキット

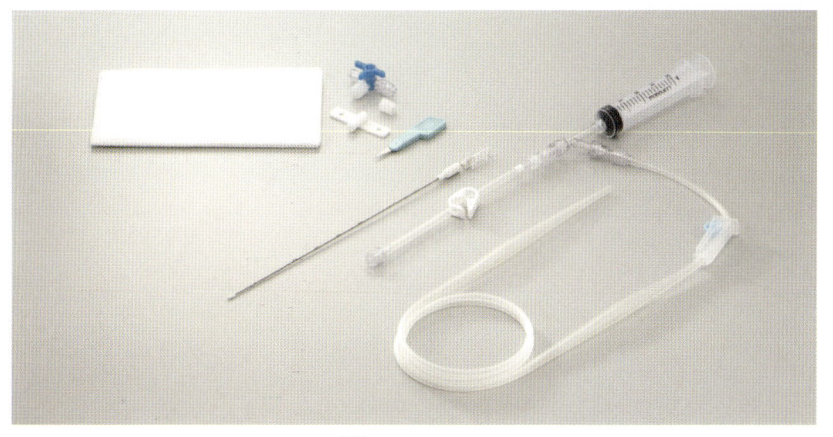

図4　トロッカーカテーテル（Argyle™ トロッカーアスピレーション キット）
胸腔または腹腔などに留置し，排気・排液を行う．胸水が貯留した場合にも留置され（この場合，カテーテル先端に別売のバッグを装着する），定期的な排液を行う
（写真提供：日本コヴィディエン）

治療

軽症では安静保持で治癒する場合もあるが，簡易型胸腔ドレナージキット（図3）を挿入して経過を観察する場合もある．中等症以上では胸腔ドレナージが実施され，一般的にトロッカーカテーテル（図4）が使用される．このカテーテル（ドレーン）には内筒に金属棒が入っており，胸腔内に穿刺した後に内筒を抜去する．原疾患にもよるが，ブラなどによる自然気胸の場合，低圧持続吸引を実施後1週間くらいで胸膜からの空気漏れはとまり，治癒する．

ドレーン挿入前の看護

医師とともに以下の内容について患者へ十分な説明と確認をする．

胸腔ドレーン挿入時，必要物品
- 胸腔ドレーン（トロッカーカテーテルまたは気胸セット）
- 消毒液（10％ ポビドンヨード液）
- 滅菌手袋
- 滅菌ガウン
- マスク
- キャップ
- 滅菌布（ドレープ）
- 滅菌穴布
- 注射器（10 mL，20 mL）
- カテラン針（23 G）
- 1％ リドカイン
- 鎮静薬（安静が保てないとき）
- メス
- 曲がりペアン（鉗子）
- 縫合セット
- 排液システム
- 固定用具
- 固定用テープ

- 治療目的と時間
- 挿入時の除痛
- ドレーン挿入中の入院生活（痛みの緩和，ADL）
- 抜去の目安
- 合併症

ドレーン挿入時の看護

- 患者を臥位にし，上半身のみ脱衣する．挿入部位は広範囲に清潔野を保つが，それ以外はシーツで覆い，プライバシー保護と保温に努める
- 十分な消毒後，ドレーピングを行い，①皮膚，②皮下組織，③肋骨骨膜，④胸膜にかけて浸潤麻酔を行う
- 肋間の穿刺時，鉗子により肋間筋を鈍的に剝離する．このとき衝撃が加わるため患者は強い不安を抱く．痛みや苦痛の程度を積極的にたずね，不安の除去に努める
- ドレーンが挿入されると，気密性を確保する目的で穿刺部を縫合して固定する．その後，接続する排液システムの準備が必要である

排液システム

胸腔ドレーンの排液システムは古典的三瓶法を基本としている．ドレーンユニット内で空気と排液に分けられ，空気が逆流しないよう一定の水を貯留してウォーターシール（水封）されている．

水閉鎖式サイフォン（water seal）法

水閉鎖式サイフォン（water seal）法は吸引圧をかけずに管理する方法（受動的ドレナージ）である．排液システムの水封室の機能を利用して，胸腔内に外から空気を流入させないようにする．主に，胸腔ドレーンが留置され，排液システムにより管理された患者の移動時，ドレーン抜去の判断時に実施される．一般的には，原疾患の治癒過程では低圧持続吸引を行わず，water seal 法にして観察を行う．

サイフォンの原理により排液を促すので，水を入れた排液バッグは，患者より下方に設置し，水面下 1〜2 cm にドレーンの外側端を留置する（図5）．これにより吸気時には管内を水が上昇して外気が胸腔内へ侵入するのを防ぎ，呼気時には水圧（1〜2 cm H_2O）を超えた胸腔内の空気が泡として排出され，一方弁としての機能をもつ．

低圧持続吸引法 ▶1

気胸により肺の膨張が望めない場合や血液などの貯留が認められる場合は低圧持続吸引（能動的ドレナージ）が行われる．

陰圧抑制管の先端から水面までを 10〜20 cm（−10〜−20 cm H_2O）とし（図6），少量の気泡が先端から出るようにセットする．

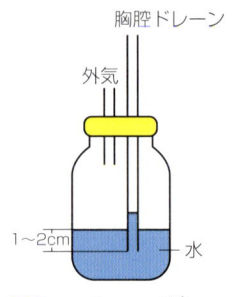

図5 water seal 法

▶1 低圧持続吸引法については「ドレナージの基礎知識」p.2 参照

図6　持続吸引器

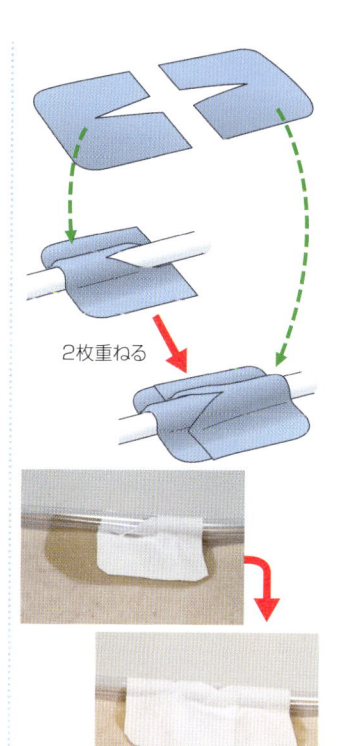

図7　チューブの固定

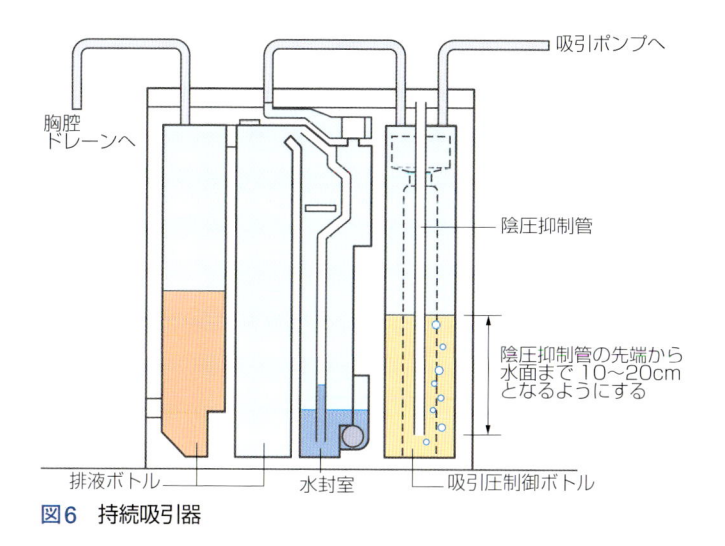

留置中の看護

ドレーンの固定

- ドレーンの固定は，患者の体動や安全を配慮して確実に行う．重要なのは，ドレーンと排液システムの確実な固定および体幹部への確実な固定（図7）と皮膚障害の予防である
- 胸部X線により，ドレーンの位置，肺の再膨張や残存する気胸，血胸を確認する．ドレーンが深すぎると痛みやドレナージ不良の原因となる
- 排液システムの持続吸引圧が設定した陰圧であるか，排液の性状・量に異常がないかを確認する
- 患者に疼痛や苦痛を確認する
- 循環，呼吸状態について観察する
- 皮下気腫の有無を確認する

ドレーンの管理

- 水封室の呼吸性移動（フルクテーション）を確認（図8）：患者が自発呼吸をしている場合は，吸気時に水位が上昇し，呼気時に水位が下がる．これはドレーンが胸腔内で正常に機能していることの確認となる．呼吸性移動がみられない場合は，ドレーン閉塞や肺が再膨張していることを意味する
- エアリークの確認：エアリークの確認は，水封室からの気泡の有無を観察する（図8）．胸腔ドレーンによる陰圧で胸腔の膨張が十分であるときは，気泡は認められない．呼気時に間欠的な気泡がみられたときは，胸腔から排気がある（気胸などの際に認められる）ことを意味する．呼気・吸気時ともに気泡が持続的にみられるときは，胸腔以外から空気が流入していること（回路内にリークが生じていること）を意味する
- ドレーン内の排液の性状と量を観察する．挿入初期では，凝血塊などで閉塞しやすい．血性排液が持続するようであれば医師に伝える

オプション

人工呼吸器を装着した陽圧換気では，呼吸性移動は吸気時に下がり，呼気時に上がる

重要！
胸腔ドレーン留置中のクランプ禁忌
胸腔ドレーンは，低圧持続吸引により肺の膨張を保つ．このためクランプなどをして吸引を遮ると，水封室の陰圧が解除されてしまう．そのため，クランプするのは，①移動などのため排液システムを患者側より一時的に高くする場合，②排液システムの交換時，③ドレーンを抜去するための確認時などに限られる

❷ 領域別ドレナージ｜胸部：呼吸器

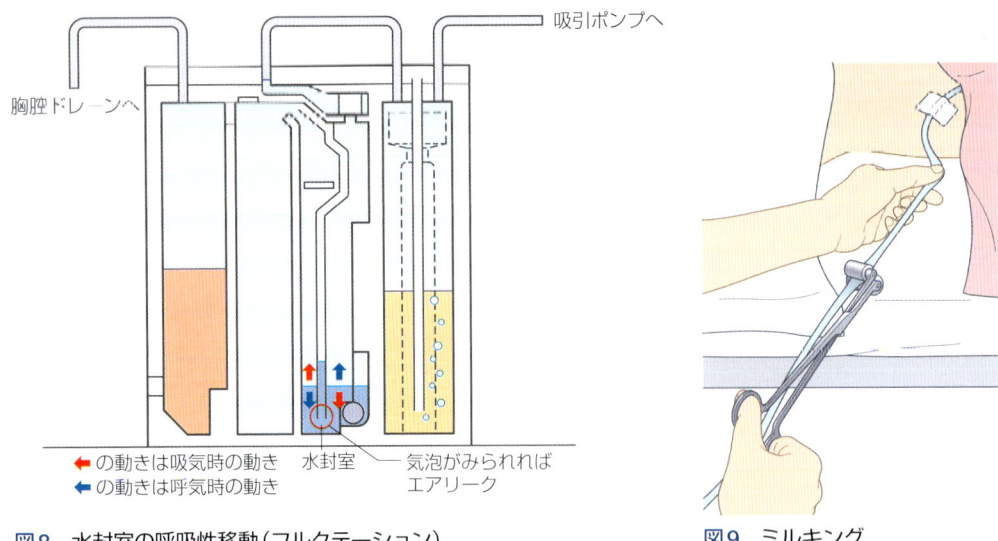

図8　水封室の呼吸性移動（フルクテーション）

図9　ミルキング

- 排液システムは，常に患者より低い位置に設置する．清潔ケアや患者の移送時にもドレーンは常に開放状態とし，チューブと排液システムを閉塞させない
- 排液システムに接続されたドレーンは，胸腔内からの排液を誘導するようにミルキング（図9）を定期的に行う
- ドレーンと体幹にマーキングを行い，ドレーンの位置のずれを定期的に確認する
- 排液バッグの交換は清潔操作で実施する．また，外気の吸引と排液の逆流を防止するため，ドレーンを2か所でクランプする

抜去の判断

　エアリークが消失し排液が減少したら，持続吸引を停止（ウォーターシール）し受動的ドレナージに切り替えて，患者の呼吸困難感，呼吸音，再びエアリークがないかなどを観察する．
　さらに以下の条件を確認できたら，胸腔ドレーンを鉗子で閉塞させ，患者の呼吸状態に問題がないかを確認する．

抜去の条件

- 排液が1日200mL以下で漿液性である
- 胸部X線撮影で，肺の膨張が確認できる
- テストでエアリークを認めない[2]

ドレーン抜去時のポイント

- ドレーン抜去のタイミングは，吸気終末時でも呼気終末時でも気胸の残存に差はないが，少し吸気を促し，呼吸は一時的に停止してもらうとよい

▶2　エアリークテスト：患者に息を大きく吸わせ呼気時に咳をさせながらエアリークの有無を確認する

Trouble Shooting

Trouble 皮下気腫が出現した！

考えること 手術時の操作，排液システムの密閉の不備

- 対応▶バイタルサインが正常であれば，皮下気腫の状態を観察し，エアリークの有無を観察する
- 対応▶胸腔ドレーン挿入直後のバッグバルブマスクなどによる強い陽圧換気は避ける

Trouble 背中に強い痛みを訴える！

考えること 穿刺部位が背側で，チューブの先端が肺尖部にある

- 対応▶ドレーン挿入部が圧迫されるような体位を避け，柔らかい枕などで安静な体位の確保をする
- 対応▶鎮痛薬による積極的な除痛

Trouble 血性の排液が多量（100 mL/時）に排出された！

考えること 胸腔内の血管・組織の損傷

- 対応▶バイタルサインの測定を行い，医師に伝える
- 対応▶酸素投与や気道確保の準備を行う

Trouble 血圧の低下と呼吸困難を呈している！

考えること 胸腔ドレーンと排液システムの接続がはずれ，胸腔内に空気が流入し健側の胸腔を圧迫したことによる緊張性気胸

- 対応▶頻脈や外頸静脈が怒張していることもあるので胸部X線撮影による肺膨張の確認をする
- 対応▶緊急に胸腔ドレーンと排液システムを接続し，低圧持続吸引を行う

Trouble 呼吸性移動が消失した！

考えること ドレーンが閉塞し，急激に胸腔内で陰圧が生じている

- 対応▶チューブが体位変換などにより折れ曲がり，閉塞した可能性もあるため，チューブを確認する
- 対応▶チューブ内が凝血などにより閉塞していた場合，緊急性が高いため，直ちに医師へ報告する

Trouble エアリークが強くなった！

考えること 吸引圧を調整するクランプのネジがゆるんで吸引圧が高くなった，チューブの接続がはずれかかっている，強い陽圧により患部の胸膜孔が広がり増悪した

- 対応▶低圧持続吸引のネジの調整を行う
- 対応▶排液システムにつながるチューブの接続を患者側からたどり確認する

Trouble 乳白色の排液がみられた！

考えること 経口（脂肪）摂取の開始によりリンパ液が乳白色に変化した，術中に損傷した胸管やリンパ管からのリンパ液が胸腔内に漏出

- 対応▶絶食・脂肪制限食による保存的治療

（佐藤憲明）

● 文献
- 窪田敬一：図解ドレナージハンドブック．中外医学社；1995．
- 松倉 哲：ドレナージに用いられる器具 吸引器．臨牀看護 2003；29（6）：778．
- Davis J, et al: Randomized Study of Algorithms for Discontinuing Tube Thoracostomy Drainage. J Am Coll Surg 1994；179: 553-557.
- 永井秀雄，中村美鈴，編：見てわかるドレーン＆チューブ管理．学研；2006. p.40.

胸部：呼吸器

肺がん術後ドレナージ

目的	● 肺切除術後の胸腔内に貯留する血液や滲出液（胸水）の排出 ● 胸腔内の脱気と開胸操作によって虚脱した肺の再膨張を助ける ● 術後出血や排液の性状から感染徴候をモニタリングする
適応	肺がん術後（胸腔鏡下手術を含む）
留置部位	● **脱気・肺の再膨張目的**：第4もしくは第5肋間⇒肺尖部に留置 ● **排液・洗浄目的**：第7もしくは第8肋間の側胸部⇒横隔膜上もしくは背側に留置
合併症	● ドレーンによる吻合部の機械的損傷に伴う気胸・血胸の併発 ● エアリークによるドレナージ不足に起因する皮下気腫 ● 感染による膿胸・胸膜炎の併発
利点	● 開胸下で留置するため確実な排液・脱気・肺の再膨張が期待できる ● 膿胸を合併した際には（持続）洗浄ラインとして使用できる
欠点	● 胸腔内と外界との交通路となり感染のリスクがある（挿入日数に比例） ● 肋間に挿入・留置されるため，肋間神経を刺激し，強い疼痛が出現することがある ● 体動や深呼吸運動などのADL拡大を妨げることがある
抜去条件	感染とエアリークが認められず，排液がほとんど認められなくなった場合，術後数日以内に抜去となる

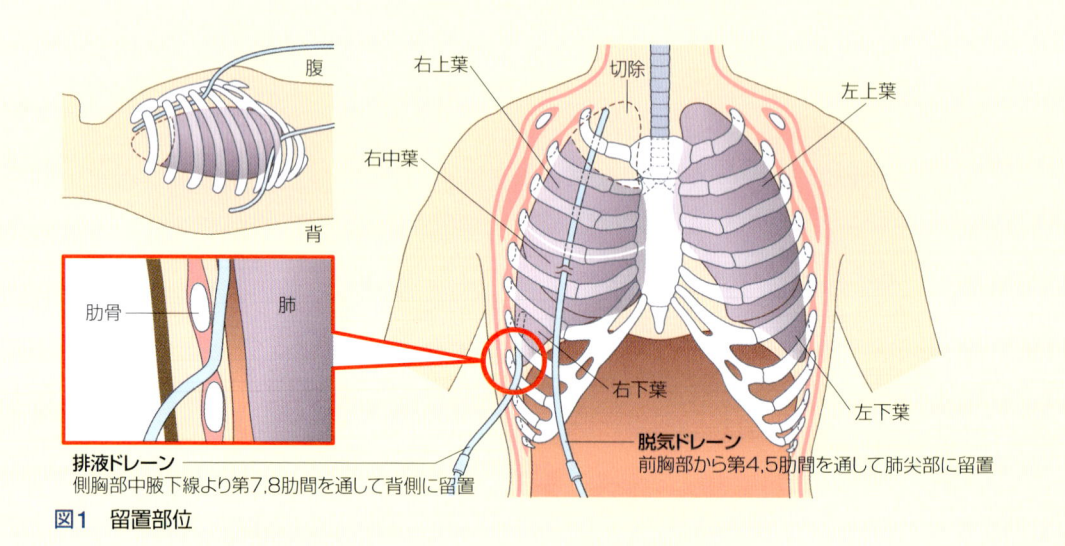

図1　留置部位

排液ドレーン：側胸部中腋下線より第7,8肋間を通して背側に留置

脱気ドレーン：前胸部から第4,5肋間を通して肺尖部に留置

術前の看護

ドレーンは術中に留置されるので，術前のオリエンテーションで患者に以下の内容を説明する．また，テープ類のパッチテストを行い，スキントラブルの予防に努める．

- 胸腔ドレーンによって，挿入部（肋間）に疼痛を伴う可能性があること
- 痛みにより体を動かせない場合や深呼吸ができない場合は遠慮しないで伝えること
- 排液バッグを挿入部より上にしないこと（逆行性感染防止）
- ドレーンが屈曲したり，血腫などにより閉塞したりすると，胸痛や呼吸苦が出現する可能性があるので，そのような症状が出現したらすぐに伝えること
- ドレーン挿入部や接続部を直に手や腕で触らないこと
- 激しい体動によってドレーンの固定位置がずれてしまうことがあるので，慎重に動くとともに，離床する場合には看護師に介助してもらうこと

留置中の看護

患者がドレーン挿入部や創部の痛みを訴えたら，NRS（numeric rating scale）[1] などを用いて痛みのアセスメントを行い，適切なペインコントロールにつなげる．また，その原因除去に努める．

▶1　NRSとは，「0：痛みがない」から「10：最悪な痛み」として，患者自身の痛みのレベルを言ってもらう方法

固定方法

- ドレーンと皮膚がしっかりテープで固定されているか確認する．テープは2か所で固定する
- ドレーン挿入部の皮膚状態を観察できるよう，最近ではオプサイト™などの透明フィルム材を使用することもある
- 術前のパッチテストで皮膚発赤が出現しやすい患者には，ドレーンと皮膚の接触部にスキントラブルが発生することがあるので，発赤が発生しやすい接続部や局所圧迫部には皮膚保護材を貼ってから固定する

ドレーンと排液の確察

- ドレーン挿入部からの滲出液の量を観察する
- 挿入部に発赤・腫脹・膿貯留などの感染徴候がないかを観察する
- 肺がん手術の最後には生理食塩液によって胸腔内を洗浄しているので，術後必ずしも排液が血性とは限らないが，その性状に注意する．徐々に血性が薄くなり，排液量も減少するのが正常である
- 術後数時間にドレーンの排液（血液）が200mL/時以上であったり，ドレーン内に凝血塊を認めたりする際には出血している可能性があるので，医師に報告する
- ドレーンが屈曲したり，排出物（凝血魂かフィブリン）によって閉塞したりしていないかを，こまめに観察する
- 排液の管理方法には水閉鎖式サイフォン法（water seal）と持続吸引法（通常 $-10\sim-20\text{cmH}_2\text{O}$）があるので医師に確認する [2]
- 排液バッグは常にドレーン挿入部より低い位置に保ち，排液バッグの交換時や排液バッグを挿入部より上にするとき以外は決してクランプしない

▶2　水閉鎖式サイフォン法（water seal），と持続吸引法については「胸腔ドレナージ」p.70 参照

エアリークの確認

- エアリーク[3] は水封室から気泡が発生していないかで確認する

▶3　エアリークについては「胸腔ドレナージ」p.70 参照

- 術後は，患者に咳嗽してもらいエアリークがないことを確認する
- 経過観察中にエアリークが増えたら，医師に報告する
- 水封室の呼吸性移動（自発呼吸時は吸気時に水位が上がり，呼気時に下がる．人工呼吸器使用など陽圧呼吸時は逆になる）を観察する
- 十分なドレナージができていないと，ドレーン挿入部周囲に皮下気腫（触診にて「プツプツ」とした握雪感）が出現することがあるので，発見したらその大きさをマーキングし，拡大しないかを観察する．患者の体に直接マーキングする際は，患者に十分説明し同意を得る．皮下気腫が出現したら医師に報告する

持続洗浄

- 必要物品として，輸液用生理食塩液，輸液ライン，洗浄用消毒薬，三方活栓，輸液ポンプを準備する
- 膿胸に伴う持続洗浄の際には，in take（入った量）と out take（排出した量）がほぼ同じであるかを観察する．また，排液の性状がきれいになっているかを観察する
- 持続洗浄をすると排液バッグがすぐに満杯になってしまうため，排液バッグの残量容量には十分注意する

抜去時期と抜去方法

- エアリークが見られないことと，排液量が減少し，性状が血性でないことが確認されれば抜去は可能である
- 通常は術後数日で抜去となる
- ドレーンの抜去は患者の吸気終末でも呼気終末でも気胸の残存に差はないが，抜去の際には疼痛を伴うので，患者に声をかけタイミングを計り，疼痛が最少になるように行う
- ドレーン抜去時，直ちに挿入部の創を閉鎖するために，術中にあらかじめドレーン挿入部に縫合糸がかけてある．これを素早く結紮できるよう介助する
- 抜去後は胸部 X 線検査を必ず行い，肺が十分に膨らんでいることと，気胸・胸水がないことを確認する

Trouble Shooting

Trouble 排液が突然増加した！

考えること 術後出血
  - 対応▶排液の性状とその排出量を観察
  - 対応▶動脈ラインに挿入されていれば，血液ガス検査にてヘモグロビンの低下がないかを確認

考えること 患者の体動
  - 対応▶患者が覚醒し体動（坐位になるなど）があれば，横隔膜や背側に溜まっていた排液が排出されるので暫らす観察

Trouble 排液・エアリークが消失した！

考えること ドレーンの屈曲もしくは閉塞

- 対応▶再手術のリスクを高めるため，可及的速やかに対応し，異常が解決されなければ直ちに担当医師に報告
- 対応▶ドレーンの挿入位置，ドレーンが屈曲していないかを確認
- 対応▶常に排液バッグが体より下に位置するようライン整理を行う
- 対応▶ミルキング鉗子などを使用して閉塞を解消する

考えること 自己抜去

- 対応▶SpO_2の値を確認
- 対応▶心電図モニターを装着し，医師にポータブルX線をオーダーしてもらう

Trouble 皮下気腫が出現した！

考えること エアリークの排出不全

- 対応▶心拍数・血圧観察を行うと同時に，SpO_2や血液ガス検査，X線検査にてドレーン先端部分に変化がないかを観察
- 対応▶皮下気腫拡大の有無をマーキングするなどして継続的に観察
- 対応▶身体の変容に対する不安と気分不快を訴える患者に対する心のケアを行う

Trouble 胸痛が出現した！

考えること 術後疼痛，ドレナージ挿入部（肋間神経刺激）の痛み，ドレナージ不足による気胸・血胸の併発

- 対応▶硬膜外麻酔薬や鎮痛薬が切れていないかを確認
- 対応▶心拍数・血圧がともに平均値よりも20％以上の増減が出現したら（たとえば平常時心拍数が100回/分であれば，80回/分未満もしくは120回/分より大きいとき），医師に報告

Trouble ドレーンが抜けた・切れた！

考えること 不十分な固定，不穏患者が自分で，はさみやナイフを使って切断

- 対応▶直ちに清潔なガーゼでドレーン挿入部の創部を圧迫・密閉し，担当医師に連絡
- 対応▶術後，患者の精神状態も注意して観察
- 対応▶はさみやナイフを患者の手の届くところから排除する
- 対応▶歩行練習中にひっかからないように注意
- 対応▶不慮の抜去の際には，必ずX線撮影を行う

Trouble 排液が白く濁ってきた！

考えること リンパ管，胸管のトラブルにより乳び胸が起こっている

- 対応▶排液量のモニタリング観察を行い医師に報告
- 対応▶排液の検査を行い，細菌がいないか，中性脂肪値やコレステロール値が高くないかを確認する
- 対応▶脂肪制限食や絶食などの食事制限をしても1,000 mL/日以上の排液が持続すれば，胸管結紮術が行われる場合がある

（八田秀人）

● 文献
- Bell RL, et al: Chest tube removal ; end-inspiration or end-expiration. J Traume 2001 ; 50 : 674-677.
- 大塚博明：知っておきたいチューブと吸引器の基礎知識. Expert Nurse 2005 ; 21 (2) : 28-31.
- 加地正人：ドレーン管理の最新トレンド「胸腔ドレーン」. 看護技術 2006 ; 52 (4) : 40-41.
- 木村 亨, 船越康信, 竹内幸康, ほか：肺癌術後乳糜胸についての臨床的検討. 日本呼吸器外科学会雑誌 2009 ; 23 (2) : 120-125.

Part 2

領域別ドレナージ

胸部：循環器

胸部：循環器

心嚢ドレナージ

目的	・急性心タンポナーデ（図1）の治療（緊急） ・心外膜疾患診断のための採液（待期的） ・術後出血による心タンポナーデの予防と監視
適応	心嚢内に貯留した血液・漿液または空気などが心臓を圧迫し，循環障害（心タンポナーデ）を起こしている場合
挿入経路	Larry点（剣状突起と左肋骨弓の交点）から1横指下に左肩へ向けて45°の角度で穿刺する（図2）
合併症	感染，心筋・心室腔損傷，冠動脈損傷，血気胸，不整脈，横隔膜損傷，肝損傷，空気塞栓など
利点	早急な心タンポナーデの解除により救命ができる
欠点	不整脈などを起こすことがある
抜去条件	排液が減少し，100 mL/日以下となった場合

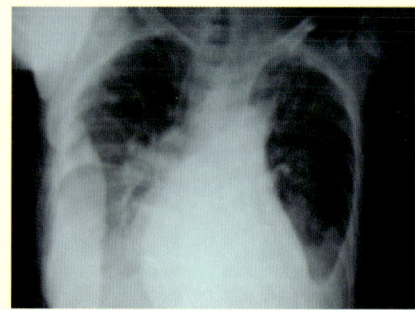

図1　心タンポナーデのX線写真

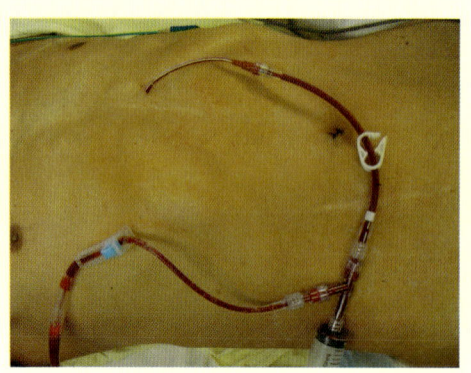

図2　挿入部位と挿入経路

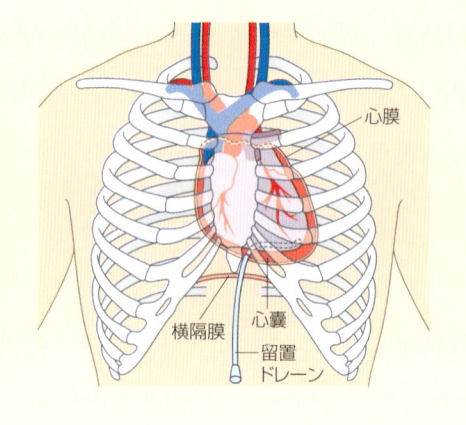

心タンポナーデ

　心嚢ドレナージの大きな目的は心タンポナーデの解除である．心タンポナーデとは心膜腔液が何らかの理由により増加し，心房，心室双方が圧迫され，心拍出量が減少した状態を指す．急速な心嚢液貯留では150〜200 mLで心圧迫症状が出現するが，慢性疾患で心嚢液が貯留している場合には，1 L以上でもほぼ無症状のこともある．

　急性心タンポナーデを起こす疾患として心筋梗塞，心嚢炎，解離性大動脈瘤，胸部外傷などがあり，慢性的な心タンポナーデを起こす疾患としては，悪性腫

瘍，感染，尿毒症，放射線照射後の合併症などがある（**表1**）．

臨床症状としては初期の自覚症状で全身倦怠感，脱力感，呼吸困難，食欲低下などが出現する．さらに心拍出量の減少を代償するため心拍数，呼吸数の増加が起こるが，代償機能が低下すると，血圧が低下し心原性ショックとなる．ショックの症状に加えて特徴的な症状に，頸静脈怒張，奇脈（吸気時に脈拍が小さくなり，時に触知できなくなる現象）などがある．

ドレーンの選択

硬いドレーンを挿入すると冠動脈や心実質を損傷する可能性がある．特に冠動脈再建術後では再建した血管の損傷を防ぐために，ポリウレタン製やシリコン製で，X線に写る不透過性の線の入ったドレーンを使用することが多い．

また，ドレーンの側孔が数か所ないと，心臓壁や心膜に接触して閉塞してしまう可能性があるため，単孔のものは使用しないことが多い．心嚢穿刺キットとして穿刺針からドレーンまでがセットされたものもあるが，術後は内径の太いものを用いるのが一般的である．

ドレナージ方法

心嚢穿刺術（図3）

心嚢穿刺術は心タンポナーデの治療目的だけでなく，心嚢液の性状を確認する診断的要素もある．また，急性心タンポナーデでは数十mLの穿刺排液で症状が改善することもある．解離性大動脈瘤で，心膜腔内破裂による心タンポナーデの場合，緊急手術までの時間をかせぎ，ショック状態を一時的に改善させる目的で実施することがある．

心膜切開術

直接，胸骨剣状突起下から挿入する方法と左第7肋軟骨を切除する方法がある．主に慢性心タンポナーデに用いる．患者の循環動態が全身麻酔に耐えうる場合は全身麻酔下での実施が患者の苦痛も少なく，手技も容易である．

心嚢開窓術

心嚢穿刺術，心膜切開術を行っても，悪性腫瘍の心膜播種，心膜転移などの理由でドレーンからの排液が多く続き，抜去できない場合に行う．胸腔と心嚢を交通させる方法と，腹腔と心嚢を交通させる方法がある．

注意すべき病態

穿刺あるいはドレナージ予定部位の感染巣，腫瘍の浸潤，頸静脈の怒張，側副血行路があり血管損傷の危険が大きい場合，または疾患や創によって挿入部位が異なるために皮膚穿刺部位から心嚢までのアプローチ経路に他臓器がある場合などは注意が必要である．出血傾向（血小板数50,000/μL以下，プロトロンビン時間延長）の患者は相対的禁忌であり，緊急でない場合は，これらを是正してから心嚢穿刺術を行う．

表1 心嚢液貯留をきたす原因

外傷性
- 刃物などによる鋭的損傷
- 交通外傷などの鈍的外傷による心筋挫傷・心破裂
- 銃創
- 心臓カテーテル検査・カテーテル操作時の医原的血管心筋損傷
- ペースメーカー挿入による心筋穿孔

心臓および心膜疾患
- 悪性腫瘍による心膜炎
- 非特異性心膜炎
- 尿毒症心膜炎
- 心筋梗塞後の心破裂
- 解離性大動脈瘤による心膜腔内破裂
- 心臓手術後

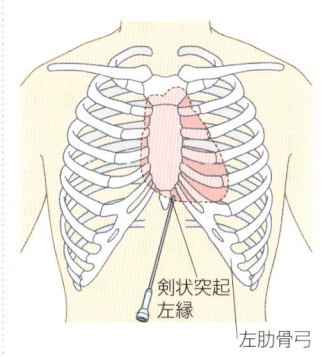

図3 心嚢穿刺
Larry点（剣状突起と左肋骨弓の交点）から1横指下に，左肩に向けて45°で穿刺

挿入前の看護

- 心嚢ドレーン挿入の必要性と方法を患者の理解度にあわせて説明する
- 手術に伴う挿入の場合は，事前のオリエンテーションで術後どのようになるかを説明する
- 感染状態・出血傾向を確認する

挿入時の看護

- 事前に輸液ラインを確保し，急激なバイタルサインの変動に対応できるよう酸素投与，心電図，モニター（血圧，SpO_2，心拍）を準備しておく
- さらに，緊急時の対処が迅速にできるように，救急カート，抗不整脈薬，除細動器，輸血の準備などもしておく
- ショック状態（末梢冷感，血圧低下，意識障害，皮膚の湿潤，脈拍上昇，尿量減少など）に早期に対処できるよう観察を行う
- 緊急で行うことが多いが，可能であれば心嚢下方に貯留液を溜めるために上半身を30～45°程度挙上させた体位をとる．しかし，ショックなど全身状態が不良な場合は仰臥位で行う
- 患者の苦痛を軽減させるために頻繁に声かけを行い，不安の軽減に努める．ショックなどで不穏状態にあるときや協力が得られないときには，患者の安全管理のために鎮静薬の投与や上肢の抑制を考慮する
- ショック状態の場合，露出部分をなるべく減らし，体温管理に留意する
- 清潔野をつくり，無菌操作で必要物品（表2）をすべて出す[1]
- 局所麻酔薬を医師にシリンジで吸ってもらう．穿刺部位の確認後，局所麻酔薬を注入する[2]
- 心嚢から心嚢液が吸引できたのを確認する．多量に吸引された場合，性状の観察とともにバイタルサインの確認，患者の観察を行う
- ドレーンを留置したら，良好な位置で確実に固定する．挿入部の固定が行われるまで無菌操作で行うため，不潔にしないようにドレーンを受け取り，低圧持続吸引器と閉鎖式の排液バッグのどちらを用いるかを医師に確認し，接続する
- 挿入が終了したことを患者に伝え，ねぎらいの声かけとともに苦痛の有無を確認する

ドレーンの管理・注意点

観察項目

- **不整脈**：ドレーンが直接心臓に当たると不整脈を生じることがある[3]．そのため，心電図モニターのチェックを十分に行う
- **バイタルサイン**：血圧，脈拍，体温，呼吸，意識状態，SpO_2などとともに中心静脈圧，尿量，ショック状態の有無などを経時的に観察する
- **排液量，性状の観察**：外傷はないのもかかわらず，漿液性の排液が急に血性に変化した場合は，ドレーンによる心損傷の可能性がある

表2 必要物品

- 穿刺部位の消毒物品
- 覆布
- 局所麻酔薬・物品（1％キシロカイン®，10 mL注射器，23Gカテラン針）
- 20 mL注射器
- メス刃
- 固定用縫合セット
- 固定用チューブ
- ドレナージ用カテーテルセット
- 排液バッグか低圧持続吸引器
- 場合によってはエコー，エコーガイド穿刺用プローブ，検体採取用スピッツなど

オプション

心膜切開術や心嚢開窓術の場合，緊急度にもよるが手術室で行うことが一般的である．その場合は扁平鉤，開創器，ペアン（鉗子），コッヘル，モスキートペアン，メイヨー，持針器，針，縫合糸，吸引管，吸引チューブ，鑷子，電気メスなど，手術に準じた準備を行う

[1] 心嚢ドレナージを行う患者は重症で，易感染状態になっていることが多い．緊急性も高いため医師は滅菌ガウンを装着し，滅菌手袋，帽子，マスクを使用して処置する

[2] 通常，穿刺部位は剣上突起左縁と左肋骨弓の交点より1横指下あたりが一般的である．穿刺針の針先を後上方（頭側背方），かつ，やや左外側に向けて進むと，針は皮膚，皮下組織，腹直筋を貫通し，横隔膜前上方の結合組織を通過して，通常4～5cmで心嚢に達する

[3] 多くの不整脈は期外収縮であり，時に多発し心室細動となることがあるため，除細動の準備もしておくことが望ましい

固定方法

挿入部はガーゼで覆う．粘着性伸縮包帯を使用し，皮膚に緊張がかからないようにテープは引き伸ばさずに貼る．1枚貼ったあとドレーンの全周を巻くように固定する．粘着性伸縮包帯の角を丸く切っておくとはがれにくい．皮膚が脆弱な場合，皮膚保護材の上から固定する．ドレーンの固定が不十分だと，ドレーンが動くことにより挿入部が不潔となり，感染を起こす要因となる．

管理方法

- ドレーンの固定状態を点検する．ドレーンと排液バッグはしっかりと接続されているか，患者の体動で引っ張られていないか，テープがはがれてドレーンが抜けていないかを確認する
- ドレーンの屈曲・閉塞がないか，効果的にドレナージされているか，凝血はないかを確認する．必要時にミルキングを行う
- 定期的にドレーンの位置をX線で確認する
- ドレーン挿入部の感染徴候（発赤，腫脹，熱感，滲出液）を確認し[4]，ドレーン挿入部の消毒は無菌操作で行う

▶4　ドレーンから定期的に空気が排出される場合，肺損傷や気胸の可能性があり，胸腔と心嚢が交通していることが考えられる．これは定期的に肺を通過した空気が心嚢内を通過している状態である．心嚢は通常無菌なため，この状態は感染しやすいといえる

Trouble Shooting

Trouble　ドレーン内に今までになかった空気が入ってきた！

考えること　ドレーンによる胸腔との交通，胸腔病変の悪化
　　　対応▶ドレーンの位置や胸部病変をX線で確認

Trouble　排液が急に減少・消失した！　挿入部から排液が漏れてきた！

考えること　ドレーンの屈曲，凝血による閉塞，心タンポナーデ
　　　対応▶固定部位の確認
　　　対応▶ミルキング
　　　対応▶バイタルサインをチェックし医師に報告

Trouble　急激に血性の排液が出た！

考えること　心損傷の可能性
　　　対応▶血圧低下，脈拍上昇，出血性ショック・心原性ショックの有無をチェックし医師に報告

（森田智子）

●文献
- 釘宮敏定, 高木正剛：心タンポナーデ. 川島康生, 編：心臓血管外科. 朝倉書店；2000. p.610-613.
- 小笹裕美：心嚢・縦隔ドレナージ. Heart Nursing 2003；16（3）：89-94.

2 領域別ドレナージ｜胸部：循環器

縦隔ドレナージ

目的	● 心臓・縦隔疾患術後出血の早期発見 ● 出血による縦隔内臓器圧迫の解除 ● 食道穿孔，気管食道損傷などによる縦隔炎の原因となる膿の排出
挿入経路	心窩部⇒胸骨裏⇒縦隔（図1）
合併症	感染，心筋・心室腔損傷，気胸，術後腹壁瘢痕ヘルニア
利点	心臓手術後の出血量監視により，急変対応が早期にできる
欠点	手術野で挿入するため，抜去すると再度の挿入が困難
抜去条件	通常，排液量が 50 mL/日以下となった場合

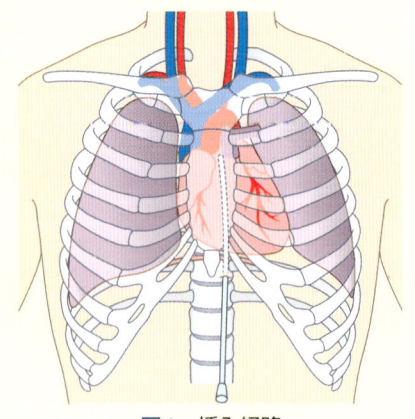

図1　挿入経路

縦隔ドレナージの特徴

縦隔とは胸郭内にある左右の肺・横隔膜・脊柱に囲まれた領域であり，心臓・胸部大血管・気管・食道など多くの重要臓器と隣接している．縦隔ドレナージの適応疾患と適応病態を示す（表1）．

挿入するドレーン

通常，術後出血の監視を目的に挿入するため，なるべく内径が太いものを用いる．成人男性で 32 Fr，女性で 28 Fr 程度の太さのものがよい．ドレーンの種類としては体内留置排液用チューブ（デュープルドレーン），胸部排液用チューブ（トロッカーカテーテル，ソラシックカテーテル）などを選択する．

縦隔ドレナージの方法

◎ チューブドレナージ

チューブドレナージは主に術後に行われる▶1．胸郭内は胸腔と同じく陰圧であるために，胸腔ドレナージと同様に持続吸引を行う．一般的にポータブルの吸引装置か，低圧持続吸引器を使用する．

◎ 開放ドレナージ

開放ドレナージは縦隔炎の術後消毒として行う．連日消毒を行うために胸骨正中切開創は開窓しておく．長期の人工呼吸管理や二次感染の危険性があり，後日の閉創術も必要となるが，感染制御には有用であることが多い．

表1　縦隔ドレナージの適応

縦隔手術後
・心臓手術 ・上行大動脈手術 ・縦隔疾患手術 ・胸壁疾患 ・胸骨正中切開・縦隔リンパ節郭清を伴う肺がん手術
胸郭の炎症・感染
・食道損傷 ・降下性壊死性縦隔炎

（中島　淳：縦隔ドレナージ．臨牀看護 2003；29（6）：816-820.[1] より）

▶1　術前のオリエンテーションで，術後どのような状態になるかを患者の理解度にあわせて説明しておく

ドレーンの管理時の観察項目

出血量

術後は出血量に最も注意をはらう．術後100 mL/時以上の出血がみられたら，再開胸・止血術の必要がある．また排液量が少ない場合，凝血による閉塞が考えられる．適宜ミルキングを実施し，ドレーンの閉塞解除を行う．

空気漏れ

ドレーンから空気が漏れる場合，まず接続部がはずれていないかを確認する．接続部が正常であれば縦隔胸膜が開窓し，胸腔内の空気が流入している可能性があり，気胸となって胸腔ドレーンの挿入が必要となることがある．また，ドレーン挿入部の縫合や創部が広いために，そこから空気が漏れている可能性もあるので，原因の検索を十分に行い，対処する．

皮膚障害

開放ドレナージの場合，挿入部周囲の排液に伴う皮膚汚染による皮膚障害を起こさないように開創部周囲の皮膚を清潔に保つ．

Trouble Shooting

Trouble ドレーン内に今までになかった空気が入ってきた！
考えること ドレーンによる胸腔との交通，胸腔病変の悪化
　　対応▶ドレーンの位置や胸部病変をX線で確認
　　対応▶医師に報告

Trouble 排液が急に減少・消失した！　挿入部から排液が漏れてきた！
考えること ドレーンの屈曲・閉塞
　　対応▶固定部位・挿入部位の確認
　　対応▶ミルキング
　　対応▶バイタルサインをチェックし医師に報告

Trouble 急激に血性の排液が出た！
考えること 心損傷の可能性
　　対応▶血圧低下，脈拍上昇，出血性ショック，心原性ショックの有無をチェックし医師に報告

Trouble 挿入部から排液が漏れてきた！
考えること 心タンポナーデ
　　対応▶血圧低下，脈拍上昇，出血性ショック症状の有無を確認
　　対応▶医師に報告し，高速輸液やポンピングを準備

（森田智子）

●文献
1) 中島　淳：縦隔ドレナージ．臨牀看護 2003；29(6)：816-820.
・小笹裕美：心嚢・縦隔ドレナージ．ハートナーシング 2003；16(1)：89-94.

Part 2

領域別ドレナージ

胸部：乳房

乳腺炎ドレナージ

目的	乳腺炎による膿瘍の除去（図1）
適応	膿瘍の形成がある乳腺炎
留置部位	膿瘍の直上で切開し，膿瘍内腔にドレーン先端を留置（図2）
合併症	出血，創部感染，縫合不全
利点	● 膿瘍の直上で切開するため，効果的な排膿ができる ● ルートが短く，ドレーンの閉塞が生じにくい
欠点	● ドレーン留置のため，感染のリスクがある ● 排液の採取がしにくい
抜去条件	排膿量が減少し，漿液性となり，肉芽の増殖で内腔が塞がってきた場合

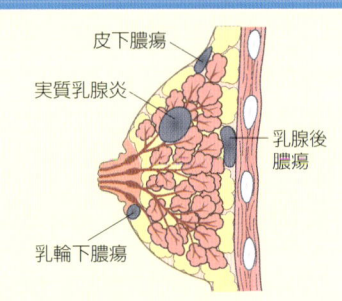

図1　乳腺炎の種類

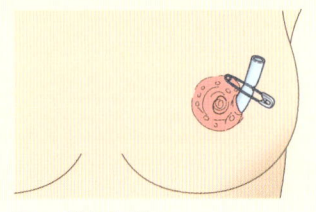

図2　留置部位

乳腺炎の所見

　乳腺炎とは細菌感染またはその他の原因によって，乳腺組織に炎症を起こしたものである．産褥期（初産婦の授乳期）に多い急性乳腺炎と化膿性乳腺炎，慢性化しやすい乳輪下膿瘍が代表的である．化膿性乳腺炎が軽快せず，皮下，実質内，乳腺後部に膿瘍が形成された場合にドレナージが必要となる．
　症状は，乳頭から離れた乳房の辺縁部に発症し，乳頭を頂点として楔形，乳房全体に広がる発赤，疼痛，腫脹，熱感を認め，悪寒を伴って高熱をきたす．患側の腋窩リンパ節が腫脹し，疼痛もみられる．

挿入前の看護（必要物品の準備）

- **必要物品**：膿盆，滅菌シーツ，滅菌ガーゼ（排膿用とY字割ガーゼ），切開用メス（尖刃），モスキートペアン，消毒綿球（イソジン®），開放式ドレーン（ガーゼドレーン，ペンローズドレーン，シリコン管ドレーン），滅菌安全ピン▶1
- **縫合時**：縫合針，持針器，絹糸
- **麻酔時**：注射器10 mL，注射針（18 G，23 G），麻酔薬（キシロカイン®など）

挿入時の看護

- 患者をベッドに側臥位にさせ，動かないように説明する
- 患者の苦痛を軽減するため，局所麻酔を行う
- 患者に声かけをして不安の軽減を図る

術式選択

炎症性乳がんの乳房のびまん性腫脹，乳房皮膚の3分の1以上の広範囲な発赤・浮腫，局所の熱感では手術の適応となる

オプション

表在性膿瘍にはガーゼドレーンを使用することが多い．膿瘍の部位を確認して，使用されるドレーンを予測・確認して，準備しておく

▶1　滅菌安全ピンが小さすぎるとドレーンとともに落ち込むこともあるため，適切な大きさの滅菌安全ピンを選択する（滅菌安全ピンの固定については「切開排膿ドレナージ」p.41参照）

- チューブの固定方法（固定糸もしくは滅菌安全ピン）を医師に確認し，Y字割ガーゼを使用して固定する▶2
- 絹糸で固定した上から衣服が汚染しないように厚めのガーゼで固定する

ドレーンの管理

- 処置終了後，表皮から何cm挿入されているのかを継続的に確認する
- 日帰り手術の場合は次回のガーゼ交換のタイミングについて確認をする
- ドレーンが膿瘍腔に迷入していないか，抜けていないかを確認する
- 適時ガーゼ交換を行い，滲出液の有無や局所の炎症症状の有無を観察する．ガーゼドレーンの場合はガーゼを毎日交換して排膿状況，膿瘍の大きさ，肉芽の状態を観察する
- ガーゼ交換時には，創部とドレーンを消毒して付着した凝血塊やフィブリン塊を除去する

排液の観察

- **通常量**：少量
- **通常の性状**：切開処置後は膿汁で粘稠性が高いが，次第にさらさらとした性状となる

▶2　滅菌安全ピンによる皮膚の圧迫を予防するためにY字割ガーゼを当てる

オプション
日帰り手術で，帰宅後に出血が多い場合や疼痛が我慢できない場合は，連絡するように伝える

オプション
ドレナージ開始直後の膿汁は培養検査を行い，菌種や抗菌薬の感受性を確認する

Trouble Shooting

Trouble　固定している皮膚に発赤ができた！

考えること　乳房の皮膚の損傷
　　対応▶固定テープの種類や固定テープの位置を変更する

Trouble　排液に強い臭気がある！

考えること　感染による炎症の増悪の可能性
　　対応▶挿入部の異常の確認（発赤・腫脹・排液の異常）
　　対応▶発熱・疼痛・悪寒の確認
　　対応▶医師への報告（培養）

Trouble　出血した！

考えること　血管の損傷
　　対応▶創部を確認する
　　対応▶圧迫止血し，医師へ報告

Trouble　排液が減少・消失した！

考えること　ドレーンの位置がずれた
　　対応▶ガーゼ交換をしてチューブの位置（膿瘍腔に迷入していないか，抜けていないか）を確認する

（原田通予）

● 文献
・窪田敬一，編：最新ナースのための全科ドレーン管理マニュアル．照林社；2005．p.56-57．
・霞富士雄，編：乳腺外科の要点と盲点 第2版．文光堂；2005．

2 領域別ドレナージ｜胸部：乳房

▶ 胸部：乳房

乳がん術後ドレナージ

目的	●死腔をなくして創傷治癒を促進する ●血液，滲出液，リンパ液を排出する
適応	乳房全摘出術，腋窩リンパ節郭清術を施行した場合
留置部位 （図1）	●乳房全摘出術では大胸筋の前面と腋窩に留置（リンパ節郭清術をしていない場合は腋窩の留置はしないこともある） ●腋窩リンパ節郭清術では腋窩静脈付近に留置
合併症	ドレーン挿入に伴う感染
利点	●出血やリンパ液の漏出を早期発見できる ●効率的に排液される ●陰圧をかけることにより効果的に止血ができる ●術後出血を起こしていないかを確認することができる
欠点	感染の可能性がある
抜去条件	●1日の排液量が30〜50mL/日以下となった場合（平均して術後4〜5日目） ●長期間の留置に伴う創感染を防ぐため，排液があっても術後1〜2週間で抜去（抜去後に排液が溜まる場合は外部から適宜穿刺する）

滲出液が貯留しやすい部分

乳房全摘出術後の場合

腋窩にドレーンを留置して皮膚縫合を行う

腋窩リンパ節郭清術後の場合

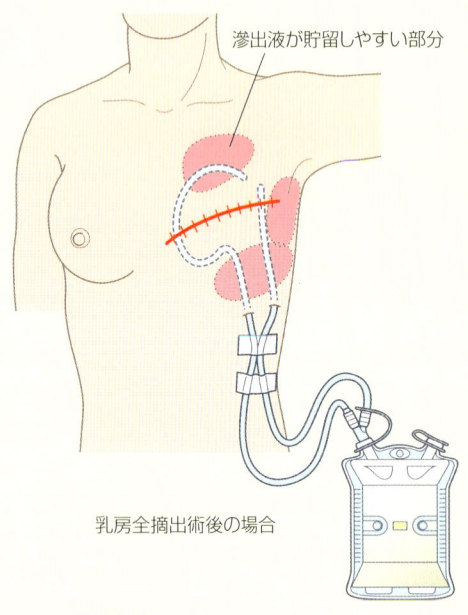

図1　留置部位

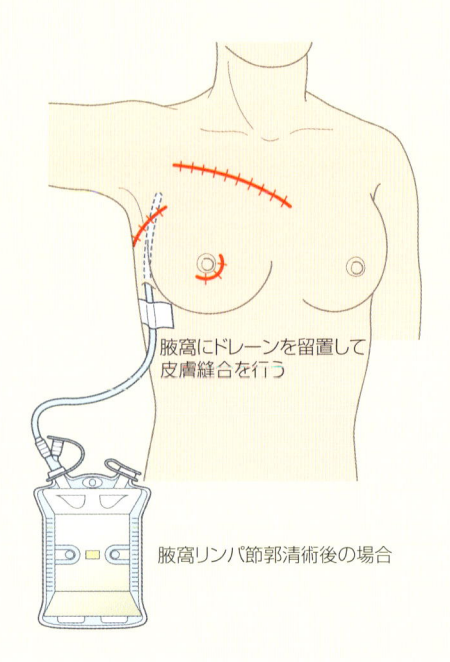

ドレーンの種類

　J-VAC® ドレナージシステム▶1，SB バック®▶2，リリアバック®▶3 のような閉鎖式ドレーンバッグ一体型を使用し，持続的に低い陰圧をかける．

患者への説明

◎ 術前

- ドレーン留置の必要性
- ドレーンの留置部位・数
- ドレーン抜去できるまでの経過
- 体動などでドレーンが抜けないように注意すること

◎ 術後

- 手術が終了したことを伝え，ねぎらいの声かけとともに苦痛の有無を確認する
- チューブの存在を患者に伝え，自己抜去に注意するよう説明する

ドレーンの管理・固定

- 術後にドレーンを留置した位置を必ず医師に確認する
- 体位変換時に捻転や抜去などの事故が起こらないように接続チューブの長さを調整し，絹・ナイロン糸での縫合，テープ固定を行う
- 吸引圧を一定に維持し，排液を促す
- 滲出液の貯留しやすい部分に厚めのガーゼを当てて圧迫固定を行うことによって，死腔をなくし効果的に排液させる
- 陰圧をかけることが重要であるため，排液バッグが膨らんで吸引力が低下していないかを観察する
- 色（性状），排液量，自己抜去の可能性，固定用テープのはがれがないかを確認する
- 挿入部の皮膚の色，発赤・びらんがないか，感染徴候やスキントラブルがないか，創部が出血で腫れていないかを観察する
- 血液が固まってドレーンの閉塞が起きないように，適宜ミルキングを行う
- ドレーンの屈曲やねじれがないかを観察する
- 患者が歩行するときは，排液バッグを携帯しやすいように手製のポシェットや付属のキャリングバッグに入れて首や肩から提げるようにする．その際キャリングバッグが挿入部より下方になるように指導する

排液の観察

- **通常量**：1 日 100 mL 以下
- **通常の性状**：術後は血性～淡黄色の漿液性

▶1　バッグが自ら広がる力を利用することで，ドレーンに持続的に陰圧がかかる．ただし，バッグ内のスプリングにより吸引圧が決まっているため調節はできない（詳細については「ドレナージの基礎知識」p.2 参照）

▶2　風船の膨らませ程度により吸引圧を調節することができる

▶3　陰圧をかけることが重要であるため，排液バッグが膨んでいないか（吸引力が低下していないか）確認する

オプション

リンパ液は貯留しやすく，また腋窩に瘢痕収縮が生じると肩の拘縮や上肢の運動障害を生じるため，術後当日から積極的な上肢の運動や活動が必要になる

オプション

ドレーン抜去の防止のためチューブの一部を染色し，皮膚の挿入部の目印となるようなドレーンもある

Trouble Shooting

Trouble 固定している皮膚に発赤ができた！

考えること 長時間のテープ固定による皮膚トラブル
- 対応▶ドレッシング材で皮膚を保護する
- 対応▶固定位置の変更

Trouble ドレーン以外の場所に腫脹ができた！

考えること ドレーン先端とは異なる場所に組織液が溜まった
- 対応▶腫脹の範囲と状態を確認して，医師へ報告
- 対応▶針付きのシリンジで穿刺吸引

Trouble 手指のしびれ感がある！

考えること 圧迫固定が強すぎるための循環障害
- 対応▶しびれの状態・皮膚色の確認
- 対応▶圧迫固定をやり直す
- 対応▶歩行時は，三角布で前腕より末梢を支えるようにする

Trouble 排液が減少・消失した！

考えること ドレーンの位置がずれた
- 対応▶ドレーンの長さ・固定部位の確認

考えること チューブのねじれ・屈曲・圧迫・閉塞
- 対応▶屈曲している場合はドレーンが自然なループを描くように直し，テープで固定
- 対応▶定期的に（1日に数回）ミルキングを行う
- 対応▶排液の排出を促しやすいように仰臥位から側臥位，側臥位から仰臥位とゆっくり体位変換をしたり，坐位をとったりする
- 対応▶チューブが患者の身体の下にならないように注意し，圧迫を防ぐ
- 対応▶積極的な体位変換や肘関節，手指関節の運動を行う

考えること 凝固した血液による排液の阻害
- 対応▶定期的に（30分〜2時間ごと）ミルキングを行う
- 対応▶改善しない場合は医師へ報告

Trouble 大量の血性排液が出た！

考えること 術後出血
- 対応▶バイタルサインの変動（血圧低下，頻脈など），排液量，尿量，水分バランスを確認
- 対応▶医師へ報告

Trouble 排液が淡黄色の漿液性から血性になった！

考えること 感染
- 対応▶バイタルサインの変動を確認，排液の状態（色，臭い，粘稠性）を確認

（原田通予）

●文献
- 窪田敬一，編：最新ナースのための全科ドレーン管理マニュアル，照林社；2005, p.53-55, p.138-144.
- 岩井武尚，落海真喜枝，編：手術患者のケア・マニュアル，医学芸術社；2005, p.191-193.

Part 2

領域別ドレナージ

腹部：消化器

腹部：消化器

イレウスチューブ

目的	● 消化管の貯留液やガスの除去を行い消化管の減圧をする ● 減圧により局所の血流を改善させ，毒性物質を排除する
適応	● 絞扼性ではなく癒着性の腸閉塞 ● 腸管に循環障害を伴わない腸閉塞
禁忌	頭蓋底損傷，消化管穿孔，絞扼性イレウス
挿入経路	鼻腔⇒口腔⇒咽頭⇒胃⇒（幽門部）⇒十二指腸⇒トライツ靱帯⇒閉塞部位（図1）
合併症	● **挿入時**：鼻出血，気道への誤挿入，胃腸管壁の損傷・穿孔・びらん ● **挿入後**：誤嚥性肺炎，中耳炎，副鼻腔炎など
利点	● チューブを閉塞部位に近づけることができるため，効果的な減圧ができる ● 閉塞部位の造影ができるため，閉塞原因の診断が可能
欠点	● 挿入に時間を要し，患者に苦痛がある ● チューブの内腔が細く長いため，適切な陰圧がかからないと閉塞しやすい
抜去条件	排液量が減少（200 mL／日以下）し，チューブによる造影で閉塞がないことを確認できた場合

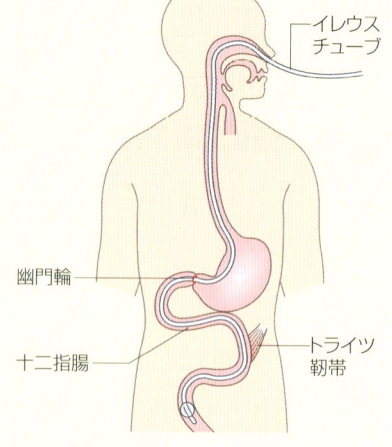

図1　挿入経路

■ 腸閉塞の所見

　間欠性，けいれん性で痛みが繰り返し訪れる．腸音は減少もしくは消失する．X線所見として，立位で鏡面像（ニボー像：図2）が確認される．臥位でケルクリング皺襞（kerckrings fold：図3）を認めることがある．閉塞部位が空腸の場合はニボー像は上腹部にみられ，空腸粘膜のケルクリング皺襞が認められる．

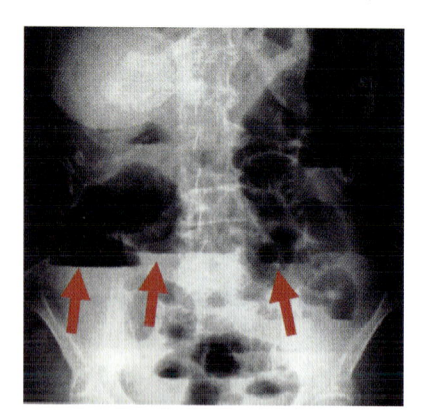

▶除外所見

激痛が突然出現し，嘔吐さらにはショック状態・金属性腸音，触診により腹膜刺激症状があり，腹壁の緊張を認める場合は，絞扼性イレウスで，緊急手術の適応となる

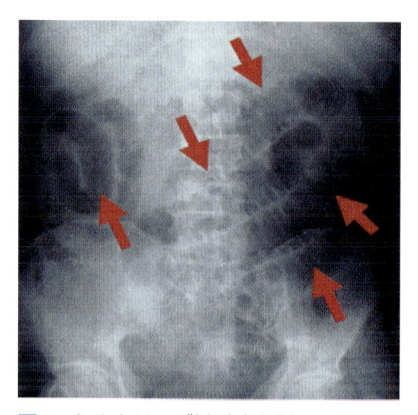

図2　ニボー像（立位）

図3　ケルクリング皺襞（臥位）
小腸の粘膜に存在するリング状の襞が見える

チューブの構造

　腸管減圧チューブ，バルーン用チューブ，エアーベントチューブの3管からなるものが基本である（図4）．オプションとして，胃内容物を吸引する孔が付いたもの，バルーンが2個付いたものなどがある．バルーンが2個付いたチューブは造影剤の流れを肛門側へと誘導するための機能と，前バルーンの内容物を抜き，収縮させたときに後バルーンを拡張し位置を固定するための機能がある[1]．太さは12～20 Fr，長さは150～300 cm まであり，患者の体格や身長に応じて適切なものを選ぶ．

挿入前の看護

◎ 患者へ説明・確認

- チューブ留置の必要性
- 鼻腔から咽頭に抜けるまで苦痛を伴う場合があること，粘膜の損傷により出血する場合があること
- チューブの進行に伴い体位を変えること
- 挿入に時間のかかる場合があること
- 鼻腔から口腔にかけての現病歴・既往歴（鼻腔からの留置が可能か）

◎ 必要物品の準備

- ガイドワイヤーの挿入や抜去がしやすいように，チューブの吸引孔から先端までオリーブ油で満たす[2]

挿入時の看護

- 患者を透視室のベッドに仰臥位にし，頭部をやや高い位置に保つ
- 患者の苦痛軽減のため，挿入側の鼻腔に潤滑剤または医師の指示による局所麻酔入り潤滑剤を塗布する
- チューブが咽頭部を通過するときに，患者に嚥下を促して通過しやすくする
- チューブが気管入口部を通過するときに，発声を促し，透視下でも位置を確認して，気管への誤挿入がないかを確認する
- チューブの先端が胃内に挿入されたとき，先端が幽門部に向かうように患者を右側臥位に変換する（介助をする）
- チューブの先端が幽門部に向かったら，幽門輪を越えやすくするために，再び仰臥位に変換する（介助をする）
- チューブが十二指腸の下行脚を越えたら，トライツ靱帯を通過させやすくするため，患者を左側臥位に体位変換する（介助をする）
- 目的の位置まで挿入できたことを確認したら，バルーン内に蒸留水を10～30 mL 注入する（蠕動運動によりチューブを進ませる効果がある）
- ガイドワイヤーを抜去する
- チューブの固定方法を医師に確認して，確実な固定を行う
- 自然排液か間欠的持続吸引器を装着するかを医師に確認し，排液バッグをつ

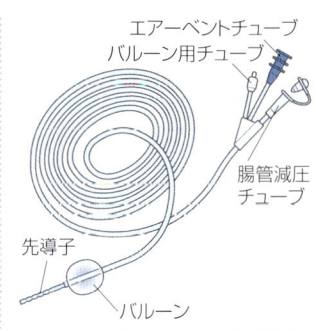

図4　イレウスチューブの構造（バルーン1個のもの）

▶1　管の数が増えればそれぞれの管の内腔が狭くなり閉塞のリスクが高まるので，必要な管を吟味する

▶2　オリーブ油が禁止されているガイドワイヤーもあるので製品の事前確認をする

イレウスチューブ挿入時，必要物品

- イレウスチューブ
- ガイドワイヤー
- ガーゼ
- 排液用バッグ
- 蒸留水
- アミドトリゾ酸ナトリウムメグルミン（ガストログラフィン®）
- オリーブ油
- キシロカイン®ゼリー
- 20 mL シリンジ（2本：バルーン用と造影用）
- 固定用テープ
- 膿盆
- ガーグルベースン（嘔吐時）
- 保護シーツ

オプション

高齢者や咽頭反射が低下している患者は嘔吐による誤嚥の可能性があるため，吸引，気管挿管の準備もしておく

チューブの管理・固定

確認事項

- 定期的にX線にてチューブの先端の位置を確認（図5）する[3]
- 鼻腔口から何cm挿入されているか，挿入完了後から継続的に確認する
- 医師にチューブを最終的に何cmで固定するのかを確認する

固定方法

- **チューブを胃内にたるませている場合**：鼻翼または上顎部と頬部の2か所で固定（図6）
- **チューブを蠕動運動で送る[4]場合**：鼻翼や上顎部には固定せず，たるみをつけ頬部に固定（図7）．チューブが進み，たるみがなくなれば再度たるみをもたせて固定する[5]

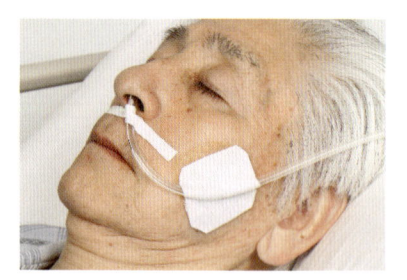

図6　上顎部と頬部の固定

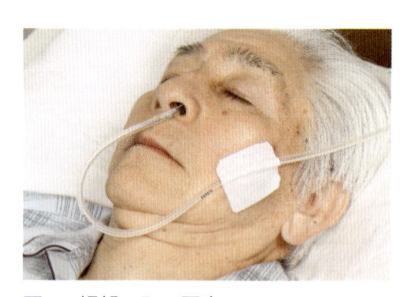

図7　頬部のみの固定

管理方法

- 吸引器に接続した場合は，エアーベント用の管は開放する
- 患者の活動を妨げないように，ほかのライン類との整理をする
- 頬部の固定から排液バッグとの接続部位までのチューブは，重みで引っ張られ誤抜去するおそれがあるので，まとめてベッドから落ちない位置に確保する
- チューブと排液バッグの接続は頻回に確認する

排液の観察

- **通常量**：500〜1,000 mL/日[6]
- **通常性状**：便臭・胆汁様・下痢便様

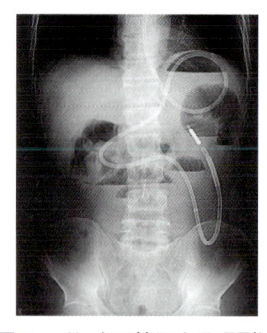

図5　イレウス管による吸引減圧療法

（高野尚史，岡　正朗：腸閉塞・イレウス．日野原重明，井村裕夫，監：第4巻 消化管疾患 最新看護のための医学講座 第2版．中山書店；2005. p.385[1]より）

▶3　チューブは切歯から横隔膜貫通部までが40 cm，十二指腸が25 cm，収縮した状態での空腸と回腸は全長約6 mである．胃にたるんでいるチューブの長さを換算すれば，先端の位置が判断できる

▶4　減圧の効果により腸蠕動運動が改善してくると，チューブを蠕動運動で先（肛門側）へ送ろうとする動きが出てくる．その動きによりチューブが閉塞部まで進むと，溜まった腸内容液の排泄ができる

重要！
蠕動運動で送る場合の管理
- 腸蠕動運動の有無を聴診により確認するとともに，チューブのたるみを確認する
- 医師から，時間ごとにチューブを数cm挿入する指示が出る場合もある．そのため，指示された挿入位置での確実な固定が必要である

▶5　胃から回腸までの消化管運動の収縮の波は約5 cm/分で伝播するが，腸閉塞時はその収縮の波は著しく低下または消失する

▶6　唾液，胃液，腸液などの消化管液は一般成人で700〜800 mL/日が分泌されている

Trouble Shooting

Trouble 嘔吐した！

考えること 胃内容物がたまっている
- 対応▶医師に報告
- 対応▶胃管挿入を考慮，または吸引圧の調整

考えること 吸引効果が低下している
- 対応▶吸引圧の調節を行い，吸引効果を上げる

Trouble 大量の排液が出た！

考えること 体内からの多量の水分・電解質の喪失
- 対応▶血液検査データの確認
- 対応▶脱水傾向を予測し，出納バランスを算出する

Trouble 排液が減少または消失した！

考えること チューブの屈曲・閉塞
- 対応▶吸引口から少量の空気を注入し閉塞の確認を行うか，定期的な洗浄や用手吸引を行う

考えること チューブの位置がずれた
- 対応▶チューブの固定位置や挿入位置をX線で確認

Trouble 茶褐色の排液が出た！

考えること 胃・十二指腸潰瘍，炎症に伴う出血，消化管粘膜損傷の可能性
- 対応▶排液の潜血反応と排液量の確認
- 対応▶バイタルサインの測定，腹部の疼痛の有無，腹壁の緊張の有無を確認

Trouble 明らかな出血！

考えること 消化管粘膜の損傷，出血性病変の可能性
- 対応▶既往歴の確認（消化管のがん，クローン病や潰瘍性大腸炎による消化管の手術歴など）
- 対応▶医師に報告し，病変に対する治療と止血を行う

Trouble 頬に発赤が現れた！

考えること テープ固定が長時間になったための潰瘍徴候
- 対応▶ドレッシング材で皮膚を保護する（図8）
- 対応▶固定位置の変更

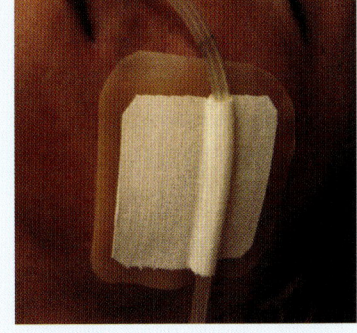

図8 ドレッシング材による皮膚の保護

（後藤順一）

●文献
1) 高野尚史，岡 正朗：腸閉塞・イレウス．日野原重明，井村裕夫，監：第4巻 消化管疾患 看護のための最新医学講座 第2版．中山書店；2005. p.385.
・北島政樹，櫻井健司：外科手術と術前・術後の看護ケア．南江堂；2004. p.906-908.
・大橋正樹：カテーテル管理の最新トレンド－イレウス管．看護技術2006；52(4)：30-32.
・石黒保直：イレウスチューブ．永井秀雄，中村美鈴，編：見てわかるドレーン・チューブ管理．学研；2006. p.74-77.

② 領域別ドレナージ｜腹部：消化器

▶ 腹部：消化器

胃切除術後ドレナージ

目的
- 腹腔内排液の性状や量などから，出血，縫合不全，感染などの異常を早期発見する
- 術後に腹腔内に貯留する血液や滲出液を体外に排出し，感染症や死腔形成などの合併症を防ぐ

適応 胃全摘出術，幽門側胃切除術，胃・十二指腸潰瘍に大出血，穿孔，狭窄状態などを合併した場合

留置部位
- **胃全摘出術後**（図1①）：
  - 縫合不全，膵液漏の発見目的：ウィンスロー孔⇒膵臓上縁または膵臓周囲
  - 十二指腸断端の縫合不全の発見目的：モリソン窩
  - 食道－空腸吻合部の縫合不全の発見目的：左横隔膜下腔
- **幽門側胃切除術後**（図1②）：
  - 胃－空腸吻合部の縫合不全，膵液漏の発見目的：ウィンスロー孔
  - 膵液漏の発見目的：膵臓上縁

合併症 逆行性感染

利点
- 腹腔内の情報を得ることができる
- 縫合不全などの合併症に対する治療の手段として役立つことがある

欠点
- 離床を進めるにあたって，患者が体を動かす妨げとなったり，痛みをもたらしたりすることがある
- ドレーンを介して，逆行性に細菌が入り，感染を起こすことがある

抜去条件
- 術後出血，膵液漏，感染，縫合不全などの術後合併症の徴候を認めない場合
- 経口摂取が開始された後，縫合不全を起こす可能性がある部位に留置されているドレーンからの排液の汚染がなく清澄である場合
- 膵液漏が疑われるときは，血中と排液のアミラーゼ値を測定してアミラーゼの高値がないことを確認できた場合（膵液漏ではアミラーゼの値は数万から数十万単位になる）

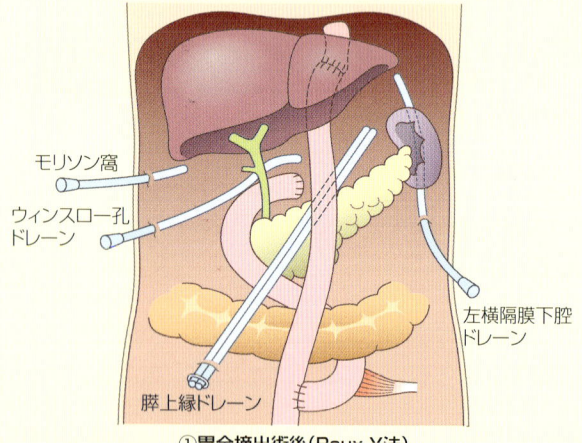

①胃全摘出術後（Roux-Y法）
モリソン窩／ウィンスロー孔ドレーン／膵上縁ドレーン／左横隔膜下腔ドレーン

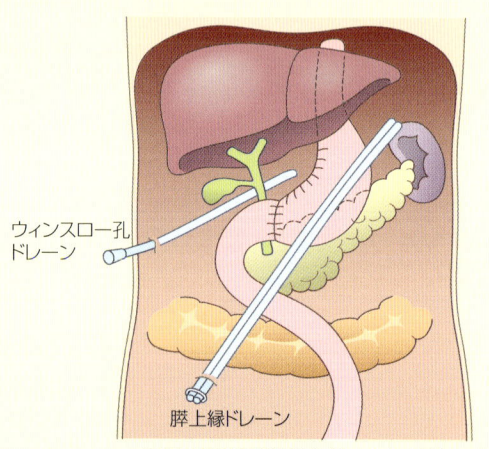

②幽門側胃切除術後（ビルロートⅠ法）
ウィンスロー孔ドレーン／膵上縁ドレーン

図1 留置部位

胃全摘出術とは

　胃全体にがんが及んだり，ボールマンⅣ型進行胃がん（スキルス胃がん）の場合には，胃の全摘出とともに広範囲のリンパ節郭清が行われる．さらに，横隔膜・肝臓・膵臓・横行結腸など，周囲の臓器にがんが浸潤していれば，多臓器合併切除を行う．また，確実にリンパ節郭清を行うために，脾臓あるいは膵尾部の合併切除を行うこともある．再建法[1]の一つであるRoux-Y法では，十二指腸の断端を縫い合わせ，十二指腸の後に続く空腸を引っ張り上げて食道につなぎ合わせる．このとき，食道には漿膜がなく筋層が縦走していて縫合しにくいことなどから，胃−空腸吻合に比べて縫合不全を起こしやすい．したがって，胃全摘出術後は術後出血，膵液漏，広範囲なリンパ節郭清の影響によるリンパ漏が生じやすいと考えられる．

▶1　『胃癌治療ガイドライン』には再建法についての記載は特にない．再建法に関するエビデンスはいまだ得られておらず，施設により異なるのが現状である

幽門側胃切除術とは

　幽門側胃切除術は胃の幽門側3分の2を切除する術式であり，胃の中部・下部にできた胃がんに対し施行され，幽門側の切除とともにリンパ節の郭清が行われる．良性疾患である胃・十二指腸潰瘍に大出血，穿孔，狭窄状態などを合併した場合は，潰瘍を含めて胃の幽門側約3分の2を切除することがあるが，胃がんと違いリンパ節郭清は行われない．

　標準的な再建法[2]であるビルロートⅠ法では，残胃と十二指腸を吻合する．胃の切除時には大動脈や門脈から分岐する太い血管を結紮・切離するため，術後出血に気を付けなければならない．また，胃の周囲のリンパ節郭清の際に膵臓被膜の切除などが必要となり，膵液漏やリンパ節郭清の影響によるリンパ液の漏出が生じる可能性がある．

▶2　『胃癌治療ガイドライン』には再建法についての記載は特にない．幽門側胃切除術の再建ではビルロートⅠ法がスタンダードであるが，近年ではRoux-Y法を採用する施設が増えている[1)]

胃切除術後ドレナージの特徴

◎ 情報的ドレナージ

　胃切除術後，腹腔内での異常の早期発見を目的とするドレナージである．具体的には，消化管の吻合部[3]，膵切除（剥離）断端部[4]にドレーンの先端を留置し，主として術後出血と術中の臓器損傷などによる消化液の漏出，縫合不全や感染を早期発見し，すぐ治療に移行できるようにする．

　合併症の起こりやすい時期（術直後〜3日）を過ぎて，排液に血液や消化液などが混入せず，感染も認められなければ抜去可能である．

- **術後出血**：胃切除やリンパ節郭清では，胃の主要な血管である胃動脈や胃大網動脈，胃静脈などの起始部を結紮する．手術終了時点で止血が確認されていても，術後にこの結紮がはずれてしまうと，大量に出血する．胃全摘出術の場合は食道−空腸吻合部から消化管内に出血することがある．そのため，経鼻胃管（挿入されている場合）と吻合部周囲に留置されている腹腔内ドレーン（特に膵上縁）の排液の性状と量に注意する必要がある
- **膵液漏**：胃がん手術時に郭清するリンパ節の多くは膵臓の周囲に存在するため，リンパ節郭清をするには，膵臓の被膜をはいだり，一部を切除したりす

▶3　胃全摘出術では食道−空腸吻合が行われており，吻合部の近傍（図1）は縫合不全のリスクが高い．吻合部の近傍にドレーンの先端が直接当たらず，また屈曲しないように留置する

▶4　消化液の漏出が危惧される膵被膜の剥離部などの近傍（図1）組織の切離部や吻合部およびリンパ節郭清部近傍は，出血，縫合不全，感染などの合併症が最も発生しやすい

ることもある．これが原因となり，膵臓外に膵液が漏出することがある．膵液はアルカリ性に富んだ消化液であり，血管や腹腔内の組織を溶解し，大出血や腹腔内膿瘍の原因となりうるため，膵液の漏出の有無の観察が重要である

- **リンパ漏**：広範囲なリンパ節郭清によって，リンパ管を傷つけてしまうことがある．この傷口からのリンパ液の漏れをリンパ漏とよぶ．大量にリンパ液が漏出することで，体内の水分バランスが崩れやすくなる．血圧や尿量の変化，脱水の症状などにも注意する

◎ 予防的ドレナージ

胃切除後，切離部からの貯留液を排出し，感染予防と創傷治癒促進をはかる．具体的には，左横隔膜下やウィンスロー孔は仰臥位となったときに液体が貯留しやすい部位なのでドレーンの先端を置き▶5，排液を積極的に促す．

- **感染や膿瘍の予防**：胃切除術などの開腹手術では臓器が大気に触れるため，閉腹前に生理食塩液2～3Lを用いて腹腔内洗浄と吸引が行われる．その洗浄液の残りや手術操作に伴う出血，リンパ液，滲出液などが腹腔内に貯留する．通常，これらは自然に体内に吸収されていくが，細菌感染が起きた場合には感染巣や膿瘍となってしまう．ドレナージによって貯留した液を除去することは死腔形成を防ぎ，創傷治癒促進を促すことになる

手術室から帰室直後の看護

胃切除術後のドレナージを受けている患者への看護として，①腹腔内ドレーンからの排液の状態から何らかの異常が予測されたら，速やかに対処すること，②効果的にドレーンから排液が流出されるのを促し，術後の回復過程がスムーズに経過することが期待される．

◎ 情報収集

手術室看護師，手術記録および医師から，患者の術式（再建法も含む）▶6，術中の経過，手術時間，出血量，ドレーン留置部位とドレナージの目的と方法に関する情報を収集する．

◎ ドレーン挿入部の固定・ドレーン管理

開放式ドレナージ

- ドレーンが体外に脱落するのを防ぐため，体表に結紮されている固定糸がはずれていないかを観察する
- 腹腔内にドレーンが落ち込むのを防ぐため，体表に出ているドレーンの断端が滅菌安全ピンで固定されていることを確認する
- 開放式ドレナージでは，体表に出たドレーンの開口部から流出する排液を直接ガーゼに吸収させる．ガーゼ交換後は，ガーゼ下にあるドレーンを圧迫しないようにテープ固定部位を考慮する

閉鎖式ドレナージ

- 排液バッグおよびドレーン接続チューブに，腹腔内のどの部位に留置されて

▶5 術後，患者は仰臥位で臥床していることが多く，滲出液や排液は重力の関係で背側に貯留する．これら貯留部にドレーンを挿入すると，洗浄液，滲出液や体液などが自然に体外に流出し排出される．胃切除術ではウィンスロー孔にドレーンを留置することが多い

▶6 手術内容・再建法によってドレナージの留置部位と目的は異なる

いるのかをわかりやすく記載する
- ドレーン接続チューブの固定テープにずれやはがれがないかどうか，また接続チューブに屈曲，ねじれ，圧迫がないかどうかを観察する．特に閉鎖式ドレナージでは接続チューブの全長が長いため，屈曲，閉塞，事故抜去，脱落が起きやすい
- 陰圧をかけずにドレナージを行っている場合，ドレーン挿入部から排液バッグまでの落差をもたせ，排液バッグの底は床面から 5 cm 程度離した状態にしてベッドサイドに置き，逆行性感染を防ぐ▶7
- 陰圧をかけてドレナージを行う場合は，排液バッグの底が床面に接していないこと，陰圧がかかっていること，排液バッグ自体が身体の下になって圧迫されていないことなどを確認する

▶7 陰圧で吸引する構造となっている排液バッグでは，ドレーン挿入部からの高さは問わない

◎ 排液の観察

正常の経過における排液の色は，閉腹前の腹腔内洗浄に用いた洗浄液や血液が混ざった漿液血性である．性状はさらさらと流れる状態であり，量は 100 mL/ 時以内である．各留置部位とも，出血量が 100 mL/ 時以上であれば，バイタルサインを確認するとともに医師に報告する．

術後出血▶8 のモニタリング

- 開放式ドレナージでは創部を保護している滅菌ガーゼの観察を行う．出血による汚染が上層ガーゼ（一番上になっているガーゼ）に到達していないかどうかを観察する．上層ガーゼへの汚染が多いときは上層のガーゼの出血量を計測する
- 閉鎖式ドレナージでは排液バッグ内・ドレーンルート内の排液の色，性状，量の観察を行う
- 排液の濃度が濃くなる（血性が濃くなる），排液量が急激に増加するといった変化は術後出血が疑われる．同時に，脈拍数の増加や血圧の低下があったら，ドレーンの排液の性状や量に注意する
- 術後出血によってドレーンの閉塞があると，腹腔内に血液が貯留し，腹部が膨隆して腹痛をきたすことがある．その場合は医師に報告する

▶8 術直後から約 12 時間以内に起こりやすい合併症である

膵液漏のモニタリング

- 膵臓の被膜を広範囲にはがしたり，膵臓の一部を切除したりした場合は，ドレーン排液の一部を生化学検査に提出し，排液中のアミラーゼ値を測定する▶9．膵液漏ではアミラーゼ値は数万から数十万単位になる．アミラーゼを高濃度に含む排液は深みのある赤ワイン色を呈することが多い
- 膵液漏に感染を合併すると，ドレーンからの排液は赤ワイン色から粘稠な灰色を経て混濁した膿状に変わる
- 膵液が皮膚に付着すると，発赤を伴う皮膚炎をきたすこともある

▶9 術直後は膵液漏の有無をドレーン排液の性状で判断するのは難しい．そのため，排液のアミラーゼ値を測定することによって判断する

ドレーン排液の流出状態

- 特に術直後は血性度が高いため，凝血塊やフィブリンによってドレーンが閉塞する可能性がある．そのため，適宜チューブのミルキング▶10 が必要となる
- 閉塞により，突然，ドレーン排液の流出が減少または止まってしまうことが

▶10 ミルキングとは乳搾りの方法という意味であり，チューブを両手で上下に握り，上の手から絞めていくことである（「胸腔ドレナージ」p.70 参照）

あるので注意する

術後24時間以降の看護

排液の観察

　正常の経過における排液の色は術後24時間を過ぎると，徐々に洗浄液よりも血液成分が多くなるためにヘモグロビンを含んだ赤色〜淡赤色になる．72時間が過ぎると，血漿成分や赤血球が破壊されてビリルビンになるので黄色が含まれる[1]．排液の量は徐々に減少する．

リンパ漏のモニタリング
- 手術から数日経っても漿液性の排液が減少しない場合には，リンパ漏の可能性がある．排液量が多いときには血清蛋白や循環血液量の低下に伴い，脱水をきたすこともある

縫合不全と腹腔内感染[11]のモニタリング
- 術直後には血性であった排液が段々と淡黄色透明になるのが正常であるが，排液が混濁をきたす場合は腹腔内感染や縫合不全が疑われる
- 排液の混濁や臭気，術後4〜5日目を過ぎての発熱，白血球数（WBC）・C反応性蛋白（CRP）高値などの炎症反応が高い，尿量の減少などの徴候に注意する

▶11　胃切除術から数日経て起こる合併症で頻度の多いものは，縫合不全と，これに伴う腹腔内感染である

ドレーン管理

開放式ドレナージ
- 閉鎖式ドレナージに比べて患者の活動制限は少ない
- ペンローズドレーンは，皮膚への固定がはずれた際に容易に体内へ埋没，迷入してしまう．ガーゼ交換時に滅菌安全ピンなどの固定具でドレーンが皮下に埋没，迷入しないようになっていることを確認する
- 特に横隔膜下に挿入したドレーンの場合，呼吸性の移動によってドレーンが脱落しやすいので，ガーゼの固定が確実かどうかに注意する
- 開放式ドレナージでは排液量が多くなると，排液で汚染されたガーゼを通して，皮膚に排液が付着することによる感染や，体外に出たドレーンの開口部を通して，逆行性感染をきたす危険性が高くなる．排液量に応じて，ガーゼ交換の頻度を調整し，排液を直接皮膚に付着させないようにする

閉鎖式ドレナージ
- 閉鎖式ドレナージではドレーンと接続しているチューブのルート内に溜まった排液がドレーン挿入部位に逆流することで感染の危険性がある．排液バッグ内に排液がドレナージできるように，適宜，チューブをミルキングする
- 患者が離床するときは，看護師が付き添い，ドレーン管理を一緒に行う（見守る：**表1**）

ドレーン挿入部の観察

　ドレーンからの排液の付着による皮膚の発赤，びらん，表皮剥離，潰瘍をきたしていないかどうかを観察する．特に膵液漏が生じていると，その消化液に

表1 体動時および離床時におけるドレーン管理のチェックポイント

チェックポイント	対処法
着衣によってドレーンの接続チューブが屈曲や閉塞していないかどうか	ドレーンの自然抜去やドレーン閉塞の危険性がある．ゆったりした寝衣に更衣する
排液バッグがいっぱいになっていないかどうか	排液の重みでドレーンが引っ張られる危険性がある．移動前には排液バッグ内の排液を捨てる
移動時に排液バッグを腰より高い位置に上げていないかどうか	ドレーンを介した逆行性感染の危険性がある．患者にも移動中は排液バッグを腰より低い位置に保つことを指導する
ドレーン留置に対する不快や不安がないかどうか	活動制限となり回復過程の阻害因子となる．まず患者の訴えをよく聴く．体を動かすことが腹腔内ドレーンに何か悪い影響があるのではないかと考える患者には，ドレナージの目的はもとより，移動中のドレーン排液の状態に関する観察事項について説明をする
排液バッグについてあまり意識しないで動こうとしていないか	ドレーンの事故抜去や屈曲などの原因となる．離床時に排液バッグが点滴棒に巻き付いていないか，接続チューブのねじれ，屈曲がないかどうかを観察する．離床時には必ず看護師は付き添い，動くときの注意点をわかりやすく患者に説明する

よって皮膚に障害を起こす危険性がある．このような場合にストーマ用のパウチを用いて管理すると効果的なこともある．

Trouble Shooting

Trouble 排液の色調が血性に変化し，量が急激に増加した！

考えること 術後出血

対応▶術後大量出血に対しては原則として迅速な開腹手術が必要なので，直ちにバイタルサインの測定を行い，頻脈や血圧の低下といった循環動態を観察する

Trouble ドレーンから甘酸っぱい臭気をもった粘稠な壊死物質が出てきた！

考えること 膵液漏

対応▶医師にドレーンからの排液の性状と量を報告するとともに，固定部位などを観察し，ドレナージが有効に行われているかを確認する

Trouble 血漿性の排液が白っぽく混濁し，浮遊物や異臭が生じている！

考えること 吻合部の縫合不全

対応▶バイタルサインの測定と一般状態の観察を行い，ドレーンからの排液の性状と量を医師に報告する．また，数日の間に熱型に変化がなかったかどうかも確認しておく（術後の経過時間により対応も異なるので，詳しくは本文参照）

Trouble ミルキングをしても排液がみられない！

考えること ドレーンの先端が組織に当たっている，または凝血塊やフィブリンにより閉塞している

対応▶医師に報告し，ドレーンの交換や抜去などをしてもらう

（髙田由美）

●文献
1）竹内登美子，編著：講義から実習へ　周手術期看護　術中／術後の生体反応と急性期看護．医歯薬出版；2004．p.133.
・安田卓司，門田守人：術中・術後の基本的ドレナージ．消化器外科 2005；28：1415-1426．
・山下洋市，ほか：手術に必要な処置　ドレーン管理．消化器外科 2006；29：927-930．
・柳田　修：胃癌の術後72時間の観察．消化器外科 NURSING 2005；10（5）：21-26．
・森岡恭彦，監：新臨床外科学　第2版．医学書院；1999．p.467-468．

2 領域別ドレナージ｜腹部：消化器

▶腹部：消化器

食道切除・再建術後ドレナージ

目的
- 術後出血や，縫合不全の有無を知るための情報ドレーン，縫合不全が発生した場合に漏出液や膿の垂れ込みを予防する予防的ドレーンとして挿入
- 突発性食道破裂の場合などは，膿を排出するための治療的ドレーンとして挿入

適応 食道がん，胃がんの食道浸潤，突発性食道破裂，食道損傷術後の開胸操作後全例

留置部位 頸部，胸部（縦隔），腹部（図1）

合併症 逆行性感染，ドレーン事故抜去に伴う気胸

利点
- 術後出血や縫合不全の早期発見・早期対応につながる

欠点
- 広範囲にわたり数種類のドレーンが挿入されるため，創痛など患者の苦痛が強い
- 胸腔ドレーンは持続吸引器につなぐことから，体動を制限される

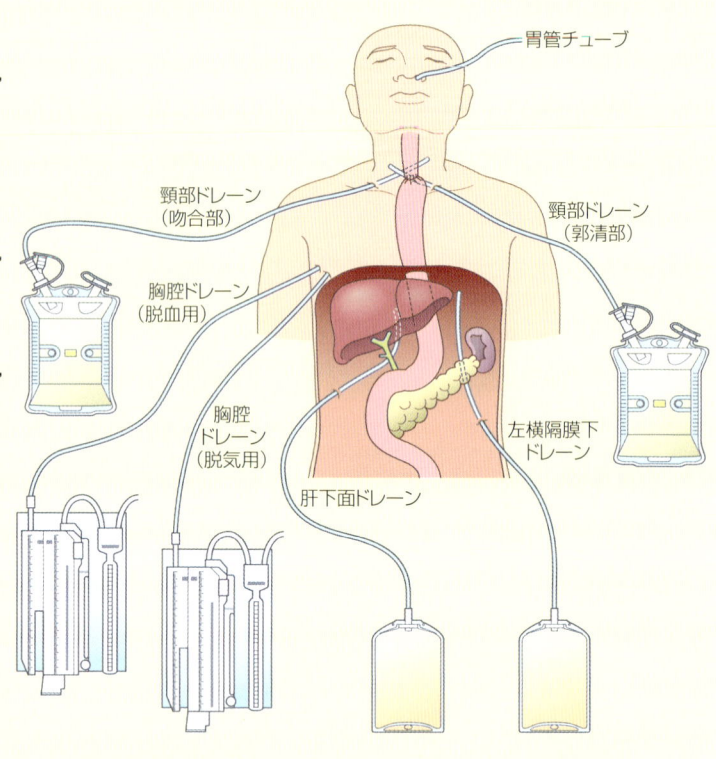

抜去条件
- 頸部ドレーン：術後1週間前後で，造影剤による透視を行い，リークがないことを確認
- 胸腔ドレーン：脱気用ドレーンは空気の漏れがなければ，術後2～3日で抜去可能．排液用ドレーンは排液量が100 mL/日以下になったら念のため24時間程度クランプし，X線で異常がないことを確認
- 腹部ドレーン：無菌性の滲出液が排出される状態で，情報ドレーンの役目が終了した場合

図1 ドレーン留置部位
（胃管チューブ，頸部ドレーン（吻合部），頸部ドレーン（郭清部），胸腔ドレーン（脱血用），胸腔ドレーン（脱気用），肝下面ドレーン，左横隔膜下ドレーン）

食道切除術とは

　食道切除後の再建経路には，後縦隔・胸骨後・胸壁前の3経路がある（図2）．なかでも後縦隔が生理的な食道の位置に近いことから，後縦隔再建が多く選択される．また胸壁前は，ほかに比べて手術創の外観が悪く，胸骨後は心臓を圧迫する位置になるという理由からも，後縦隔が選択されることが多い．使用される挙上臓器には，胃・結腸・小腸などがある．なかでも胃は挙上性がよく，血流が良好であるため第一選択になることが多い．

オプション

嗄声は上縦隔のリンパ節郭清術に伴う反回神経麻痺により起こることが多い．また，食道切除術を受ける患者の場合，術前から食事が十分に摂れず低栄養をきたしている場合もある．そのため術後，経口摂取が可能となるまでは腸瘻を使用し，早期に経腸栄養を開始する

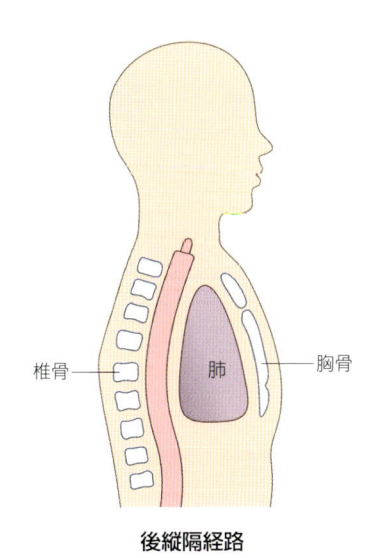

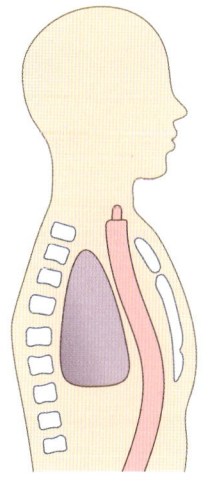

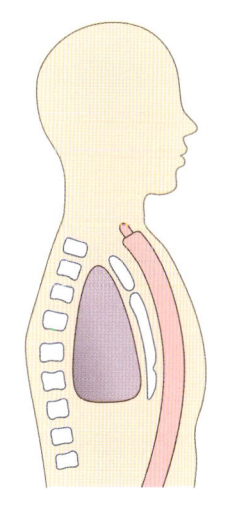

後縦隔経路　　　　胸骨後経路　　　　胸壁前経路

図2　食道再建経路

　術後，起こりうる主な合併症には，術後出血や縫合不全があるが，その他に術後肺炎や呼吸不全，嗄声，低栄養なども起こることがある．

頸部ドレーン

- **頸部吻合の場合**：ドレーンの先端が，吻合部付近になるように留置する
- **後縦隔経路で再建を行った場合**：縫合不全が起こると，リーク内容が胸腔や縦隔に流れ込み，膿胸・縦隔炎などを起こす可能性がある．それを予防するために，ドレーン先端は縦隔まで及ぶように挿入する
- **頸部リンパ節郭清術を行った場合**：郭清部にドレーンを挿入する．ドレーンは持続的に吸引できるよう持続吸引器（J-VAC®など）を使用する

胸腔ドレーン▶1

　食道切除術は開胸手術であるため，術中操作により肺損傷を起こすことがある．そのため損傷部位からの空気の漏れによる気胸や，胸管の損傷によって発生する乳び漏を予防するために挿入する．また出血の有無を観察するための情報ドレーンとしても挿入される．すなわち，胸腔ドレーンは空気および液体のドレナージを行う目的で挿入する．しかし，患者が坐位になれば空気は頭側に移り，液体は下に溜まるなど，患者がとる体位により十分なドレナージができなくなってしまうため，脱気用と脱血用の2本を挿入することが多い．ドレーンは低圧持続吸引器に接続し▶2，持続吸引を行い管理する．

腹部ドレーン

　食道切除術では，腹腔内で消化管吻合が行われることは少ない．そのため，ドレーンを挿入しないこともあるが，術後出血の情報収集の目的で，仰臥位で深い位置となる横隔膜下と肝下面に挿入する場合がある．

オプション

J-VAC®を使用している場合，抜去の際は圧を解除してから行う

▶1　胸腔ドレーンについては「胸腔ドレナージ」p.70参照

オプション

左開胸を行った症例では左胸腔ドレーンの挿入が必要である

▶2　低圧持続吸引器については「ドレナージの基礎知識」p.2参照

術後の看護

経時的に患者の全身状態を観察する．バイタルサインや尿量，ドレーンからの排液の量・性状を観察し，記録する．特に開胸術後は，呼吸状態に変動をきたしやすいため注意が必要である．

◎ 固定法

ドレーンを直接皮膚に縫合し固定する．特に重要なドレーンの場合は，数か所で縫合し，さらに布絆創膏などでしっかり固定する．固定後は必ず，体位によってドレーンが屈曲することがないかを確認する．

◎ 固定例（図3）

①挿入部に切り込みガーゼを挟む
②透明なドレッシング材で固定する
③ドレーンとドレッシング材の隙間をなくすため，カットした固定用テープをドレーンの下から，ドレッシング材を固定するように貼る
④ドレーンを体幹に固定する際，皮膚保護のため体幹に保護テープを貼った後，布絆創膏などでドレーンを固定する

◎ ドレーンの管理

- 適切な位置に留置されているかをX線で確認する
- 効果的に排液されているか，排液の性状に変化はないかを観察する
- 胸腔ドレーンの呼吸性移動・エアリークおよび皮下気腫の有無を観察する
- 感染徴候はないか挿入部位の皮膚を観察する▶3

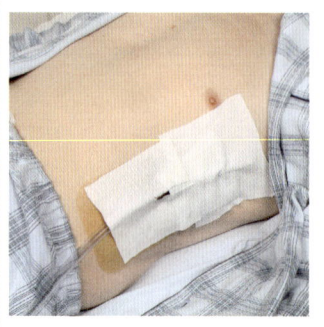

図3　固定例

▶3　挿入部位の感染徴候とは，皮膚の発赤・熱感・腫脹・疼痛である．その他，体温の変動や，血液検査データ（WBC，CRPなど）の変化も観察する

排液の観察

排液量・色・臭い・浮遊物の有無・粘度を観察し，1日量・性状として記録する．術直後は術中の洗浄液のたまりが排出されることもあるため，量よりも性状の変化を注意深く観察することが大切である．

血性排液の場合は，排液の濃度と量を観察し，量が多い場合は，バイタルサインの変化に十分注意する．

排液の廃棄

胸腔ドレーンの低圧持続吸引器は排液が満杯になったら，ドレーン接続部からはずし吸引器ごと交換する．頸部ドレーンとして使用するJ-VAC®は，満杯時に排液を廃棄する▶4．

▶4　J-VAC®の排液の廃棄方法については「ドレナージの基礎知識」p.2参照

◎ 患者への説明

術前から，術後の状態がある程度イメージできるようにドレーンの挿入部位や注意点などを説明しておくと，患者の不安の軽減や事故抜去予防などにつなげることができる．そのため，患者の年齢や理解力を考慮した説明をしておく必要がある．

Trouble Shooting

Trouble 頸部ドレーンから膿排液を吸引した！

考えること 縫合不全
- 対応▶頸部ドレーンからの滲出液の性状，頸部創周辺の発赤に注意し，観察する
- 対応▶再手術を考慮

Trouble ドレーンからの排液がなくなった！

考えること 抜去の時期，ドレーンの挿入位置不良，ドレーンの屈曲・閉鎖
- 対応▶ドレーン挿入の必要性がなければ抜去する
- 対応▶ドレーンの先端の位置，屈曲の有無を確認する．また，凝血による閉鎖があればドレーンのミルキングを行う

考えること ドレーンの挿入位置不良
- 対応▶ドレーン先端の位置確認

考えること ドレーンの屈曲・閉塞
- 対応▶ドレーンの屈曲および凝血による閉塞の有無を確認し，ドレーンのミルキングを行う

Trouble ドレーンからの排液が突然増えた！

考えること 術後出血．術中の洗浄液の排出
- 対応▶排液の量だけではなく，性状を必ず確認する．術直後に 100 mL／時以上の鮮血を認める場合は術後出血を考え，バイタルサイン（脈拍・血圧）の測定を行い，医師に報告する．緊急の再手術を考慮する

Trouble 皮下気腫・呼吸困難が出現した！

考えること 胸腔ドレーンの事故抜去，持続吸引の不足による気胸
- 対応▶ドレーンの閉塞や抜去の有無と吸引圧の確認
- 対応▶胸部X線による原因の検索

Trouble 創部の腫れが出現！

考えること 減圧チューブの屈曲・位置不良・誤抜去
- 対応▶チューブの確認．用手吸引を行い，エアーの吸引を行う

Trouble ドレーン固定がずれた！

考えること ドレーンの事故抜去
- 対応▶体外部分を皮膚にテープなどで固定し，医師に直ちに連絡
- 対応▶臓器損傷の危険があるため安易に再挿入はしない
- 対応▶抜去する場合は，陰圧を解除してから行い，静脈・リンパ管などの損傷を防ぐ

（髙倉加代）

● 文献
1) 真船健一：食道癌の手術．跡見　裕，編：Expert Nurse 術前術後マニュアル．照林社；2005．p.113-117．
2) 瑞木　亨：食道切除・再建術後ドレナージ．永井秀雄，中村美鈴，編：見てわかるドレーン＆チューブ管理．学研；2006．p.90-93．
3) 鍋谷圭宏，田村道子，落合武徳：吉野肇一，編：完全対応　ドレーン・カテーテル管理．医学書院；114-123．

▶腹部：消化器

（幽門輪温存）膵頭十二指腸切除術後ドレナージ

目的
- 膵消化管あるいは胆管－空腸吻合部の減圧と吻合口を確保する
- 腹腔内出血の有無を確認する
- 腹腔内に貯留した不要物質や有害物質を体外に誘導し，廃棄する

適応 膵頭十二指腸切除術を実施した患者

留置部位 各種ドレーンが挿入される（図1）

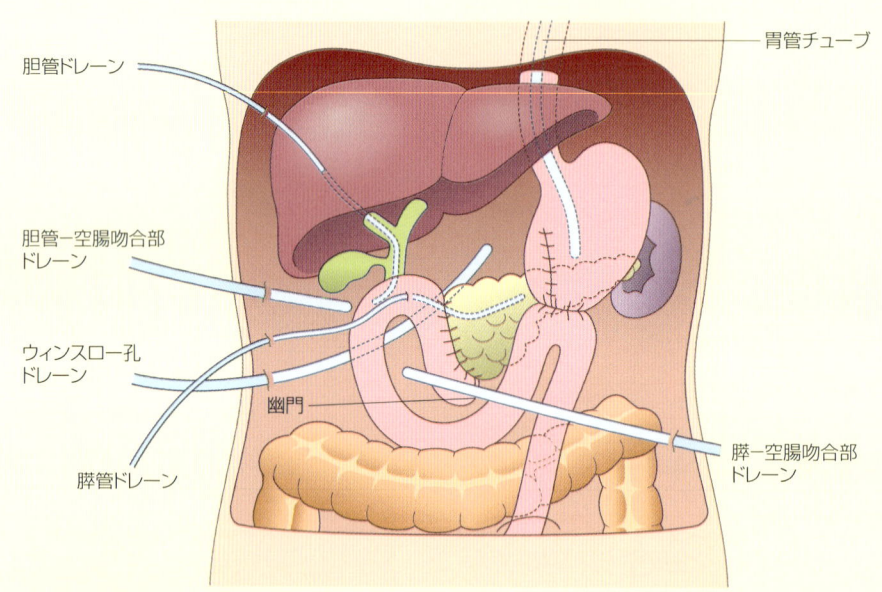

図中ラベル：胆管ドレーン、胆管－空腸吻合部ドレーン、ウィンスロー孔ドレーン、膵管ドレーン、幽門、胃管チューブ、膵－空腸吻合部ドレーン

図1　留置部位

合併症
- 膵管ドレーンの閉塞に伴う膵炎あるいは縫合不全
- 各種ドレーン留置に伴う逆行性感染

利点 排液の性状で，出血傾向や異常を早期発見できる

欠点
- 複数のドレーンが留置されるため，体動の制限がある
- 術後の体位交換・離床に際し，屈曲などのトラブルを生じやすい
- 感染のリスクが高まる

抜去条件
- **膵管ドレーン**：術後約3週間が目安
- **腹腔内ドレーン**：排液量が減少すれば早めに抜去する．術後7日前後が目安
- **胆管ドレーン**：通常，術後3〜4週間を目安に造影検査を行い，十二指腸への造影剤排泄状態を確認し，異常がなければドレーンをクランプして抜去

膵頭十二指腸切除術とは

適応

　膵頭十二指腸領域に発生するさまざまな良性・悪性疾患が対象となる．悪性疾患として，膵頭部がん，膵頭内乳頭部がん，下部胆管がん，十二指腸がん，膵頭部に直接浸潤がある胃がん，慢性膵炎（がんとの鑑別が困難，炎症性膵頭部腫瘤を認めるなどの場合）に施行される．

手術方法

　膵切除術には，大きく膵頭十二指腸切除術，膵体尾部切除術，分節切除術などの術式がある．腫瘍の占居部位別頻度として膵頭部 57.4％，膵体部 11.4％，膵尾部 4.9％と膵頭部に好発する．膵頭部の手術のなかでも，現在は術後の QOL などを考慮し，根治性を損わない範囲で，できるだけ膵臓を温存する術式が選択され，消化管機能も可能な限り温存する（幽門輪温存）膵頭十二指腸切除術が選択されている．

合併症

　術後合併症は，再建に関連したものが多いといわれており，基本的には残胃（または十二指腸），残存胆管（上部胆管），残膵（膵体尾部）をいかに吻合するかが重要となる．現在，主な消化管再建法として Whipple 法，Child 法，今永法がある▶1．

術後ドレナージ

　膵頭十二指腸切除術では消化管の再建において，膵-空腸吻合，胆管-空腸吻合，胃-空腸吻合など多くの吻合がなされるため，ほかの腹部手術に比べて，多くのドレーンが留置される．そのため術直後から担当医にドレーンの位置を確認し，チューブ固定の再確認を行う．特に膵管ドレーン，胆管ドレーンは細く，屈曲やねじれが起こりやすいので注意する．

　テープ固定においては，体表にまず幅広のテープを貼り，その上からチューブを幅広のテープで固定する方法がよい．

　膵頭十二指腸切除術における術後の膵液漏は患者の予後を大きく左右するため，膵液漏の予防や，膵液の排出を目的としたドレナージが重要となる．ドレーンの排液の観察とともにルートの管理にも注意する必要がある．

膵管ドレーン

　正常膵液はアルカリ性で無色透明である．術後 1 週間以降になると膵管ドレーン内が白濁し，流出量が低下することがある．これらは膵液漏▶2 を疑うサインである．膵液漏に対しては，ドレーン内をごく少量の生理食塩液で洗浄したり，ガイドワイヤーを使用したりして通過を確認する▶3．

　術直後は膵管ドレーンからの排液は少なく，ほとんど出ないことがあるため，ドレーン内の排液の移動をマーキングすることで排液を認めているか，経時的

▶1　3 つの消化管再建法の違いは胃，胆，膵の吻合順である．Whipple 法は空腸口側から胆・膵・胃の順に，Child 法は膵・胆・胃の順に，今永法は胃・膵・胆の順に吻合する

▶2　膵切離断端から膵液が漏れること．診断として，膵液のアミラーゼ値測定と細菌検査を行い，アミラーゼ高値の場合に膵液漏とみなす

▶3　膵液漏の確定診断には X 線透視下での造影が有用である．洗浄は，膵炎を起こす可能性があるため不用意には行わない

111

胆管ドレーン

吻合部分の減圧を図るため，先端を空腸内に置き，吻合部から肝内胆管を通して経皮経肝的に体外へ誘導する（RTBDチューブ：逆行性経肝胆道ドレナージ）．

管理はPTBDチューブに準じ[4]，①出血，②胆道内圧上昇によるエンドトキシンショック，③胆道漏による腹膜炎などの合併症に対する観察を行う．

胆汁は濃い黄色で透明，無臭である．術後，流出量は徐々に増加するが，術直後は胆汁の流出がないこともあり，胆管ドレーンの内腔面にゴミが付着しやすい．また胆汁色素の混ざった茶色の浮遊物を認める場合もあり，術後4～5日すると詰まりやすくなる．経日的に排液量を確認するとともに，流出状況を確認し，閉塞が疑われる場合は，ドレーン内を5mL程度の生理食塩液で洗浄するなどの処置が必要となる．

▶4 「胆道ドレナージ」p.132参照

腹腔内ドレーン

- **膵-空腸吻合部ドレーン**：膵頭十二指腸切除術において，最も問題となる合併症は膵-空腸吻合部の縫合不全[5]である
  - 膵液は膵管ドレーンから体外に排出されるが，膵-空腸吻合部ドレーンは空腸吻合部周囲の滲出液を排出するため，排液から縫合不全の異常の早期発見につながる情報が得られる
  - 膵液の混入がなければ術直後の排液は淡血性であるが，徐々に黄色透明（漿液性）となる．膵液が混入してくると，混濁し，粘性が増して，細菌感染による悪臭が生じる．また，ドレーン周囲の皮膚の発赤なども膵液漏の徴候の一つであるため，ドレーン挿入部の皮膚の観察を行う必要がある
  - 抜去は，肉眼的に問題なく，かつアミラーゼの上昇を認めないことを確認し，術後1週間前後に行う
- **胆管-空腸吻合部ドレーン**：胆管-空腸吻合部分の腹腔内に留置し，排液への胆汁や膵液の混入から，胆汁漏，膵液漏などの早期発見を行う
  - 排液の性状は，膵-空腸吻合部ドレーンと同様，術直後は淡血性であり，その後徐々に黄色透明となる
  - 膵液や胆汁が混入している場合は，縫合不全が考えられるため，速やかに医師に報告する．抜去の時期は，膵-空腸吻合部ドレーンに準じる
- **その他の腹腔内ドレーン**：術後の腹腔内出血，縫合不全，膿瘍形成の発見ならびにドレナージする目的で，術操作により，ウィンスロー孔などにドレーンが留置される
  - 腹膜腔とは肝十二指腸間膜の後面に開いているウィンスロー孔を通して唯一交通しているため，その部分に留置する[1]．排液の性状，量，留置部分の皮膚の状態を観察し，縫合不全や腹腔内出血の異常の早期発見を行う

▶5 膵液や腸液が直接吻合部の周囲に漏れることで，膿瘍を形成する状態

◎ 胃管チューブ

術後に嘔吐や胃内容の排出増加を生じることが考えられるため，胃管チューブを留置し，排液量などの観察を行う．胃内容排出遅延を合併した場合，長期間経口摂取が困難となるため，胃瘻や腸瘻を造設する場合がある．

Trouble Shooting

Trouble 膵管ドレーンから黄色の排液を認めた！

考えること 膵管ドレーンが空腸内に逸脱し，腸管を吸引している
- 対応▶医師に報告し，抜去か再挿入かを検討

Trouble 膵−空腸吻合部ドレーンからの排液が混濁，粘性が増加し，悪臭が出た！

考えること 膵−空腸縫合不全による膵液の混入
- 対応▶皮膚状態の観察
- 対応▶疼痛や感染による随伴症状の苦痛を軽減する

Trouble 膵管ドレーンの排液に血液が混入した！

考えること 膵−空腸縫合不全による大出血の予兆
- 対応▶医師へ連絡し，バイタルサインの確認
- 対応▶仮性動脈瘤の有無を確認
- 対応▶緊急血管造影検査となるケースがあるため，準備を行う

Trouble 膵管ドレーン挿入部から排液が漏れた！

考えること 膵液漏
- 対応▶ドレーン挿入部の皮膚の発赤の有無を確認
- 対応▶膵液を体外へ効率よく誘導するために，ドレーンから低圧持続吸引（−7〜10 cmH$_2$O）をかける
- 対応▶皮膚状態によりフィルムドレッシングやドレッシング材を使用

Trouble ドレーンからの大量出血を認めた！

考えること 術後後腹膜出血
- 対応▶医師に報告し，バイタルサインを測定
- 対応▶ショック症状の観察
- 対応▶排液が100 mL/時以上持続する場合は，緊急輸血，再手術，緊急血管造影検査を考え準備する

Trouble 膵液の流出量が減少した！

考えること ドレーンの屈曲やねじれおよび閉塞
- 対応▶挿入部からルートを確認
- 対応▶ドレーンのねじれや屈曲を直し，ミルキングする
- 対応▶閉塞が疑われる場合は医師に報告
- 対応▶膵炎に注意して生理食塩液にて洗浄

（吉次育子）

● 文献
1) 吉野肇一，編：完全対応ドレーン・カテーテル管理．医学書院；2005．p.130-134．
- 相本隆幸，ほか：一目でわかる消化器外科主要手術・治療のケア21．膵頭十二指腸切除術．消化器外科NURSING 2007；12(1)：36-39．
- 宇佐美眞，ほか，編：消化器外科ケアマニュアル．照林社；2000．p.202-209．
- 加藤正人，ほか：事故防止のためのドレーン管理：膵臓手術後ドレナージ．臨牀看護 2003；29(6)：865-867．

2 領域別ドレナージ｜腹部：消化器

▶腹部：消化器

結腸切除術後ドレナージ

目的	● 結腸切除術後の出血・縫合不全を早期発見する ● 縫合不全などの合併症が起きた際には，治療的ドレーンとして使用する
適応	縫合不全の危険性が高いと考えられる症例や，出血傾向のある症例
留置部位	切除後吻合部近くで臥位時，下になる左右傍結腸溝付近の骨盤腔内（図1）
合併症	逆行性感染，誤抜去
利点	縫合不全が起きた際，ドレナージ造影で経過観察ができ，縫合不全の改善を確認できる
欠点	挿入が長期化すれば，イレウスを併発することがある
抜去条件	排液の性状が漿液性か淡血性で，連日性状に変化がなく，50mL/日前後になった場合

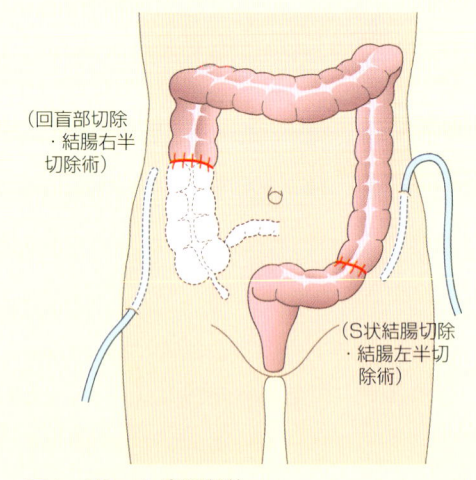

図1　ドレーン留置部位
（回盲部切除・結腸右半切除術）
（S状結腸切除・結腸左半切除術）

結腸切除術とは

　結腸とは，回盲口から始まり，上行結腸・横行結腸・下行結腸・S状結腸までを指す．結腸切除術は，これらの部位のどこかにある病変を切除し，吻合する手術方法である（図2）．主に結腸の腫瘍や穿孔などに対して行われるが，現在はドレーンを挿入しないことも多い．腹水のために，ドレナージによる大量の排出が考えられる場合は，あえて挿入しないこともある．

チューブの管理・固定

　毎日，排液の量・性状を記録し，異常の早期発見や抜去の目安とする．

◎開放式ドレーン

　術前からすでに腹腔内が汚染されており，術後洗浄が必要と判断された場合は開放式ドレーンを挿入することが多い．挿入されたドレーンに滅菌安全ピンを刺入し体腔内へドレーンが入り込むのを予防して[1]，その滅菌安全ピンを皮膚に縫合し固定することで誤抜去を防ぐ．確実な固定を行って，ドレーンによる臓器圧迫を予防することが必要である．
　ドレーン挿入部は，ドレーンからの排液による汚染を考慮して，ガーゼ保護とし，汚染時にはガーゼを交換する．排液が少なければ，早期にドレーンを抜去することが望ましい．

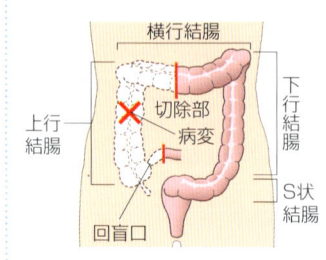

図2　結腸切除術（結腸右半切除の場合）
横行結腸／上行結腸／下行結腸／S状結腸／回盲口／切除部病変

▶1　滅菌安全ピンでの固定については「切開排膿ドレナージ」p.41参照

◎ 閉鎖式ドレーン

閉鎖式ドレーンを用いることのほうが一般的である[2]．ドレーンは直接皮膚に縫合して固定し，ドレーン挿入部が観察できるような，透明のドレッシング材を使用して挿入部を保護する．汚染がなければ頻回な交換は行わない．そのため，開放式ドレーンと比べ逆行性感染の危険は低いが，閉鎖式ドレーンは排液バッグがあるため，患者のADL拡大の妨げになりやすい．

術後早期離床を進めるためにも，排液バッグを持ち歩けるようなキャリングバッグなどを使用する[3]．ただし，排液バッグは創部より上にすると，事故抜去や逆行性感染の原因となるため，移動時は注意し，患者にも説明を行う．

■ チューブの抜去

排液の性状が漿液性か淡血性で，連日性状に変化がなく，排液量が50 mL/日前後になったら抜去が可能となる．目安は術後2日〜1週間である．

▶2　CDCのガイドラインでは「ドレーンが必要な場合は閉鎖式を用いて，できるだけ早期に抜去する」ことを推奨している

▶3　排液バッグに溜まった血液などが，ほかの患者の目にふれないという利点もある

オプション
縫合不全を合併した場合は消化管造影やドレナージ造影を行い，縫合不全部位の閉鎖を確認してから抜去する．その際は，漸進的肉芽形成を目的とし，一気に抜去はせず，数cmずつ行うほうがよい

Trouble Shooting

Trouble 排ガスの遅延，腹部膨満がある！

考えること イレウス
- 対応▶X線撮影による確認
- 対応▶絶飲食とし，経鼻胃管を挿入する（重症例によっては手術を考慮する）

Trouble 術直後から100 mL/時以上の出血がある！

考えること 術後出血
- 対応▶出血量・バイタルサインの変化を観察，輸血の準備
- 対応▶再手術を考慮

Trouble 褐色で悪臭がある排液が出た！

考えること 縫合不全
- 対応▶軽度な縫合不全の場合は，有効なドレナージや絶食により軽快することが多いため，ドレーン排液の性状変化・量を観察
- 対応▶再手術を考慮

Trouble ドレーン挿入部に発赤がみられる！

考えること （開放式ドレーンの場合）排液によるスキントラブル
- 対応▶ガーゼ汚染時の早期交換の徹底
- 対応▶排液が多い場合はストーマ装具などでパウチし，ガーゼ汚染を減らし，皮膚を保護

考えること 感染
- 対応▶ドレーンを早期に抜去

（髙倉加代）

● 文献
- 渡邉聡明，名川弘一，跡見　裕，編：Expert Nurse 術前術後マニュアル．照林社：2005. p.136-138.
- 熊野秀俊：結腸切除術後ドレナージ．永井秀雄，中村美鈴，編：見てわかるドレーン＆チューブ管理．学研：2006. p.94-95.

腹部：消化器

直腸前方切除術後ドレナージ

目的
- 直腸前方切除術後（図1）の異常な出血や，手術部位への不要な貯留物を体外へ排出する
- 縫合不全発生時の漏出物の拡散を防止し，感染や創傷治癒遅延を防止する
- 開腹せずに腹腔内の状況を把握し，異常時の治療に用いる

適応 組織修復の促進および患者の術後の安定化が必要で，かつ吻合部の縫合不全が予測される症例

留置部位（図2）
- 腹腔外経路にてS状結腸断端と温存した直腸の吻合部の背面に留置する
- 2本目をダグラス窩に留置する場合もある

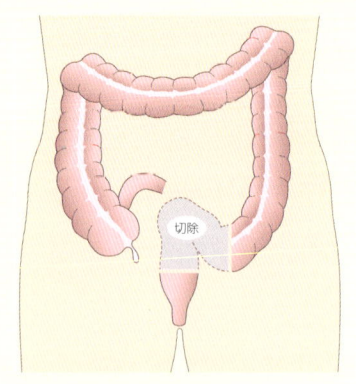

図1　直腸前方切除術

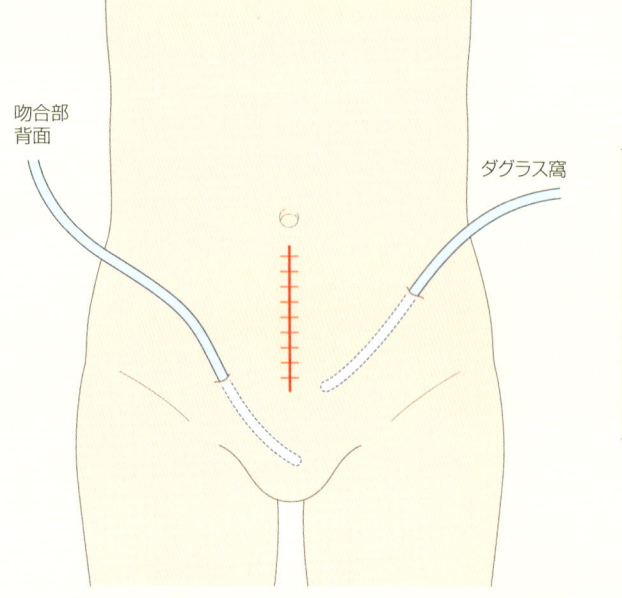

図2　ドレーンの留置部位

合併症 長期留置による逆行性感染，縫合不全，遺残潰瘍，挿入部の創処置時に起こる接触感染

利点 腹腔内の情報が得られ，異常の早期発見が可能，治療目的としての利用

欠点 ドレーンによる逆行性感染・創傷治癒遅延，ドレーン挿入部痛

抜去条件
- 排液がドレーン挿入直後の淡血性から漿液性となり，1日量が減少し，日ごとの排液量の変化がなくなったことを確認できた場合
- 排液の性状に異常がなければ術後48時間以内に抜去することもある

直腸前方切除術後患者の特徴

　大腸はほかの消化管，胃や小腸と比較して腸管内の常在菌が多く存在し，腸管壁が薄く血流が少ないため，術後に腸管の血流不全をきたしやすい．そのため術後は創感染，縫合不全，腹膜炎を生じやすい．

　また，術前は腸の内容物を排泄させるために腸管内洗浄を実施するのが一般的である．

　直腸がんの手術では，周囲のリンパ節郭清のとき，直腸の解剖学的位置関係から排尿や性機能に関する神経の処理をする▶1．そのため，術後に排尿障害を起こしやすい．

　尿道カテーテル抜去後，尿で充満した膀胱が吻合部に接近し，縫合不全を起こしやすいとされている．したがって，術後7日間は，膀胱が充満して吻合部を圧迫することのないように，排尿状態（量・回数）に注意する．

　術式によっては予防的回腸瘻造設が行われることもある．この場合，人工肛門はイレオストミー（小腸ストーマ）である．排液が1日1,000mLを超える場合もあり，容易に脱水傾向になるため，排泄量の補正が必要である．

▶1　最近では肛門括約筋を温存する術式を選択することも多い

オプション

術後，ドレーンが挿入されないこともある．この場合は，腹部のフィジカルアセスメントと患者の自覚症状，バイタルサインのみが創部の情報源であるため，術後早期出血については，急激な血圧低下，頻脈，腹部膨満などの症状出現に注意する

留置中の看護

　直腸前方切除術直後におけるドレーンの第一目的は，縫合不全による出血の予測と吻合部の観察である．留置されている位置は吻合部であることがほとんどであり，吻合部に異常があれば，血液や腸の内容物がドレーンから排出されることとなる．看護師は以下の項目を観察し，異常の早期発見と適切な処置を実施することが必要である．

- 3日以上続く発熱は，創感染，縫合不全，腹膜炎を疑い，排液を注意深く観察する
- 挿入部は透明なドレッシング材を貼付し，毎日観察する．滲出液の漏れ・ドレッシング材のはがれ・挿入部の感染がなければ，できるだけドレッシング材の交換は行わない
- 閉鎖式ドレーンの場合はチューブの屈曲や漏れのないことを確認する
- 体動に伴う抜去事故予防のため，体にドレーンをしっかりと固定し，接続部がきちんと接続されていることを確認する▶2
- 尿道カテーテルの抜去は泌尿器科の医師と相談して行う

▶2　排液部またドレーン接続部に触れる際は，必ずその前後で手洗いを実施し，手袋を着用する[1]

留置中の患者への説明

- ドレーンが挿入されていること
- 事故抜去に注意すること
- 移動の際には，閉鎖式ドレーンを挿入部より高く持ち上げないこと
- 小児や高齢者に対しては理解できるよう伝え方を工夫する

ドレーンの管理・固定

- できるだけ術前に使用するテープ類のパッチテストを実施し，アレルギーの少ない，またはアレルギーの出現しなかったテープ類を貼付する

- 小児には，両腕の肘関節，手関節の2か所をシーネで固定する方法もある．この場合，両親にドレーン留置の必要性を十分に説明し，理解してもらうことが大切である
- 高齢者ではドレーンが患者の視界に入らないように固定する
- ベッド柵にドレーンをかける専用フックを使用する．また移動時は点滴架台などの下方（挿入部より下方）で固定台を使用する

排液の観察

排液を処理するときには性状を視覚と臭覚で観察する．出血が起きていれば血性，縫合不全では腸液または便がドレナージされ便臭を伴う．また腹腔内感染があれば膿汁，嫌気性菌感染は独特の悪臭を伴う．

Trouble Shooting

Trouble 排液が血性になった！

考えること 吻合部リーク（縫合不全）
- 対応▶バイタルサインを測定
- 対応▶腹痛の有無，腹部の緊満，肛門からの血性排便や凝血塊の排泄がないかを確認
- 対応▶ドレーンからの血液が一過性で少量か，大量で持続しているかを確認
- 対応▶これらの情報をあわせて速やかに医師に報告

Trouble 排液が膿汁になった！

考えること 腹腔内感染
- 対応▶ドレーンの内容物を微生物検査へ提出
- 対応▶医師から抗菌薬の投与開始指示を受ける

Trouble ドレーンを固定した皮膚が赤い！

考えること 潰瘍形成の徴候
- 対応▶皮膚をドレッシング材で保護する

Trouble ドレーン挿入部が赤い！

考えること 接触性感染
- 対応▶皮下ポケットが形成されていないかを確認（皮下ポケットとは，皮下と筋層の間に感染を起こし離解している状態である．ドレーン挿入部の周囲の皮膚は熱感を生じ，圧痛，さらに膿汁が溜まっている．手袋を装着して皮膚を触診し異常の確認をする）
- 対応▶皮下ポケットがなければドレッシング材で保護
- 対応▶皮下ポケットがあれば医師に報告し，切開・排膿処置を行う

Trouble 排液から便臭がする！

考えること 吻合部の縫合不全
- 対応▶医師に報告
- 対応▶腹痛，発熱などの炎症所見を観察

（大山真貴子）

●文献
1) 小野　聡, 辻本広紀, 望月英隆：Surgical site infection（SSI）と感染防御. 外科 2005；67：1260-1265

▶腹部：消化器

腹会陰式直腸切除術後ドレナージ

目的	● 術後の異常な出血や手術部位への不要な貯留物を体外へ排出する ● 縫合不全発生時の漏出物の拡散を防止し，感染や創傷治癒遅延を防止する ● 開腹せずに腹腔内の状況を把握し，異常時の治療に用いる
適応	組織修復の促進および患者の術後の安定化が必要で，かつ吻合部の縫合不全が予測される症例
留置部位 （図1）	● 直腸切除後の骨盤腔には仙骨前面とダグラス窩から腹腔外経路で留置 ● 会陰部の閉鎖創に左右各1本

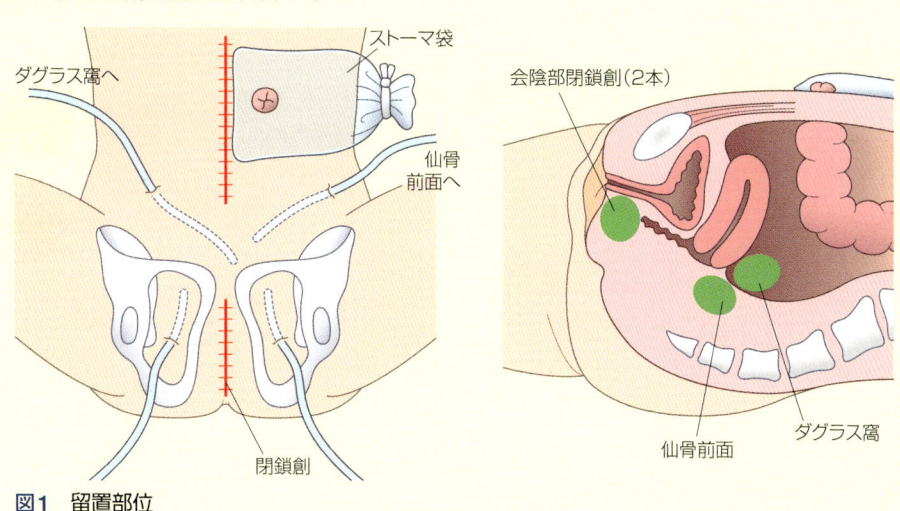

図1　留置部位

合併症	長期留置による逆行性感染，縫合不全，遺残潰瘍，挿入部の創処置時に起こる接触感染，骨盤腔内の感染
利点	腹腔内および骨盤内の異常の早期発見が可能，治療目的として利用できる
欠点	ドレーンによる逆行性感染，創傷治癒遅延，ドレーン挿入部痛
抜去条件	● 排液が挿入直後の淡血性から漿液性となり1日量が減少し，日によって排液量の変化がなくなったことを確認できた場合 ● 排液の性状に異常がなければ48時間以内に抜去することもある

▌腹会陰式直腸切除術の特徴

　直腸がんは，腫瘍の局在部位によって直腸前方切除術[1]となるか腹会陰式直腸切除術となるかが決定する．

　腹会陰式直腸切除術は，感染とイレウスの発生頻度が高いことが特徴である．骨盤底の間隙に小腸が落ち込み機械的なイレウスを起こすこともある．創部は腹部と会陰部の2か所となる．腹部の正中創はしっかりとドレッシング材で密閉することにより人工肛門からの汚染を防止できる．しかし，会陰部は死腔が

[1] 直腸前方切除術については「直腸前方切除術後ドレナージ」p.116参照

119

大きく感染を生じやすいため，①ドレナージが必要な場合は閉鎖式ドレーンを用いること，②ドレーンは手術切開創より離して用いること，③ドレーンはできるだけ速やかに抜去すること[2]をより徹底する必要がある．

さらに，この術式では永久的人工肛門（ストーマ）が造設されるため，患者はボディイメージの変化を余儀なくされる．したがって，術後は患者の心理的支援と人工肛門の自己管理へ向けての支援を踏まえたドレーン管理が必要である．

▶2 欧米に比べて日本では，ドレーンの留置が長期にわたる

留置中の看護

ドレーンの第一目的は縫合不全による出血の予測と吻合部の観察である．挿入されている位置は吻合部であることがほとんどであり，吻合部に異常があれば出血や腸の内容物がドレーンから排液される．看護師は異常の早期発見と適切な処置を実施することが重要である[3]．

- 術後はファーラー位とし，排液が効果的に排出される体位とする
- 挿入部は透明なドレッシング材を貼付し，毎日観察する
- 挿入部からの滲出液の漏れ・ドレッシング材のはがれ・挿入部の感染がなければ，極力ドレッシング材の交換は行わない
- 閉鎖式ドレーンの流れにチューブの屈曲や漏れのないことを確認する
- 体動に伴う抜去事故予防のため，体にドレーンをしっかりと固定し，接続部がきちんと接続されていることを確認する
- 排液処理時には量と性状を視覚と臭覚で観察する[4]
- 直腸の手術では術後1週間以内に排尿障害，縫合不全を起こしやすいため，注意をする

▶3 ドレーン挿入中の患者が違和感や疼痛を伴ったり，ドレーン挿入によるヘルニアなどによってドレーンとしての機能を果たしていないこともある．このようなとき，看護師は速やかに医師へ情報を提供し，医師と連携しながら優先されるべき治療を患者に提供することが重要である

▶4 出血が起きていれば血性，縫合不全では腸液または便がドレナージされ便臭を伴う．また腹腔内感染があれば膿汁，嫌気性菌感染の場合は独特の悪臭を伴う

人工肛門とは

直腸がんの永久的人工肛門は，下行結腸を用いて造設される．人工肛門の必要性は，術前から医師が患者に説明している．また，人工肛門は，左側の腹壁の状態や腹直筋などの走行，患者の生活を考慮して，術前にストーマサイトマーキングされた位置に造設されている．この位置に人工肛門が造設されることは術前から患者も了解している場合が多い．

人工肛門の自己管理支援

- 術後は腹部に人工肛門が造設され，すでに排泄経路が変更されているため，人工肛門を受け入れていく受容過程とその心理的支援に配慮する
- 術後のパウチ交換は，患者の視線や表情などから興味の程度を観察し，心理状態を把握する．その受容過程に合わせたケアを実施していくことが大切である
- 人工肛門の状態を口頭で説明することや，実際にパウチ交換を手伝ってもらうことなどは自己管理へ向けての援助の第一歩である．しかし，受容が困難な段階にある患者の場合はその思いを共有し，積極的な指導を避けることが望ましく，患者が形態機能変化を受け入れていく受容プロセスを大切にし，患者自らが人工肛門に関心をもてるようなかかわりを実施する

ドレーンの管理・固定

◎ 固定方法

- 会陰部付近は皮膚トラブルを起こしやすいので，できれば術前に使用するテープ類のパッチテストを実施し，アレルギーの少ない，またはアレルギーの出現しなかったテープ類を貼付する
- 会陰部から挿入されているドレーンの挿入部はガーゼドレッシングとする．ドレーンは大腿部に固定することが多く，体動で引っ張られて抜去事故となりやすいため，下肢の動きにあわせて固定する．特に，股関節の可動域に配慮し，ドレーンが屈曲せず，離床の邪魔にならないように患者と協力し固定する

◎ 管理方法

- ベッド柵にあるドレーンかけの専用フックを使用する．また移動時は点滴架台などの下方（挿入部より下方）にある固定台を使用する
- チューブと排液バッグの接続部は頻回に観察する ▶5

▶5 ドレーン挿入部，接続部，排液部に触れる際は，必ずその前後で手洗いを実施し，手袋を着用する[1]

Trouble Shooting

Trouble 排液が血性になった！

考えること **吻合部リーク**
- 対応 ▶ バイタルサインを測定
- 対応 ▶ 腹痛の有無，腹部の緊満，肛門からの血性排便を確認
- 対応 ▶ 医師に報告

Trouble 排液が膿汁になった！

考えること **腹腔内感染**
- 対応 ▶ ドレーンの内容物を微生物検査へ提出
- 対応 ▶ 医師から抗菌薬の開始指示を受ける

Trouble ドレーンを固定した皮膚が赤い！

考えること **潰瘍形成の徴候**
- 対応 ▶ 皮膚をドレッシング材で保護する
- 対応 ▶ 悪化傾向にないかを観察

Trouble ドレーンの挿入部が赤い！

考えること **接触性感染**
- 対応 ▶ 皮下ポケットが形成されていないかを確認
- 対応 ▶ 皮下ポケットがなければドレッシング材で保護
- 対応 ▶ 皮下ポケットがあれば医師に報告し，切開・排膿処置を行う

Trouble 排液から便臭がする！
考えること 吻合部の縫合不全
- 対応▶医師に報告
- 対応▶腹痛などの炎症所見を観察
- 対応▶食事開始後であれば絶飲食とする

Trouble ストーマからの排便が減少した！
考えること 術後イレウス
- 対応▶イレウス症状（腸蠕動音，発熱，腹痛，嘔吐）を観察
- 対応▶医師に報告．医師は腸管の安静を図る目的でイレウス管をX線下で経鼻的に小腸まで挿入する
- 対応▶挿入されたイレウス管の長さを確認し，マーキングする．排液量を定期的に測定し，排液量にあわせた補正を行う

Trouble 会陰部に挿入されているドレーン周囲の痛みを訴え，熱感がある！
考えること 骨盤腔内の感染
- 対応▶医師に報告

Trouble 下肢にしびれがある！
考えること 硬膜外麻酔が脊椎麻酔となっている可能性
- 対応▶コールドサインと知覚麻痺の部位を確認（神経を麻酔させると，神経支配の皮膚は触られている感覚のみが残り，熱・冷感は消失する．この機序を利用しアルコール綿を用いて両大腿部の冷感の有無を確認することをコールドサインという）
- 対応▶麻酔科医師に報告

（大山真貴子）

●文献
1）伊藤美智子：スマートケア．学研；2003.
・Mangram AJ, HoranTC, PeasonML, et al.：Guideline for Prevention of Surgical Site Infection. Infect Cont Hosp Epidemiol 1999；20：247-278.
・小野聡，辻本広紀，望月英隆：Surgical site infection（SSI）と感染防御．外科 2005；67：1260-1265.

▶腹部：消化器

肛囲膿瘍ドレナージ

目的	膿の排出を促し，炎症の軽減を図る
適応	高位筋間膿瘍，低位筋間膿瘍，骨盤直腸窩膿瘍，坐骨直腸窩膿瘍，皮下膿瘍など（図1）
禁忌	絶対的禁忌ではないが，出血傾向のある患者や抗凝固薬などを内服している患者の場合は注意が必要
挿入経路	●低位筋間膿瘍・坐骨直腸窩膿瘍・骨盤直腸窩膿瘍・皮下膿瘍：皮膚側からの切開⇒膿瘍内 ●高位筋間膿瘍，高位筋間膿瘍から生じた骨盤直腸窩膿瘍：粘膜側からの切開⇒膿瘍内
合併症	●切開・挿入時：血管損傷による出血 ●挿入後：ドレナージ不良による感染の再燃
利点	●排膿が効果的に行え，感染悪化を防ぐ ●内圧低下による疼痛の軽減
欠点	●ガーゼドレナージではガーゼの逸脱やガーゼによる閉塞で，ドレナージ効果が得られない場合がある ●肛門部の処置になるため，患者にとっては苦痛となる
抜去条件	排液の性状が膿性から漿液性に変化し，切開創周囲組織の感染徴候が消失した場合

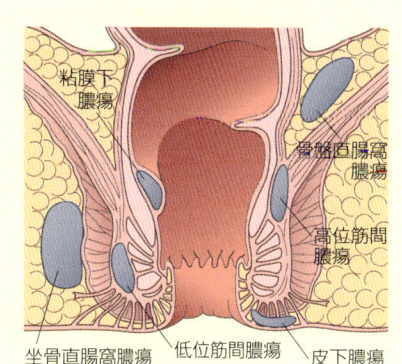

図1 肛囲膿瘍の種類

（衣笠 昭：肛囲膿瘍ドレナージ．窪田敬一，編：最新ナースのための全科ドレーン管理マニュアル．照林社；2001．p.120[1)]をもとに作成）

肛囲膿瘍とは

　肛囲膿瘍とは痔瘻の前段階の病態で，直腸・肛門管とその周囲の皮下・粘膜下・筋間に膿瘍を形成したものの総称である．

　ほとんどが，歯状線上の肛門小窩から侵入した細菌が内外括約筋間に存在する肛門腺で感染することによる．治療の基本は切開排膿で十分な排膿を行い，炎症が軽減した後に痔瘻根治術を行う．

　膿瘍は形成部位によって分類される．皮下膿瘍・低位筋間膿瘍では，局所麻酔にて切開排膿後にガーゼドレナージが選択されることが多い．高位筋間膿瘍，骨盤直腸窩膿瘍，坐骨直腸窩膿瘍では，十分なドレナージを行わなければ再発しやすいため，ドレーンを留置することが多い．

　また，深在性・複雑型・多発性などの膿瘍においては，仙骨麻酔・硬膜外麻酔・腰椎麻酔・静脈麻酔で行われることが多い．

挿入前の看護

　ドレナージの目的・必要性，処置経過などの十分な説明を行い，患者の精神的不安の軽減を図る．

事前準備

- 必要物品（表1）を準備する
- プライバシーの保持に努め，体表を露出するため室温調節を行う
- ドレナージの方法を医師へ確認する

挿入時の看護

- 診察時の体位はシムス位が基本であるが，切開時はジャックナイフ体位や截石位で行われることが多い
- ドレナージの下に処置用シーツを敷き，汚染の予防に努める．必要物品を滅菌シーツの上に準備し，局所麻酔薬を清潔操作で医師へわたす
- 麻酔後に医師が切開排膿を行う（図2）
- 切開時は排膿液の性状（量・腐敗臭・異常色調）の観察を行う
- 気分不快や疼痛がないか，患者に声かけをする
- 必要時にバイタルサインを測定し，異常の早期発見に努める
- 易出血状態の患者が出血した場合，止血が困難となる．バイタルサインの変動，顔色の変化，冷汗，四肢末梢の冷感などの症状がないか観察する
- 深在性膿瘍の場合は，膿瘍に達するまで鈍的にペアンで広げるため血管損傷を引き起こす可能性がある．疼痛の出現や切開部からの出血，排膿状態を観察する
- ドレーンを留置するとき（図3）は，ドレーンの長さを医師に確認する

患者への確認と説明

- 切開排膿が終了したことを患者に伝え，疼痛やほかの症状がないかを確認する
- 排便時に創部が汚染された場合，処置が必要となることを説明する

ドレーンの管理・固定

- ドレーンの膿瘍腔内への埋没・脱落予防として，絹糸で縫合固定する
- 糸で固定したうえで，粘着テープやドレッシング材での固定を確実に行う
- ガーゼドレナージの場合は，ガーゼを毎日交換するので固定する必要はない
- 挿入時に確認したドレーン挿入の深さが，消毒時に変わっていないかを確認する
- 排便時は創部が汚染されるため，医師に指示された消毒を実施する（温水洗浄便座で十分に洗浄を行ってもらう）
- うまく排膿されないなど，排液の状態によってはドレーン挿入の深さを変更する場合がある．その際に疼痛を伴うことが多いので，疼痛に対するケアを十分に行う
- 排液の付着したガーゼ類はスタンダードプリコーションに沿って処理し，感染予防に努める

表1　必要部品

- 局所麻酔薬（キシロカイン®）
- 23G注射針
- 10mL注射器
- ディスポーザブルメス尖刃（11番）・小円刃（15番）
- ペアン（鉗子）
- 剪刀
- 持針器
- 絹糸
- 鑷子
- 縫合針
- 肛門鏡
- ドレーン
- ガーゼ
- 滅菌手袋
- 綿球
- 滅菌シーツ
- 滅菌穴空きシーツ
- 処置用シーツ
- ポビドンヨード消毒薬（イソジン®）
- 細菌培養提出用スピッツ
- 膿盆
- 固定用テープ

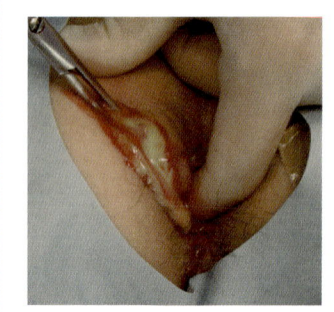

図2　切開排膿

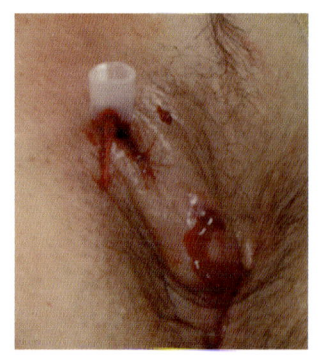

図3　ドレーン留置

留置中の観察

- 発熱の有無と熱型の確認を行う．ドレナージする前から発熱を認める場合はドレナージ後に解熱しているかを確認する▶1
- 血液データ（WBC・CRP・血沈などの炎症反応）を確認する
- 排液の性状（膿性・漿液性・出血）と量を確認する
- ドレーンの逸脱・屈曲・閉塞がないかを確認する▶2
- 切開周囲組織の感染徴候を観察し，症状が軽減されているかを確認する▶3

排液の観察

- 排液量：切開排膿後はドレナージされる量は減少する
- 排液の性状：起炎菌の種類にもよるが，黄緑色で粘稠性が高く，悪臭を伴う

▶1 発熱が持続する場合は，遺残膿瘍の可能性やドレナージの異常を考える

▶2 逸脱や屈曲がない場合は，ドレーンの内腔が壊死組織などで閉塞していないかを確認する

▶3 排液が少ない場合や感染徴候が改善しない場合は，ドレーンの異常を考える

Trouble Shooting

Trouble　排液がない！

考えること　ドレーンの逸脱・屈曲・閉塞
　　　　対応▶ドレーンの逸脱・屈曲時はドレーンを医師が再挿入

考えること　ガーゼドレーンによる閉塞
　　　　対応▶原因となっている物質を除去し，生理食塩液などで洗浄処置を行う

Trouble　挿入部周囲の皮下出血！

考えること　血管損傷
　　　　対応▶持続する出血の場合は，医師により止血処置が行われる

Trouble　おむつをしていて悪臭がある患者の切開部周囲の皮膚がトラブルを起こした！

考えること　おむつによる蒸れや滲出液などが長時間密着していたことによる皮膚トラブル
　　　　対応▶排便がしっかりできるようであれば，なるべくおむつは避ける．排便後は洗浄と処置を必ず行いガーゼの定期交換を行う．滲出液が多い場合は，周囲の健常な皮膚への対応を行う（浸軟予防のための保護クリーム・皮膚被膜剤の使用）

（三浦まき）

● 文献

1) 衣笠　昭．肛囲膿瘍ドレナージ．窪田敬一，編：最新ナースのための全科ドレーン管理マニュアル．照林社；2001．p.120-122.
・ 林　紀夫，日比紀文：標準消化器病学．医学書院；2003．p.291-292.
・ 窪田敬一，高木和俊：事故防止のためのドレーン管理．臨牀看護 2003；29（6）：889-992.

2 領域別ドレナージ｜腹部：消化器

腹部：消化器

肛門ドレナージ

目的	●体内から水様便および水様に近い泥状便を効果的に管理し回収する ●便失禁に伴う皮膚損傷リスク・感染拡大リスク・合併症リスクの低減と，創傷，手術創，熱傷創の保護
適応	●水様または泥状便の頻回な排泄や失禁があるなど，排便をコントロールできないハイリスクな患者 ●成人
禁忌	1年以内に大腸下部または直腸の手術歴あり，直腸または肛門に傷または高度の狭窄（直腸遠位が膨張時のバルーンに不適合）のある患者，直腸粘膜障害の疑いまたは確認された患者（重度の直腸炎，虚血性直腸炎，粘膜潰瘍），直腸・肛門腫瘍が確認された患者，重度の痔核，宿便のある患者，製品および構成品に対し過敏症状あるいはアレルギーの既往歴のある患者
挿入経路	肛門⇒直腸（図1）
合併症	器具周囲での便の過剰な漏出，肛門括約筋の緊張低下による肛門括約筋の一時的な機能障害，直腸・肛門粘膜の圧迫壊死，感染，腸閉塞，腸穿孔，下部消化管出血
利点	●肛門周囲の創傷，手術創，熱傷創による，一時的なストーマ造設の代替になる ●臀部や大腿部の開放創などの場合でも，経腸（管）栄養への切り替えが可能となり，栄養状態の回復，バクテリアトランスロケーションの予防につながる
欠点	●保険対象外の製品のため高額である[1] ●創傷管理目的で使用する場合，緩下剤で便の性状を泥状～水様便に近づけなければならない
抜去条件	●便失禁がなく，排便コントロールができる状態になった場合 ●皮膚障害，創傷，手術創，熱傷創の軽快，治癒が認められた場合

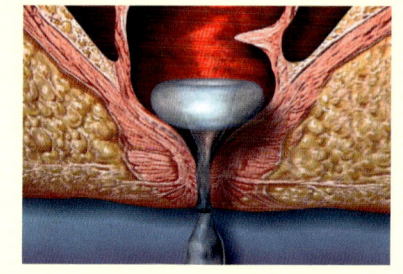

図1 肛門ドレーンの挿入（フルキシシール®）
（画像提供：コンバテック ジャパン）

肛門ドレナージの適応

- 臀部や大腿部などの熱傷または創傷，褥瘡などに対する，便汚染リスクのコントロールを必要とする症例
- 治療に必要な薬剤（抗菌薬など）が原因の，長期にわたる水様便の便失禁管理を必要とする症例
- 経腸（管）栄養による量の多い水様便の管理を必要とする症例
- 腸炎などにより水様または泥状の便排泄が認められた持続的難治性下痢便の便失禁管理，皮膚障害および感染リスクのコントロールを必要とする症例

ドレナージキットの特徴

- 用いるチューブは柔らかいシリコン製で，直腸～肛門の解剖学的構造に適合

[1] 平成24年度診療報酬改定で，持続的難治性下痢便ドレナージ（開始日）50点が新設された．要件には，定められた特定入院料などを算定していて，2時間に1回以上反復する難治性の下痢便を認めるまたは肛門周囲熱傷を伴う患者に，適切な知識・技術を有する医師または看護師が便の回収を持続的かつ閉鎖的に行う機器を用いて行った場合などがある

する
- 生理食塩液または水（器材により注入量が異なる）で柔らかいカフを膨張させて，直腸内の曲面構造に穏やかに適合するため，腸管壊死のリスクが低く抑えられる
- カフは最小限の圧力で膨張するため脱気の必要がなく，簡便である
- チューブ内は，専用の洗浄ポートにシリンジを接続して洗浄でき，残渣物の除去ならび臭気の管理に効果がある
- 排泄物を収容するためのバッグ（パウチ）は，片面が白色になっており，排泄物を外から見えなくすることができる．また，バッグ（パウチ）には逆流防止弁がついている閉鎖式のタイプがある

挿入前の看護

確認事項

- 医師の直腸診の後，肛門括約筋の緊張度や宿便の有無（必要時摘便を行う）
- 直腸から肛門にかけての現病歴・既往歴（直腸からの留置が可能か）
- 肛門に何も（直腸温プローブ・坐薬など）挿入されていないこと

患者・家族への説明

- 肛門ドレーンを留置する必要性
- 抜去時期の目安
- 挿入により肛門周囲に違和感や疼痛が出る可能性があること

必要物品の準備

- 便による衣類の汚染を防ぐための保護シーツ
- 肛門ドレナージキット（図2），シリンジ，生理食塩液もしくは水道水 45mL，手袋，潤滑油（チューブ本体と付属品で構成されている製品もある）

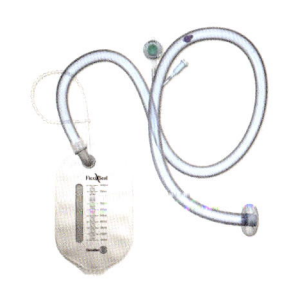

フレキシ シール®
（写真提供：コンバテック ジャパン）

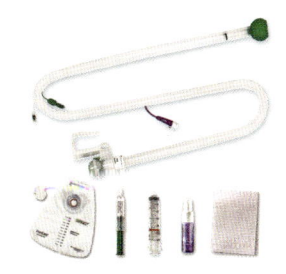

バード® ディクニケア
（写真提供：メディコン）

図2　肛門ドレナージキット

挿入時の看護

- 患者を左側臥位で寝かせ，衣類の汚染を防止するため，保護シーツを敷く．状況に応じ，膝胸位（腰を曲げた伏臥位）とする

2 領域別ドレナージ｜腹部：消化器

- ドレーンチューブとバッグ（パウチ）を接続する
- 声かけを行い，患者の安心を図る
- 手袋を着用し，チューブ先端のカフの空気を抜き，潤滑油をポジションライン（図3）まで塗布する
- 各製品の使用方法にそってチューブ先端を肛門に静かに挿入し肛門括約筋を通過させ，直腸内に収める．この際，患者には口でゆっくり呼吸してもらう
- チューブ先端のカフを拡張される専用ラポートからシリンジを静かに押し，水または生理食塩液[2]最大45mLで膨張させる（患者に応じたバルーン水量が目視で確認・コントロールできる製品もある：図4）．カフが適切に膨張しているのを確認する[3]
- ドレーンチューブを静かに引っ張り，カフが直腸内で確実に固定されていること，およびカフが直腸底部に接していることを確認する
- 患者を仰臥位に戻す
- ドレーンチューブがねじれや屈曲で折れ曲がって閉塞しないよう，ドレーンチューブ全体を患者の脚に沿って伸ばす（図5）

挿入後の看護

- 挿入が終了したことを患者に伝え，ねぎらいの声かけを行い，疼痛の有無や違和感の有無を確認する
- 便の漏れを感じた場合は，すぐに医療者に伝えるよう患者に説明する

ドレーンの管理・固定

- ドレーンチューブの種類に応じてポジションラインや固定用ストラップの位置の変化を観察し，患者の直腸内で保持カフが動いたかどうか判断する
- 便の流れがスムーズになるように，適宜チューブのミルキングを行う
- ドレーンチューブ内に固形物や残渣物が詰まった場合，水で洗浄する（図6）
- 便が流出しない場合は，体や器具による圧迫やドレーンチューブのねじれや屈曲により閉塞していないかを確認する

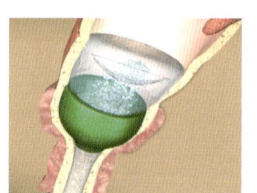

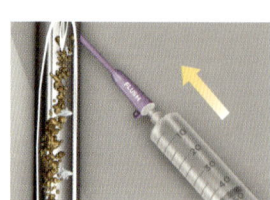

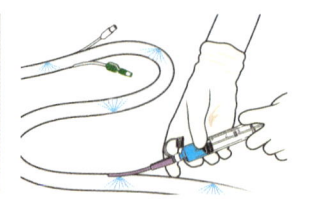

図6　ドレナージチューブの洗浄
（画像提供：メディコン）

便の管理

- 創傷管理目的で使用する場合，便の性状を泥状から水様便に保つように整腸薬，緩下薬を用いて，排便のコントロールを行う
- 患者が便意をコントロールできるようになり，便の固さ，排便頻度が正常化し始めたら，ドレーンチューブは抜去する

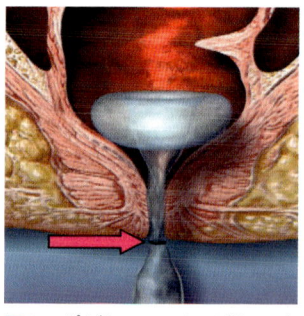

図3　ポジションインジケーターライン
（画像提供：コンバテック ジャパン）

[2] 生理食塩液の成分である塩化ナトリウムが沈殿して，結晶はいくらか生じるが，結晶化が低圧保持バルーンの収縮不良の原因とはならない

[3] バルーンは患者に害を与えないように変形する構造になっている

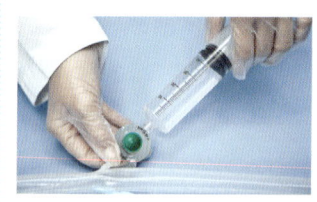

図4　バルーン水量が目視可能
（画像提供：コンバテック ジャパン）

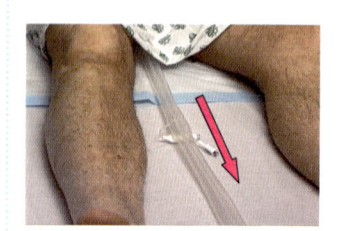

図5　ドレーンチューブ管理
（画像提供：コンバテック ジャパン）

Trouble Shooting

Trouble 便が流出しない！

考えること 患者の体や器具による圧迫やチューブのねじれ・屈曲
- 対応▶患者が移動したときや体位変換など，ポジションが変わるたびにチューブのポジションラインの位置を確認する
- 対応▶自力で体動できる患者には，チューブについて十分説明するとともに観察を行う

考えること ドレーンチューブ内の便の停滞または便の残渣物の詰まり
- 対応▶チューブを用手的にミルキング
- 対応▶シリンジに水道水を満たし，洗浄専用ポートにシリンジを接続して，カフまたはチューブ内がきれいになるまで洗浄する．便の停滞・残渣物の状況により，各勤務帯などで洗浄回数を決めて行う
- 対応▶創傷管理目的で使用する場合は，整腸薬や緩下薬を用いて便の性状を泥状から水様便に調整する

Trouble スキントラブルがある！

考えること 便と皮膚の接触
- 対応▶微温湯で洗い流し，押さえ拭きをする
- 対応▶機械的刺激を緩和
- 対応▶油性清浄剤や皮膚皮膜剤，撥水性のクリームなどを使用して皮膚を保護
- 対応▶皮膚の浸軟を防ぐため通気性を考え，おむつではなくパッドを使用

Trouble 便の漏れが生じた！

考えること ドレーンチューブの屈曲・閉塞
- 対応▶チューブが抜けていないか，肛門括約筋が弛緩していないかを確認
- 対応▶直腸底部に固定されているか，ポジションラインの位置を確認
- 対応▶体や器具によるチューブの圧迫，またチューブにねじれや屈曲がないかを確認
- 対応▶適宜ミルキングを行い，便の流出を促す
- 対応▶少量の漏れの場合，肛門周囲のチューブにガーゼまたは失禁用専用綿などを使用し，便を吸収する

Trouble 大量の便が排出された！

考えること 体内からの水分・電解質の喪失
- 対応▶血液検査のデータの確認
- 対応▶脱水傾向を予測し，出納バランスを算出して，必要時に点滴で補正を行う

Trouble 便の臭気が強い！

考えること チューブ内での便の長期留置
- 対応▶チューブ内を洗浄し，洗浄する頻度を高める
- 対応▶便回収バッグ（パウチ）は満杯になる前に交換する
- 対応▶ベッド下に防臭剤などを置き，パウチ内に消臭剤を塗布し，臭気を抑える

（背戸陽子）

●文献
- 本郷利憲，ほか，監：第6版 標準生理学．医学書院：2005．p.730-732．
- 前田耕太郎，編：ナーシングケアQ&A14 徹底ガイド 排便ケアQ&A．総合医学社：2006．p.50-51．p.76-79．p.116-123．

Part 2

領域別ドレナージ

腹部：胆・肝・膵

腹部：胆・肝・膵

胆道ドレナージ

目的	● 胆汁の排泄障害により貯留した胆汁を体外に排泄させ，胆道内の減圧をする ● 減圧により胆汁の停滞を防ぎ，黄疸の軽減（減黄術）・胆管炎の軽減を図る
適応	膵臓がん（膵頭部）・胆道がん・総胆管結石などによる胆道狭窄または，閉塞による胆嚢内容物の排泄障害
禁忌	● 出血傾向にある患者 ● 抵抗力が低下している患者
合併症	● 挿入時：肝臓・胆嚢・胆管損傷，腹腔内出血，腹腔内胆汁漏，消化管穿孔，経皮的ドレナージでは胸腔内出血，肺損傷，気胸 ● 挿入後：胆管系の奇形，走行異常，癒着
欠点	● 種類によっては経皮的な侵襲を加えなくてはならない ● 内視鏡的に挿入する場合は，挿入に時間を要するため苦痛を伴う
抜去条件	炎症症状が消失し，胆道造影により閉塞や狭窄が解除されたことが確認できた場合

■ 胆道閉塞の所見

　胆道閉塞を起こす疾患としては胆石症，膵頭部がん，胆嚢がん，膵臓がんがある．

　胆石症の3主徴は右季肋部痛，黄疸，発熱である．その他に悪心，嘔吐，食欲低下がある．

　膵頭部がんでは無痛性の場合がある．腹部の超音波検査により胆管・胆嚢の拡張が認められる．また，閉塞部位が下腹部にあると，胆嚢が腫大し触知できる場合があり，これをクールヴォアジェ症候（Courvoisie's sign）という．

　胆嚢がんや膵臓がんではERCP[1]により，辺縁不整な狭窄が認められる．

■ 胆道ドレナージの種類（図1）

◎ 経皮経肝胆管ドレナージ（PTBD，PTCD）

　エコーガイド下に行われるPTBDと経皮経肝胆道造影（PTC）のもとに行われるPTCDとに分けられるが，現在はPTBDが一般的である．
● 挿入経路：上皮⇒肝内胆管⇒胆管狭窄部（図1①）

◎ 経皮経肝胆嚢ドレナージ（PTGBD）

　急性胆嚢炎の際に行われる．
● 挿入経路：上皮⇒肝臓⇒胆嚢内（図1②）

▶1　ERCP（endoscopic retrograde cholangiopancreatography）とは内視鏡を用いて十二指腸乳頭部よりカテーテルを入れ，膵管，胆管を造影する検査

PTBD（percutaneous transhepatic biliary drainage）
PTCD（percutaneous transhepatic cholangiographic drainage）
PTC（percutaneous transhepatic cholangiography）
PTGBD（percutaneous transhepatic gallbladder drainage）

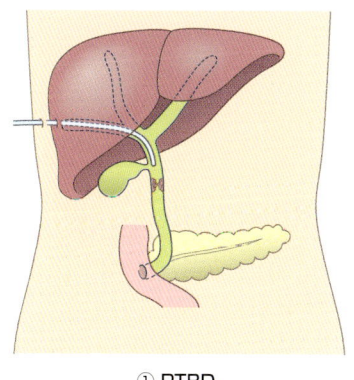

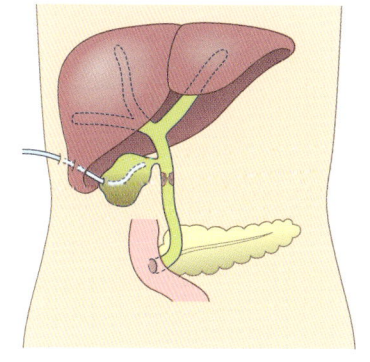

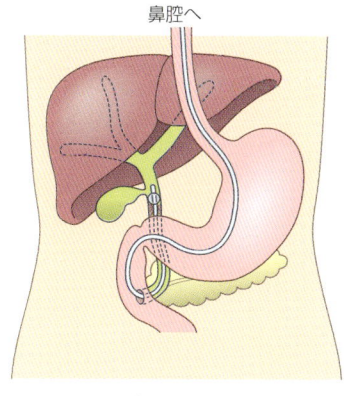

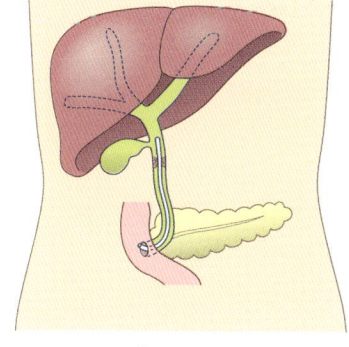

① PTBD　　　② PTGBD

鼻腔へ

③ ENBD　　　④ ERBD

図1　胆道ドレナージの挿入経路

◎ 内視鏡的経鼻胆管ドレナージ（ENBD）

内視鏡下で挿入し，ドレーンは鼻から体外に出し，外瘻にする方法．
- **挿入経路**：鼻腔⇒十二指腸乳頭部⇒胆管⇒胆管狭窄部（**図1** ③）

ENBD（endoscopic naso-biliary drainage）

◎ 内視鏡的逆行性胆道ドレナージ（ERBD）

胆汁を腸管に流出させ，内瘻化させる方法．
- **挿入経路**：十二指腸乳頭部⇒胆管⇒胆管狭窄部（**図1** ④）

ERBD（endoscopic retrograde biliary drainage）

◎ 逆行性経肝胆道ドレナージ（RTBD）

膵頭部十二指腸切除術などの開腹術が行われた際に術中に留置する．

RTBD（retrograde transhepatic biliary drainage）

チューブの管理・固定

◎ ドレーンの管理

- 体位変換などでチューブの屈曲，捻転などがないことを確認する

- 排液量・性状とともに，腹痛や腹壁の緊張など患者に腹部の症状がないかを観察する
- 定期的なX線撮影により，ドレーンの位置に変化がないことを確認する

PTBD・PTGBDの場合
- 術直後は胆汁の流出を促すため，セミファーラー位とする
- ドレーン挿入部周囲の炎症，びらんを予防するため，定期的にガーゼ交換を行う
- ドレーンの閉塞を予防するためドレーンの洗浄を行う場合は，清潔なシリンジ（20 mL）と生理食塩液を準備し，医師の介助を行う

ENBDの場合
- 咽頭をドレーンが通過しているため，食事摂取が可能であれば，誤嚥に注意し，嚥下を慎重に行うように説明する
- ENBDのドレーンは細く長いため，引っかかりなどによる誤抜去に注意する
- 細いドレーンであるため，閉塞に注意し，流出量を定期的に確認する

固定方法

- PTBD・PTGBDではドレーンが抜けないように，挿入部近位からループをつくり固定する
- ENBDのドレーンはテープがはがれないように鼻翼に固定する
- ドレーンによる皮膚の潰瘍形成に注意する
- 排液ボトルは患者の体動に妨げにならない位置に確実に固定し，ドレーンが引っ張られない位置を保つ
- ドレーン挿入部と排液ボトルとの落差による水柱圧を保つ位置に固定する

排液の観察

- **通常量**：500 mL/日前後
- **通常の性状**：濃い黄金色で透明

Trouble Shooting

Trouble　ドレーンが抜けてしまった！

考えること　腹腔内への胆汁漏，腹膜炎の合併
　　　対応▶バイタルサインの測定
　　　対応▶腹部の疼痛および腹壁の緊張の有無を確認

Trouble　胆汁の流出が消失した！

考えること　ドレーンの腹腔内への逸脱
　　　対応▶X線によりドレーンの位置を確認
　　　対応▶バイタルサインの測定
　　　対応▶腹壁の緊張および疼痛の有無を確認

胆道ドレナージ

Trouble **胆汁の流出が減少した！**

考えること **ドレーンの閉塞，位置のずれによるドレナージ不良または，胆道の開通による排液量の減少**
- 対応▶胆管炎の症状（発熱，右季肋部から心窩部痛，胸痛，背部痛，悪心・嘔吐）の有無を確認
- 対応▶ドレーン洗浄の準備
- 対応▶医師の指示により超音波検査の準備

Trouble **緑色の胆汁排液が出た！**

考えること **胆管炎**
- 対応▶胆管炎の症状（発熱，右季肋部から心窩部痛，胸痛，背部痛，悪心・嘔吐）の有無を確認
- 対応▶継続的なバイタルサインの測定

Trouble **ドレーンより血液が流出した！**

考えること **胆管内出血**
- 対応▶通常ドレーンが留置されていると圧迫され止血されるが，継続的に観察する．出血量の増加時はバイタルサインを測定し，医師に報告
- 対応▶凝血塊によるドレナージ不良に注意する

Trouble **胆汁の色が薄くなった！**

考えること **肝機能障害**
- 対応▶肝機能の検査結果を確認
- 対応▶経過を観察
- 対応▶ドレーンの排液量を観察（異常がなければドレーンが原因である可能性は低い）

（後藤順一）

● 文献
- 山岡義生，編：消化器外科看護の知識と実際．メディカ出版；2001．
- 櫻井健司，監：消化器外科エキスパートナーシング．南江堂；2004．
- 日野原重明，井村裕夫，監：第5巻　胆肝・膵疾患　看護のための最新医学講座．中山書店；2001．
- 窪田敬一，編：最新ナースのための全科ドレーン管理マニュアル．照林社；2006．
- 畑尾正彦，森美智子，監：ナースのためのチューブ管理マニュアル．学研；2006．
- メディコスヒラタホームページ：http://www.medicos-hirata.co.jp/hiketu.html
- おかなの健康ドットコム：http://www.onaka-kenko.com/earlydetection/digestive-organ/biliary-tract-cancer/bc_044.html

腹部：胆・肝・膵

胆嚢摘出術後ドレナージ

目的	●胆汁ドレナージによる胆道の減圧 ●術後，遺残結石や胆汁漏，総胆管狭窄の確認のための直接胆道造影が可能 ●術後遺残結石に対する切石ルート（Tチューブ） ●胆管狭窄の予防
適応	●胆嚢摘出術後や胆道再建術後 ●術後の胆道ドレナージ法の選択について，従来はTチューブドレナージが多く用いられてきたが，経胆嚢管的ドレナージであるCチューブが広く用いられるようになっている
挿入経路	剣状突起下のトロッカー⇒（胆嚢：摘出）⇒胆嚢管⇒総胆管の三管合流部⇒十二指腸側約1cmの部位の総胆管を縦切開し，先端部を総胆管内に留置（図1）
合併症	挿入後：胆汁性腹膜炎，黄疸，下痢，ドレーン挿入部周辺の皮膚炎
利点	●胆汁を排出することで，胆汁漏や胆管狭窄，縫合不全を予防できる ●造影による遺残結石の検索が可能 ●胆道鏡の挿入ができ，胆道内の観察や結石の除去が可能
欠点	チューブの管理不良や不十分な縫合により合併症を起こしやすい
抜去条件	●**Cチューブ**：術後2〜3日目にCチューブを用いた直接胆道造影を行い，遺残結石がないこと，造影剤の十二指腸への流れがスムーズであること，総胆管切開を行った場合は縫合部に胆汁漏がないことを確認し，Cチューブを抜去する ●**Tチューブ**：瘻孔が形成される術後3週間ごろに抜去する．抜去に先立ちTチューブ造影を行い，遺残結石や縫合不全，総胆管の末端の通過障害がないことが確認できた場合

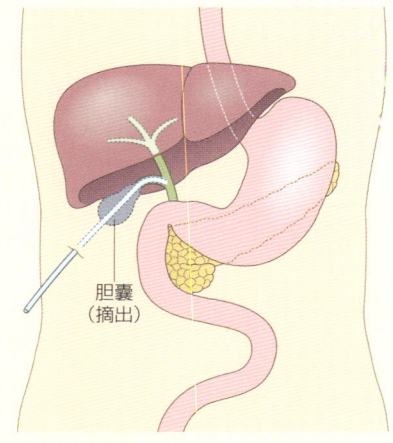

図1 留置部位

胆嚢結石症の所見

　胆汁中のビリルビンやコレステロールが結晶となり固まってきたものが胆石である．胆石はできる場所により，肝内結石，総胆管結石，胆嚢結石とよばれる．特に，胆汁が濃縮される胆嚢は結石ができやすい（図2）．

　胆嚢結石症は，無症状で経過することも多いが，胆石発作や胆嚢炎を併発し，上腹部痛，右背部・右肩への放散痛，発熱，悪心などの症状を起こすことがある．また胆管に落下して総胆管結石となって胆管炎，膵炎を併発した場合はドレナージや手術の適応となる．

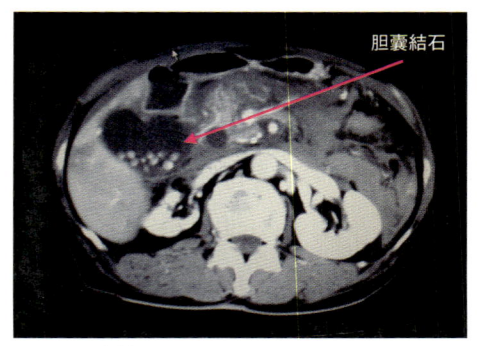

図2 胆嚢結石

胆嚢ポリープという隆起性病変も手術の対象になる場合がある．胆嚢ポリープは大きさが1cmを超えると良性腫瘍やがんの頻度が増し，胆嚢摘出術の適応となる．

チューブの構造

CチューブとTチューブの特性を**表1**に示す．

表1　CチューブとTチューブの特性

	Cチューブ	Tチューブ
留置期間	術後2〜3日目	術後瘻孔が形成されるまで2〜4週間
特徴	・柔軟性と適度な強度も有している ・胆嚢管内にチューブを挿入し，弾性糸（輪ゴムのような性状）とクリップを用いて固定しているため術後早期に抜去しても自然に閉鎖される	・適度な強度を有しているため，屈曲による閉塞を起こしにくい ・固定は胆嚢壁で締めてあるだけで，糸で固定されていないため，引っ張ればすぐに抜けてしまう ・遺残結石があった場合，Tチューブの瘻孔を介して胆道鏡などを用いて結石を除去できる

チューブの管理・固定

- 屈曲や過伸展がないように腹部に布絆創膏で固定する．さらに，チューブの途中にテープを貼り，安全ピンで寝衣に固定し，誤抜去を防ぐ
- チューブからの排液の量・性状・色・臭気・混濁・胆泥の有無を，勤務帯ごとに，1日に2〜3回確認する
- 排液ボトルは逆行性感染予防のために，挿入部より低い位置に置く

排液の観察

- **通常の量**：胆汁の1日の生産量は食事にも左右されるが，約200〜500mL/日である
- **通常の性状**：黄褐色透明である．術後2〜3病日までは手術操作の影響で血性となる

Trouble Shooting

Trouble 排液が減少または消失した！

考えること チューブの屈曲・閉塞・逸脱
　　対応▶チューブ固定のずれ，チューブの屈曲・閉塞を観察
　　対応▶医師に報告後，腹部X線で位置を確認

Trouble 排液が増加した！

考えること 吻合部の浮腫・狭窄
　　対応▶黄疸や倦怠感，瘙痒感の有無，尿や便の色調の変化，肝機能やビリルビン値を確認
　　対応▶排液の色調を観察する．白色膿性であれば急性胆嚢炎，緑色であれば閉塞性黄疸で胆管炎が疑われるため，医師に報告

Trouble 術直後から血性の排液が続く！

考えること 胆管内からの出血
　　対応▶バイタルサインの測定
　　対応▶腹痛の有無，腹部膨隆を確認し，医師に報告
　　対応▶止血術を行う

Trouble 濁った緑色の排液が続く！

考えること 感染
　　対応▶発熱の有無，腹痛（筋性防御，反跳圧痛）の有無，炎症反応の確認

Trouble 下痢が続く！

考えること 胆汁酸の腸管循環が増加したり，腸管運動の亢進により腸管内胆汁酸の通過時間が短縮されたりしている
　　対応▶電解質を確認し，脱水を把握するため水分出納を算出
　　対応▶脂肪の摂取量を徐々に増やし，過剰な脂肪の摂取は控えるように指導

（濱　厚志）

●文献
- 消化器外科ナーシング編集部，編：消化器外科術前術後ケアのヒケツ191．胆道・胆管．メディカ出版；2001．p.200-205．
- 消化器外科ナーシング編集部，編：79のトラブル対策からマスターする消化器外科のケアのポイント．胆道・胆管の手術．メディカ出版；2003．p.168-177．
- 堤　晴彦，編：だれでもわかるドレナージ．メヂカルフレンド社；2001．p.182-187．
- 原田伸彦，徳村弘実，鹿郷昌之：肝・胆・膵・脾の手術　総胆管結石に対する腹腔鏡下手術　腹腔鏡下胆管切開術　CチューブドレナージとTチューブドレナージ．消化器外科 2004；27（6）：957-963．
- 永井英司，清水周次，横畑和紀，ほか：胆道減圧チューブ（Tチューブ，Cチューブ）．消化器外科 2000；23（5）：854-858．

▶腹部：胆・肝・膵

肝切除術後ドレナージ

目的	●手術部位周辺の不要物質や有害物質を体外に排出する ●術後，排液を観察もしくは検査することで，手術部位の状況を把握する ●ドレーンから洗浄液や抗菌薬を注入し洗浄を行う
適応	●**肝切除術後**：血液・胆汁・滲出液の貯留予防 ●**開胸開腹時**：胸水の貯留予防
留置部位	●**肝右葉切除術**（図1 ①）・**肝左葉切除術**：肝切離面 ●**開胸術を伴う肝切除術**（図1 ②）：肝切離面および胸腔内 ●**胆道再建を伴う肝切除術**（図1 ③）：肝切離面，ウィンスロー孔，胆道内（RTBDチューブ）など
合併症	●感染，疼痛 ●術後合併症としては肝切離面からの出血，胆汁瘻，肝不全など
利点	術後合併症を早期発見できる
抜去条件	排液が血性でなく（漿液性），排液中の総ビリルビン値が正常であり，排液量が200 mL/日以下である場合

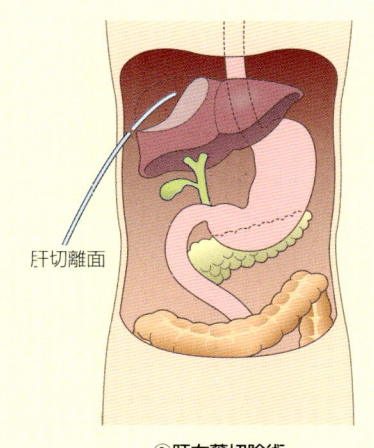

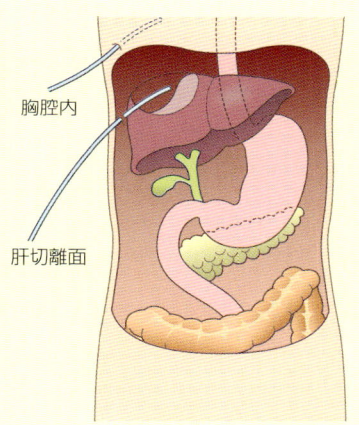

①肝右葉切除術　　②開胸術を伴う肝切除術　　③胆道再建を伴う肝切除術

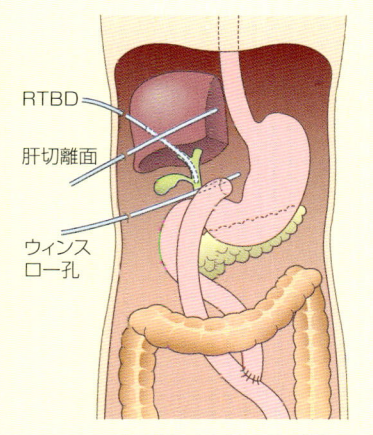

図1　留置部位

肝切除術とは

　肝臓はレックス・カントリー線（下大動脈と胆嚢を結ぶ線）により右葉と左葉に分かれ，それぞれの切除を肝右葉切除術，肝左葉切除術という．肝細胞がん，大腸がんの肝移転，肝内胆管がん，その他の肝腫瘍に対して行われる．肝右葉切除術の際に視野を広げるために開胸をすることもある．肝腫瘍にはリンパ節郭清を行い胆道再建をする．

139

ドレナージ中の患者の状態

- 肝切除術は逆L字切開，J字切開，両側季肋下切開などで行われる．長時間手術，複数回手術などでは創部感染の危険性が高くなる
- 肝切除術を行う患者は，腹水の貯留を合併することが多く，ドレーン挿入部より腹水が漏出することがある．それに伴い感染を起こすと肝不全・肝性昏睡へ陥りやすい
- もともと肝硬変を合併していることが多く，易出血傾向にあるため，術後出血を起こしやすい

胆汁瘻のケア

- ドレナージが不十分で肝断端膿瘍を形成すると，発熱や腹痛を認めるので，十分なドレナージをするとともに，発熱・腹痛がないかを観察する
- 肝断端膿瘍を形成してしまった場合には，膿瘍内にドレーンを留置して，生理食塩液で洗浄し，早期治癒に努める
- 胆汁は皮膚刺激性があり，皮膚に付着すると発赤やただれを生じるため，ドレーン周囲には皮膚保護材を用いる

チューブの管理・固定

- チューブは皮膚に縫合固定されているが，さらに絆創膏で固定する
- 固定は確実に行い，固定不備による事故抜去がないよう注意する
- ドレーン挿入部や固定用の縫合糸周囲に感染が生じていないかを確認する
- ドレーン挿入部の疼痛があれば，医師の指示に基づき鎮痛薬を使用する
- 排液バッグは患者の体より低い位置に置く．そうすることでベッドと排液バッグの高低差分の陰圧がかかり，ドレナージ効果を高めるだけではなく逆行性の感染を予防することができる

排液の観察

- 排液の量，性状を観察することはもちろんであるが，チューブをミルキングし，フィブリンや壊死組織片などでチューブが詰まらないようにする
- 肝切離面ドレーンからの排液は，術後数日は淡血性で，以降，淡黄色の漿液性となる．持続的な血性排液であれば術後出血，黄色排液であれば胆汁の漏出に注意する
- **出血している場合**：検査結果によって貧血の進行を確認する．出血は術後8時間以内に発生する場合が多く，再開腹が必要になることもある
  - 1時間に100 mL以上の出血が続く場合は，早急な再開腹による止血術が必要である
  - 1時間に100 mL未満の出血の場合は，その後に出血量が増加しないか，血圧の低下や尿量の減少がないか，貧血症状の出現はないかなどを注意深く観察する．そのうえで必要と判断された場合に，再手術による止血が行われる

肝切除術後ドレナージ

Trouble Shooting

Trouble 排液が血性であり，100 mL/時以上である（図2）！

考えること **術後出血（緊急輸血，再手術の必要性）**
- 対応▶バイタルサインの測定
- 対応▶ショックの徴候を観察し医師に報告
- 対応▶出血量の観察

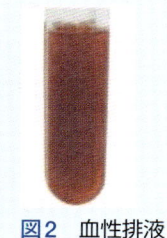

図2　血性排液

Trouble 排液が混濁して浮遊物が確認される（図3）！

考えること **感染**
- 対応▶排液はグラム染色や培養検査に提出するために保存

図3　混濁した排液

Trouble 排液から胆汁が出る（図4）！

考えること **胆汁瘻，胆汁性の腹膜炎**
- 対応▶バイタルサインの測定
- 対応▶炎症の徴候を確認
- 対応▶腹膜炎徴候（発熱，腹痛，腹膜緊張など）の観察

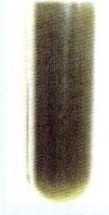

図4　胆汁を含んだ排液

Trouble 排液が出ない！

考えること **ドレーンの屈曲・閉塞・抜去**
- 対応▶ドレーン挿入部の確認
- 対応▶排液の誘導
- 対応▶ドレーンのミルキング
- 対応▶抗菌薬入り生理食塩液にてドレーンを洗浄

Trouble ドレーン挿入部に発赤がある！

考えること **感染**
- 対応▶疼痛の有無の確認
- 対応▶発赤の程度（範囲や深度）を確認

（伊藤博希）

● 文献
- 藤井秀樹：消化器外科のドレーン管理．消化器外科ナーシング 2007；春季増刊号(142)：149-156.
- 永井秀雄，中村美鈴，編：見てわかるドレーン＆チューブ管理．学研；2006．p.100-103.
- 中郡聡夫：3Dイラストでよくわかる消化器の術式別ケア．メディカ出版；2006．p.62-83.
- 窪田敬一，編：最新ナースのための全科ドレーン管理マニュアル．照林社；2005．p.83-85.
- 清水潤三，ほか：はじめてのドレーン管理．メディカ出版；2007．p.34-35.

2 領域別ドレナージ｜腹部：胆・肝・膵

▶腹部：胆・肝・膵

肝移植術後ドレナージ

目的
- **腹腔ドレーン**：
  ・消化管吻合部分の減圧を行う
  ・腹腔内出血の有無を確認する
  ・腹腔内に貯留した不要物質や有害物質を体外に誘導し，排出する
- **胆管ドレーン**：胆汁を体外に排出し，胆管吻合部の減圧を行う

適応 肝移植による開腹術実施患者では一般的に留置されることが多い

留置部位（図1）
- **腹腔ドレーン**：切離面やウィンスロー孔（肝下面），右横隔膜下など術創部付近
- **胆管ドレーン**：胆管－胆管吻合部

合併症
- 免疫抑制下での細菌・真菌などの感染症に伴う逆行性感染，腹腔内膿瘍
- 腹水・胸水の大量流出に伴う，水分・電解質・蛋白バランスの崩れ
- 肝動脈血栓予防のための抗凝固療法に伴う出血

利点
- ドレーンからの排液の性状で，出血傾向や異常の早期発見ができる
- ドレーンを介し，必要時，腹腔内の洗浄ができる

欠点
- 複数のドレーンが留置されるため，体動の制限がある
- 術後の体位交換・離床に際し，屈曲などのトラブルが生じやすい

抜去条件
- 腹腔ドレーンの場合は，排液量を確認し，術後1週間前後で抜去
- 胆管ドレーンは術後2～3か月を超えてから抜去

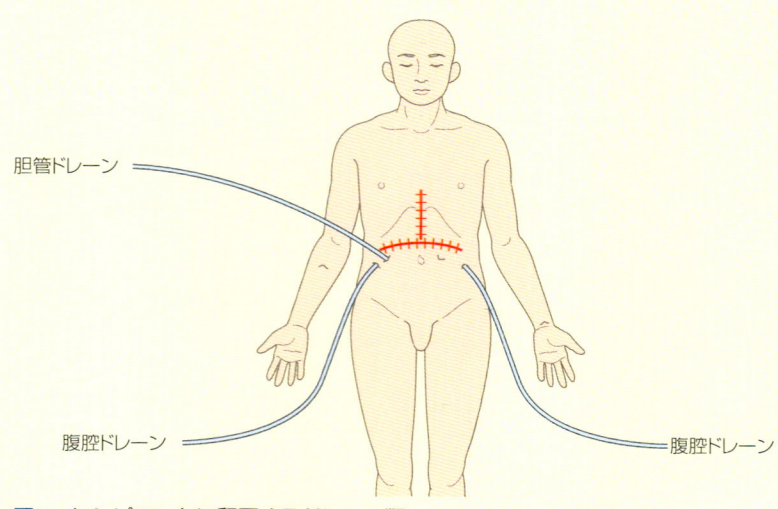

図1　レシピエントに留置するドレーン類

肝移植の適応

「自国人の移植は自国内で」というイスタンブール宣言（国際移植学会が中心となった国際会議，2008年）を受け，日本では2009年7月に「臓器の移植に関する法律」（臓器移植法）が改正された．これにより2010年1月17日から，臓器提供の意思表示にあわせて，親族への提供を優先する意思表示が可能となり，同年7月17日には本人の臓器提供の意思が不明な場合も，遺族が書面で承諾すれば臓器提供が可能となった．これらにより脳死臓器提供数が増加し，小児[1]心臓移植への門戸も開かれることになった．

▶1 これまでは，15歳未満は実質，臓器提供ができないとされていた

手術方法

肝移植の術式として，ドナー別では生体肝移植と脳死肝移植がある．生体肝移植の場合，ドナーが提供する肝重量はレシピエントの体重の1％以上が目標とされているが，採取する肝重量が多ければ多いほどドナーの身体的リスクは大きくなる．反対に採取する肝重量が少なければ，レシピエントのリスクは大きくなる．すなわち，どれだけ切るかが大きな問題となる（表1）．

手術の方法としては，レシピエントに肝臓を移植し，下大静脈・門脈・肝動脈を血管吻合する．その後，胆管−空腸吻合（生体肝移植）または胆管−胆管吻合（脳死肝移植）などにて胆道再建を行う．

肝移植の保険適応となる疾患

- 先天性胆道閉鎖症
- 進行性肝内胆汁うっ滞症（原発性胆汁性肝硬変と原発性硬化性胆管炎を含む）
- アラジール症候群
- バッドキアリー症候群
- 先天性代謝性疾患（家族性アミロイドポリニューロパチーを含む）
- 多発嚢胞肝
- カロリ病
- 肝硬変（非代償期）
- 劇症肝炎（ウイルス性，自己免疫性，薬剤性，成因不明を含む）
- 肝細胞がん（肝硬変に合併して，遠隔転移と血管侵襲を認めず，当該肝がんが肝内に直径5 cm以下1個，または3 cm以下3個以内の場合）

表1 生体肝移植の適応拡大とドナーの負担

ドナー→レシピエント	切除部位	ドナーに残る肝重量
成人→小児	単一区域切除から肝左葉切除	70％
成人男性→成人女性（例：夫→妻）	肝左葉または肝右葉切除	35〜45％
成人女性→成人男性（例：妻→夫）	拡大肝右葉	30〜40％

術後ドレナージ

レシピエントは術前より免疫能などが低下していることが多い．また，免疫抑制剤を使用するため，感染予防について厳重に注意する．肝移植術後はドレナージだけでなく，挿管チューブやさまざまなルート類が留置されている状態である．そのため，術直後から感染対策を徹底することが求められ，術後5〜7日頃まで集中治療室に入室する．その他，出血コントロール・体液バランスの管理という面から，術後のドレーン管理が重要となる．

また，ドレーンの屈曲がないか，ドレーン内腔に凝血塊やフィブリン塊などによる閉塞などがないかを確認することも重要である．

定期的にドレーン排液の培養検査や総ビリルビン（T-Bil）値を測定することは，感染や胆汁漏の早期発見となるため，創部・ドレーン挿入部の皮膚状態の観察とあわせて行う．

◎腹腔ドレーン

腹腔ドレーンは，肝切除後のドレナージと同様に肝臓と横隔膜の間の右横隔膜下に留置する．その他，左右グラフトの違いによる術式や術者により肝切離

面や左横隔膜下にドレーンを留置する（図2）.

　肝移植後では，術前の肝不全からの出血傾向，長時間の手術による血液凝固因子の消費，移植された肝臓による凝固機能促進までに時間を要することなどから，術後出血が起こりやすい．そのため，術直後よりドレーンの排液の性状・量の観察が重要である．正常な性状は薄い黄色調で，色調が血性や胆汁が混ざった状態がみられれば異常である．

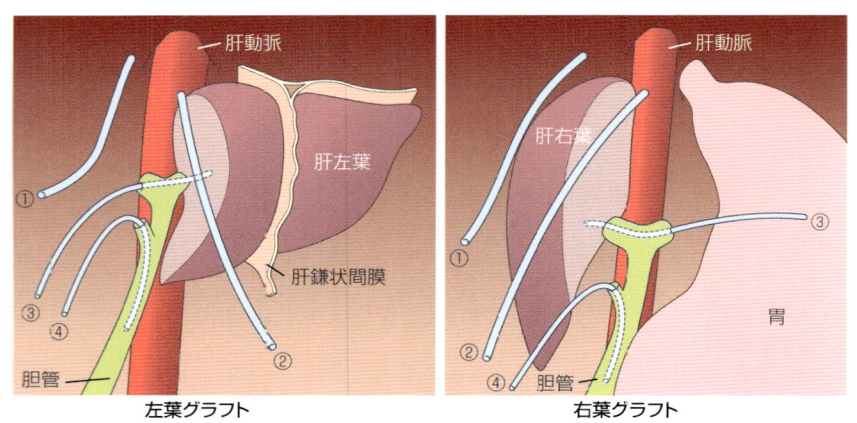

図2　グラフト別ドレーン留置部位
①右横隔膜下，②切離面，③胆管ドレーン，④経腸ドレーン

◎ 胆管ドレーン

　胆管ドレーンは吻合部分を通り，肝臓内に先端を留置して体外に胆汁を誘導する．胆汁の排出を認めるということは，肝機能の評価につながるため，排出される胆汁の量と性状の観察が重要となる．胆汁の性状は，濃い黄色であり，生体肝移植後の場合，排液量の目安として，ドレーンの挿入されている胆管枝が左・右肝管の場合は300〜500 mL/日，区域胆管の場合100〜200 mL/日とされている．排液内に血性排液が混ざったり，色調が薄くなったりしてきた場合は，吻合部の縫合不全や感染などを疑い，医師へ報告する．

◎ 術後の経腸栄養

　肝移植において脱水に傾くと肝血流を低下させるため，排液量を確認し補正していくことが重要である．また，消化管の動きの確認後，経腸栄養が開始となる[2]．術後4日ごろから経口摂取が開始となる．

▶2　早期より経腸栄養を開始することで，門脈血流の増加やバクテリアルトランスロケーションの予防となる

Trouble Shooting

Trouble 胆汁量が減少した！

考えること グラフト肝の拒絶

- 対応▶医師へ連絡
- 対応▶肝機能検査および超音波で門脈の血流の確認
- 対応▶拒絶が強く疑われる場合，ステロイドパルス，免疫抑制剤の増量などが考えられるため，指示を確認

Trouble ドレーン排液の T-Bil 値が 5 mg/dL を超えた！

考えること 胆管ドレーンからの胆汁漏

- 対応▶胆管ドレーンの挿入部からの胆汁の漏れ，皮膚の発赤，腹部症状（腹部膨満・緊満，創痛以外の腹痛・圧痛の有無など）の観察をし，医師へ連絡
- 対応▶胆管ドレーンからの排液が減少している場合，再手術の可能性もあるため準備する

Trouble 腹腔ドレーンからの大量出血を認めた！

考えること 術後後腹膜出血

- 対応▶バイタルサイン，ショック症状を観察し，医師へ連絡
- 対応▶100 mL/時以上の排液が持続する場合は，緊急輸血，再手術を考え準備する

Trouble 腹腔ドレーンの排液が混濁した！

考えること 縫合不全，消化管穿孔

- 対応▶バイタルサイン，ショック症状，腹部症状の観察
- 対応▶開腹ドレナージやストーマ造設などを考え，医師へ報告

（吉次育子）

●文献
- 田中紘一，監：焦点臓器移植看護の現在．看護技術 2005；51（12）．
- 宇佐美眞，編：消化器外科ケア．照林社；2010．p.214-224．
- 加藤正人，ほか：肝移植後ドレナージ．臨牀看護 2003；29（6）：853-857．
- 吉野肇一，編：完全対応ドレーン・カテーテル管理．医学書院；2005．

2 領域別ドレナージ｜腹部：胆・肝・膵

▶腹部：胆・肝・膵

肝膿瘍ドレナージ

目的	肝膿瘍に対し，排液・排膿を行うとともに，必要に応じて洗浄や薬剤注入を行う
適応	膿瘍形成の明らかな肝膿瘍（特に細菌性の肝膿瘍で孤立性のもの）
留置部位	X線，腹部エコーまたはCTガイド下にて膿瘍腔内に留置（図1）
合併症	出血，胆汁漏
抜去条件	排膿量が減少し，感染徴候が消失した場合

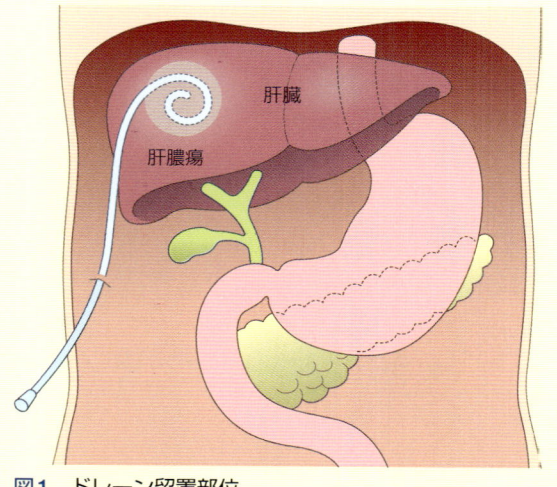

図1　ドレーン留置部位

肝膿瘍とは

　肝膿瘍とは，他部位の感染がさまざまな経路で肝臓に達し，肝臓内に膿が貯留した状態である．症状は悪寒・戦慄を伴う弛張熱や心窩部から右季肋部にかけての疼痛，あるいは肝の腫脹などである．

　肝膿瘍は原因の観点からは細菌性とアメーバ性に，膿瘍の数からは孤立性と多発性に分類される．さらに細菌性肝膿瘍では感染経路から胆道性，門脈・動脈性，直接波及，外傷性，などのほかに原因不明のこともある．

挿入前の看護

◎患者への説明

- 膿瘍ドレナージの必要性
- ドレーン挿入時，挿入後に挿入部の疼痛を伴うこと
- 穿刺時には10秒ほど呼吸を止めてもらうなどの協力が必要なこと
- 留置中は深呼吸や背伸びでドレーンが抜けてしまうことがあるので，このような動作はしないこと

肝膿瘍ドレナージ挿入時，必要物品

- PTCDカテーテルキット
- エコー（穿刺用プローブ，穿刺キット）
- ドレナージバッグ
- 局所麻酔薬
- 生理食塩液
- シリンジ
- 固定用絆創膏
- 膿盆
- ガーゼ

PTCD (percutaneous transhepatic cholangiographic drainage)

挿入時の看護

- 患者を仰臥位で右手を挙上した体位にする
- 穿刺時の呼吸を止めるタイミングで声をかける
- 右側からのアプローチの場合，胸腔内を経由してしまうことがあるため，挿入後に呼吸困難を訴えるときには気胸・血胸を疑いX線にて確認をする
- 出血が持続する場合は，開腹手術が必要になることもあるため，出血量の観察が必要である

ドレーンの管理・固定

- 定期的（1週間に1回程度）にX線撮影を行い，ドレーンの先端の位置がずれていないかを確認する
- ドレーンは皮膚に縫合固定されるが，さらに絆創膏で固定する（図2）
- 固定は確実に行い，固定不備による自然抜去がないよう注意する
- ドレーン挿入部の疼痛があれば，医師の指示に基づき鎮痛薬を使用する

排液の観察

- 排液の性状と量を観察し，排液が少ない場合は管が詰まっている可能性もあるため，定期的にミルキングを行う．改善しないときには医師へ報告する
- 穿刺直後は出血や腹膜炎，ドレーンからの造影による敗血症の発症の危険性があるため，バイタルサインの観察が重要である
- ドレーン挿入直後から膿性の排液を認めるが，感染徴候の改善とともに淡黄色の漿液性の排液となる

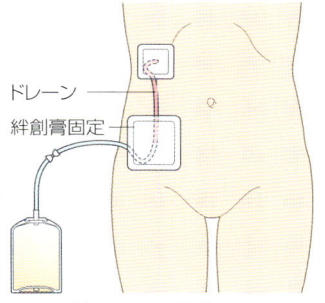

図2 ドレーンの固定

Trouble Shooting

Trouble 血性の排液が出る！

考えること ドレーン挿入部からの出血

　　対応▶医師に報告
　　対応▶バイタルサインの測定

Trouble ドレナージを開始しても発熱が持続する！

考えること ドレナージ不良

　　対応▶医師に報告
　　対応▶超音波検査，腹部CTなどによる再検査

（伊藤博希）

●文献
- 永井秀雄, 中村美鈴, 編：見てわかるドレーン＆チューブ管理. 学研；2006. p.104-109.
- 窪田敬一, 編：最新ナースのための全科ドレーン管理マニュアル. 照林社；2005. p.89-91.

腹部：胆・肝・膵

仮性膵嚢胞ドレナージ

目的	嚢胞内の膵滲出液や壊死物質を排液する
適応	●感染や出血などの合併症を伴う嚢胞 ●腹痛や腹部膨満感などの症状が持続する嚢胞 ●経過観察中に増大傾向がみられる嚢胞 ●長径が6cmを超える嚢胞 ●6週間以上経過観察を行っても縮小傾向を認めない嚢胞
禁忌	仮性膵嚢胞形成の急性期
留置部位	●経皮的に腹腔を介して直接嚢胞内に留置する（図1） ●最近は経肝的，経胃的，経十二指腸的に嚢胞内に留置する方法も増えている
合併症	●挿入時：消化管損傷 ●挿入後：出血，感染など
利点	●ドレーンの種類によっては造影が可能であり，嚢胞の大きさや位置，周囲臓器との関係，膵管との交通の有無がわかる ●排液を採取することにより，細胞診，細菌学的検査，アミラーゼ，腫瘍マーカー（CEA，CA19-9）などの測定が可能
欠点	難治性膵液瘻を形成し，チューブの抜去が困難となる場合がある
抜去条件	排液量が減少し，嚢胞が縮小，あるいは消失した場合

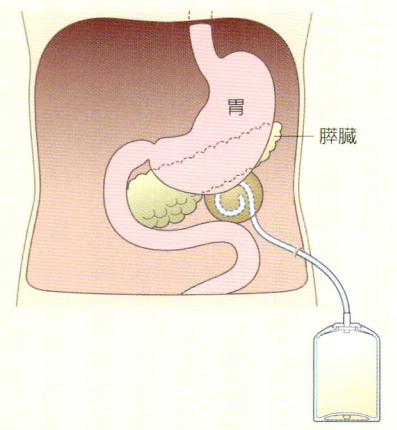

図1　膵嚢胞ドレーン

仮性膵嚢胞の所見

　急性膵炎，慢性膵炎，膵外傷などにより，膵組織および膵管の損傷をきたし（図2），膵液が膵組織内外に貯留して嚢胞が形成される．仮性膵嚢胞は，感染などの合併症がなければ，自然消失することがあるため，超音波検査やCTにより大きさの変化に注意しながら経過観察を行うことが多い．症状としては，腹痛，腹部膨満感，悪心・嘔吐など軽度のものが多いが，感染や嚢胞内出血，嚢胞の破裂などの合併症をきたすとショックを呈する場合がある．
　超音波検査では，内部がほぼ均一な低エコー像としてみられる．CTでは膵臓に連続する低吸収域として現れるが，炎症の波及のため，周囲臓器との境界は不明瞭となる（図3）．

挿入前の看護

●挿入前の患者のバイタルサインや全身状態を把握しておく
●鎮痛薬・鎮静薬の前投薬を確認し，医師の指示に基づき投与する
●患者へドレーン留置の必要性，麻酔，挿入方法，所要時間などを説明する

図2 膵臓の解剖

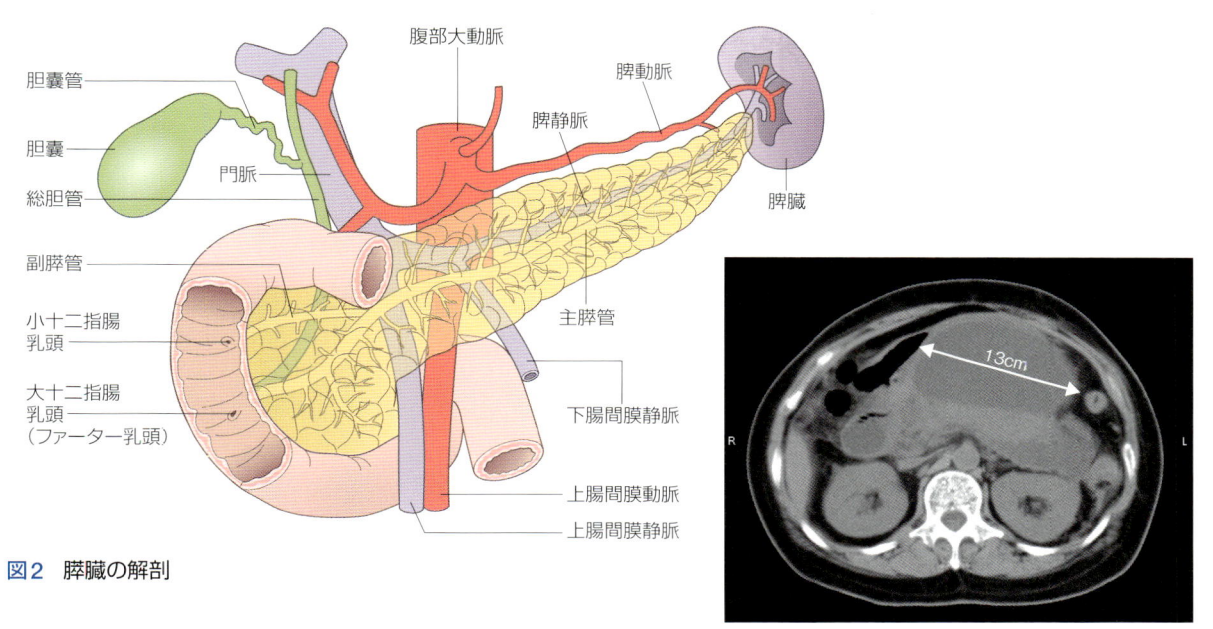

図3 仮性膵囊胞
長径13cmの囊胞を形成しており，胃を圧迫している

ドレーンの固定・管理

- ドレーンの逸脱がないように確実なドレーンの固定を行う．ドレーンがずれたときにわかるようにドレーンと皮膚にマーキングを行う
- 腹部所見の経過をみるためにX線撮影が行われる際には，ドレーンの先端部の位置がずれていないかどうかの確認も行う（図4）
- ドレーン挿入に伴う疼痛，違和感は，患者のストレスを増大させるため，適切な鎮痛薬を投与し，体動でドレーンがひきつれないように固定する
- ドレナージ期間が数か月に及ぶ場合があるため，患者の苦痛や不安の訴えを傾聴し，共感的な態度で接する ▶1

排液の観察

- ドレーンからの排液量と性状を経時的に観察する．壊死物質や膿によりドレーンが閉塞しやすいため注意する
- 挿入後より膿や壊死物質を含んだ茶〜黄色の白濁した粘稠性の排液（図5）を認めるが，囊胞の縮小とともに黄色の漿液性の排液へと変化し，減少する
- 排液の急激な減少，発熱や腹痛などの出現はドレーンの閉塞を疑う

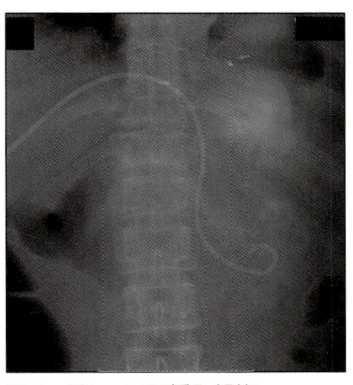

図4 ドレーンの挿入部位
経胃的に囊胞内にカテーテルが挿入されている

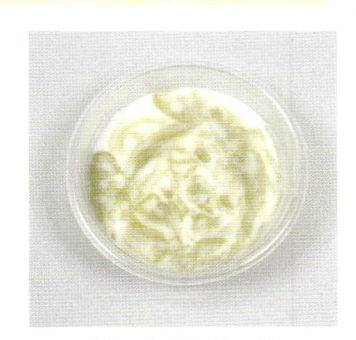

図5 白濁した粘稠性の排液

▶1 ドレナージが長期間に及ぶ場合は，囊胞と胃または十二指腸との間の内瘻化（囊胞と消化管との間を交通させて消化管内に囊胞液を排出させること）を考慮することがある．内瘻はドレナージ状況の観察や管理が困難となるため，内瘻閉塞による感染に注意する．発熱や白血球数やCRP上昇などの感染徴候に留意する

Trouble Shooting

Trouble 排液量が急に減少または消失した！

考えること ドレーンの閉塞
- 対応▶ドレーンの屈曲がないかを確認し，ドレーン内を洗浄する
- 対応▶ドレーン内に固形物が観察される場合には，定期的な洗浄を考慮する

考えること ドレーンの逸脱
- 対応▶X線でドレーンの挿入位置を確認
- 対応▶深呼吸や上肢を大きく挙上するなどの動作をしないように説明

Trouble 患者が腹痛や腹部膨満感を訴えた！

考えること 不十分なドレナージによる囊胞の拡大
- 対応▶超音波検査，CTや囊胞内造影にて囊胞の大きさを確認
- 対応▶ドレーンを大口径のものに変更したり複数挿入したりする
- 対応▶頻回にドレーン内腔を洗浄する

Trouble 排液が血性に変わった！

考えること 囊胞内出血
- 対応▶排液量と濃度を確認し，医師に報告
- 対応▶バイタルサインの測定（血圧低下や発熱の有無）
- 対応▶腹痛や腹膜刺激症状を確認

Trouble 挿入部の皮膚周囲に発赤や腫脹を認めた！

考えること 膵液漏による皮膚への刺激，ドレーン周囲の皮下部に膿瘍が形成された
- 対応▶切開，排膿
- 対応▶生理食塩液による創部の洗浄
- 対応▶皮膚保護材，蛋白分解酵素阻害剤入りの軟膏の塗布，ドレッシング材による周囲皮膚の保護

（鷲尾　和）

●文献
- 急性膵炎の診療ガイドライン作成委員会，編：エビデンスに基づいた急性膵炎の診療ガイドライン 急性膵炎の治療．金原出版；2003．p.68-91．
- 小泉　大：仮性膵囊胞ドレナージ．永井秀雄，中村美鈴，編：見てわかるドレーン＆チューブ管理．学研；2006．p.115-117．
- 萱原正都，永川宅也：急性膵炎に対するドレナージ．臨牀看護 2003；29（6）879-882．
- 木村　理，ほか：急性膵炎に対するドレナージ．窪田敬一，編．全科ドレーン管理マニュアル．照林社；1999．p.93-96．
- 山口　武，ほか：急性膵炎仮性囊胞の保存的治療-外瘻も含めて．胆と膵 2006；27（12）：885-890．
- 三上幸夫，ほか：膵-膵仮性囊胞，膵膿瘍．臨床外科 2006；61（7）：935-939．

▶腹部：胆・肝・膵

急性膵炎ドレナージ

目的	腹腔内活性化酵素および感染物質の排出
適応	●膵実質壊死巣へ感染が認められる ●保存的集中治療を継続しても病態の改善が得られない ●臓器障害が進行し，感染合併の可能性が否定できない
禁忌	感染を合併していない膵壊死
留置部位	壊死組織の進展範囲により，腹腔内のさまざまな位置（図1）
合併症	膵液瘻，出血
利点	●ドレーンより局所の洗浄が可能 ●粘稠な貯留物や壊死物質の排出誘導ができる
欠点	長期間の留置や持続洗浄などの処置により，患者の苦痛が大きい
抜去条件	壊死・感染物質の排液量が減少するとともに漿液性の滲出液へと変化し，感染徴候の消失を確認できた場合

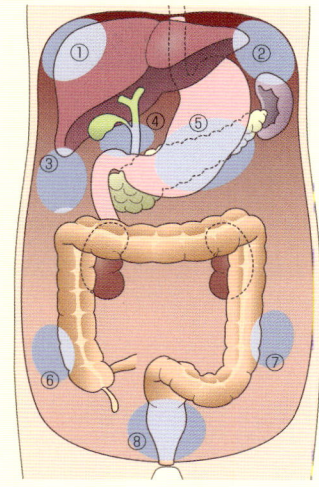

①右横隔膜下腔
②左横隔膜下腔
③モリソン窩
④ウィンスロー孔
⑤膵壊死摘除部
⑥右結腸傍溝
⑦左結腸傍溝
⑧ダグラス窩

図1　ドレーン留置部位

急性膵炎の所見

　急性膵炎は，何らかの原因により膵酵素が活性化され，膵組織の自己消化をきたして発症する▶1．膵組織内の炎症にとどまれば軽症であるが，炎症が急速に膵周囲から後腹膜全体へと広がる重症例（重症急性膵炎）では，心臓・肺・腎臓など全身の臓器機能障害をきたす．さらに全身の血管の透過性の亢進により循環血液量が低下し，急性循環不全が起こる▶2．

　症状としては，上腹部に急性の腹痛発作と圧痛がある．血中，尿中膵アミラーゼもしくはリパーゼが上昇し，腹部超音波検査またはCT検査にて膵腫大，膵周囲の滲出液・腹水を認める（図2）．

重症急性膵炎に対する治療

◎外科的治療（ネクロセクトミー）

　ネクロセクトミー（膵壊死部摘除術）は，膵壊死部，膵周囲壊死部のみを外科的にデブリードマンする治療法である．感染性壊死部の除去を目的に行う．ネクロセクトミー後は，感染壊死巣の膵臓外への広がりに応じてオープンドレ

▶1　急性膵炎の主な成因は，アルコールの多飲，胆石などのほか，特発的に起こることもある

▶2　急性膵炎は，保存的治療が原則であり，まずは呼吸・循環管理に加えて血液浄化法などの保存的集中治療が行われる

151

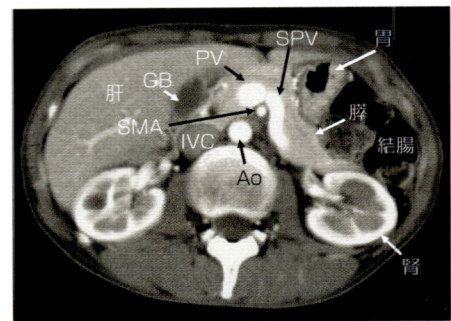

2 領域別ドレナージ｜腹部：胆・肝・膵

図2　膵のCT像
GB：gallbladder（胆嚢），PV：portal vein（門脈），
SPV：脾静脈，IVC：inferior vena cava（下大静脈），
SMA：superior mesenteric artery（上腸間膜動脈），
Ao：abdominal aorta（腹部大動脈）
（岡崎和一：膵画像検査．小川　聡，総編：内科学書　vol.4 消化管・腹膜疾患 肝・胆道・膵疾患 改訂第8版．中山書店；2013. p. 377 より）

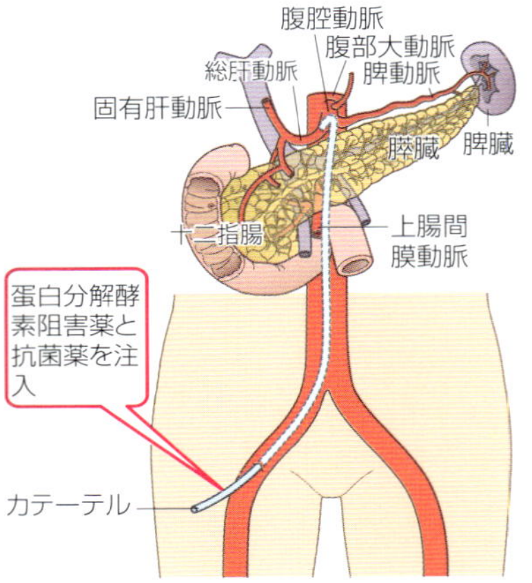

図3　大腿動脈より挿入したカテーテル（総肝動脈に留置する場合）

ナージにするか閉鎖式持続洗浄にするかを選択する．感染巣が広範囲な場合や壊死組織の追加切除をしたい場合はオープンドレナージが行われる．

- **オープンドレナージ**[3]：胃腸間膜を大きく開放し，壊死部を摘除した後，後腹膜腔，網嚢腔をガーゼでパッキングし，腹壁を開放創としてドレナージを行う方法．術後はベッドサイドで腹腔内の感染巣を洗浄するか，デブリードマンを繰り返し行う
- **閉鎖式持続洗浄**：ネクロセクトミー後，後腹膜腔に洗浄用ドレーンを留置し，遺残した壊死組織などを取り除くため，長期間持続的に洗浄する方法

膵局所持続動脈注入療法

膵局所持続動脈注入療法は，蛋白分解酵素阻害薬が肝臓で不活化されるのを回避し，高濃度の蛋白分解酵素阻害薬と抗菌薬[4]が膵壊死部に到達できるよう，膵壊死部を灌流する動脈にカテーテルを留置して，輸液ポンプによって持続的に注入する治療法[5]である．膵壊死部の進展阻止と感染性膵壊死の発症の予防を目的に行う．

- **適応**：造影CTで明らかな膵実質の造影不良（虚血または壊死）を認める急性膵炎．発症後72時間以内（48時間以内が最も望ましい）の適応で，留置期間は5～7日
- **留置部位**：膵頭部の壊死に対しては総肝動脈（図3）または上腸間膜動脈，膵体部の壊死に対しては脾動脈
- **利点と欠点**：激しい疼痛の早期消失を図ることができる．一方で，カテーテル屈曲や先端のずれの予防のため，下肢の運動制限が必要であり患者の苦痛が大きい．また長期留置すると血栓形成の危険性がある
- **カテーテル留置中の看護**：
  - カテーテルの逸脱がないように確実な固定と観察を行う
  - 下肢の運動制限が必要になるため，患者の苦痛の訴えを傾聴し，制限内で安楽な体位に整える

▶3　オープンドレナージはドレナージが確実に行える，有効な洗浄ができる，壊死組織の追加切除ができるなどの利点があるが，腸管脱出や腸管を損傷する可能性がある，処置に時間がかかる，長期間体動が制限される，二次感染などの問題がある

▶4　蛋白分解酵素阻害薬として，ナファモスタットメシル酸塩（フサン®），ガベキサートメシル酸塩（エフオーワイ®）などを輸液ポンプで24時間持続的に注入する．抗菌薬として，カルバペネム系のイミペネム・シラスタチンナトリウム配合，メロペネム水和物などを間欠注入する

▶5　膵組織は，肝臓や腎臓に比べて薬剤の移行性が低い．また，急性壊死性膵炎では，発症早期から膵の虚血，膵微小循環障害がみられるため，経静脈的投与では薬剤が膵組織に到達しにくい

・腹痛や背部痛，急性膵炎による全身の炎症反応による呼吸状態の悪化，治療や体動制限による苦痛により不穏・せん妄を生じる可能性があるため，苦痛の緩和に努める

留置中の看護

- ベッドサイドで創の洗浄やデブリードマンが行われる場合，患者の苦痛が著しいため，十分な鎮痛薬や鎮静薬を使用する
- 昼夜を問わず治療や処置が行われることや，持続洗浄やオープンドレナージによる体動制限のため患者の精神的苦痛は大きい．訴えを傾聴し，共感的な態度で接し，精神的援助を行う
- オープンドレナージは外見上，患者や家族に不安を与えるため，必要性や処置の方法，経過などを説明し，患者や家族の不安を緩和する

ドレーンの管理・固定

- ドレーンの逸脱がないように確実な固定を行う．
- 開放式ドレーンの場合は，腹腔内脱落予防のために滅菌安全ピンを用いた固定を行い，体外に出ているドレーンの長さを記録しておく
- 閉鎖式ドレナージの場合は，ドレーンがずれたときにすぐにわかるようにドレーンと皮膚にマーキングを行う
- 多くのドレーンが挿入されるため，ドレーンごとの正しい挿入位置を把握しておく
- 排液量や性状，臭いを経時的に観察する．壊死物質や膿によりドレーンが閉塞しやすいため注意する
- 皮膚保護材の塗布やドレッシング材にて予防的な皮膚の保護を行う ▶6

▶6 膵液には，消化酵素であるアミラーゼ，リパーゼ，トリプシンなどが含まれ，排液漏れにより皮膚は侵食を受け，障害は重度となりやすい

排液の観察

- ドレーン挿入直後は感染の程度により腐敗臭から血液臭を呈し，壊死組織や膿の混入した粘稠性の暗赤色の排液がみられる
- 感染徴候の改善とともに漿液性の滲出液へと変化し，排液量も減少する

Trouble Shooting

Trouble 排液量が減少または消失した！

考えること ドレーンの屈曲・閉塞
- 対応 ▶ ドレーンが屈曲しないように固定し直す
- 対応 ▶ ドレーン内の洗浄
- 対応 ▶ ドレーン内に固形物や粘稠な排液が観察される場合には，定期的な洗浄を考慮

考えること ドレーンの逸脱
- 対応 ▶ ドレーンの固定位置や挿入位置を X 線で確認
- 対応 ▶ 患者の体動の方向を考慮し，腰などの関節部位を避けてドレーンを固定する

Trouble ドレーンより血性の排液が出た！

考えること 腹腔内の出血
- 対応 ▶ 排液量を確認して，医師に報告
- 対応 ▶ バイタルサインおよび腹壁の緊張を確認
- 対応 ▶ 輸液や輸血および，場合によっては止血のための迅速な処置体制・手術の準備

Trouble 挿入部の皮膚周囲に発赤やびらんが出現した（図4）！

考えること 膵液漏による皮膚への刺激
- 対応 ▶ ドレッシング材による周囲皮膚の保護

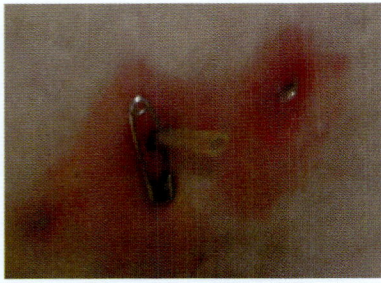

図4　ドレーン挿入部周囲の発赤

Trouble 膵局所持続動脈注入療法中に，輸液ポンプの閉塞アラームが鳴った！

考えること カテーテルの屈曲・圧迫，カテーテル内の凝固・閉塞
- 対応 ▶ カテーテルが屈曲していないか，固定の確認
- 対応 ▶ カテーテルが体の下にならないように注意し，圧迫を防ぐ

（鷲尾　和）

●文献
- 急性膵炎診療ガイドライン2010改訂出版委員会，編：急性膵炎診察ガイドライン2010 第3版．金原出版；2009．
- 小泉　大：急性膵炎ドレナージ．永井秀雄，中村美鈴，編：見てわかるドレーン＆チューブ管理．学研；2006. p.118-119.
- 萱原正都，永川宅和：急性膵炎に対するドレナージ．臨牀看護 2003；29（6）：879-882．
- 木村　理，ほか：急性膵炎に対するドレナージ．窪田敬一，編：最新ナースのための全科ドレーン管理マニュアル．照林社；1999. p.93-96.
- 木村康利，ほか：necrosectomyの適応と実際．消化器外科 2006；29（12）：1719-1728．
- 木村　理，ほか：急性膵炎に対するドレナージ．手術 1994；48（13）：2173-2179．
- 難病情報センターホームページ：重症急性膵炎．http://www.nanbyou.or.jp/entry/271/

Part 2

領域別ドレナージ

腹部：腎・泌尿器

2 領域別ドレナージ｜腹部：腎・泌尿器

▶ **腹部：腎・泌尿器**

腎瘻カテーテル（経皮的腎瘻造設術）

目的	●尿路の閉塞や損傷などにより腎盂に貯留した尿を直接腎臓から導き，腎後性腎不全を解除する
	●腎盂形成術などの手術に際し，尿の誘導と尿流量の確保，術後の局所の安静や滲出液，尿漏などを観察する
	●腎瘻を介した手術（経皮的腎結石砕石術など）の経皮的処置経路
適応	尿管結石・悪性腫瘍・先天異常・尿管損傷・神経疾患などによる水腎症
挿入経路	腰背部⇒腎実質⇒腎盂
合併症	●**挿入時**：誤穿刺による血管や他臓器の損傷
	●**挿入後**：腎出血，腎盂や尿管の損傷，感染症，挿入部の皮膚障害など
利点	経皮的に行う場合，局所麻酔のみでも挿入が可能で，長期留置を要する患者では交換が簡便
欠点	●腰背部（または側腹部）からの挿入のため，仰臥位や寝返りなどでカテーテルの屈曲や閉塞を起こしやすい
	●カテーテル挿入による異物感や違和感，および拘束感に伴う患者の心理的負担
抜去条件	●抜去の時期は患者の原因疾患や病態によって異なる
	●一時的なドレナージになることもあれば，長期（生涯）留置となることもある

　腎瘻カテーテルは，入院中の一時的治療として行うこともあれば，長期留置のため在宅ケアの場面で行われることもある．

水腎症とは

　尿路に尿の転送障害（閉塞や損傷）があり尿の流れが悪くなった結果，腎盂・腎杯が拡張した状態を水腎症という（図1）．尿の転送障害が起こる原因は，尿管結石，悪性腫瘍，先天性尿路狭窄などによる器質的尿路閉塞，神経疾患に伴う排尿障害のような機能的尿路閉塞である．

　水腎症の症状は，閉塞の原因，部位，期間によって異なる．閉塞が短時間のうちに生じる急性の水腎症では，障害された側の脇腹から腰・下腹部にかけて，腎疝痛という激しい間欠的な痛みが生じる．部分的な閉塞では尿の流れる速度が遅くなる．尿がまったく流れない場合は，両方の尿管が完全に閉塞しているか，膀胱以下の下部尿路が閉塞していることが考えられる．両側に水腎症が起こると，総腎機能に与える影響は大きく，腎不全になることもあるため，腎瘻カテーテル（経皮的腎瘻造設術）が必要となる．経皮的腎瘻造設術を受ける患者は，カテーテルケアのみならず原因疾患に関連したケア（がん看護や緩和ケアなど）を必要とするため，原因を把握し，

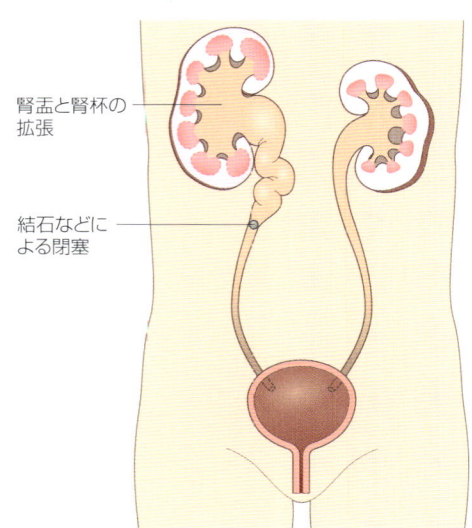

腎盂と腎杯の拡張

結石などによる閉塞

図1　水腎症

病態を理解しておくことは重要である．

経皮的腎瘻造設術前の看護

- 腎瘻造設術の必要性について医師が説明する際に同席し，患者の反応から腎瘻造設術に同意しているか，腎瘻造設術に伴う不安の有無などを確認し，必要であれば補足説明を行う
- 経皮的な処置であるため局所麻酔による痛みが伴うことや，処置の間は腹臥位となるため体位による苦痛が伴う可能性があることを説明する
- 腎穿刺時の体動や呼吸性移動が周辺臓器への誤穿刺の原因となるため，身体を動かさないことや呼吸を一時的に止めてもらうことを説明する．ただし呼吸のコントロールが難しい場合には全身麻酔下で行われる
- 挿入部の皮膚障害の有無を確認しておく．特に過去にテープかぶれなどがあった場合は，そのテープの種類を確認しておく

経皮的腎瘻造設術時の看護

- 腰背部が露出するように寝衣をあげ，患側が術者のほうに向いた腹臥位で穿刺体位をとってもらう．このとき，背中が十分伸展するように腹部にクッションなどを当て，腎臓を押し上げる体位をとることが介助のポイントである（図3）
- 以下の①〜⑦は主に医師が行うが，看護師も手順を理解しておき，清潔操作をわきまえた準備でスムーズに処置を終えられるようにする
    ① 腹臥位で後腋窩線上の腰背部に局所麻酔し，超音波ガイド下に18G穿刺針で腎盂を穿刺する
    ② 穿刺針から尿の逆流を確認後，造影剤を注入し腎盂・腎杯を描出する
    ③ X線下でガイドワイヤーを挿入し経路を確保したうえで，ダイレーター（拡張器）で皮膚から腎盂内までの経路を拡張する
    ④ ダイレーターで拡張できたら腎盂バルーンカテーテルを挿入・留置する
    ⑤ 腎盂バルーンカテーテルより造影剤を注入し，カテーテルの先端位置および閉塞部位の確認を行う
    ⑥ 術直後は，カテーテルを絹糸で皮膚に1〜2か所固定し，さらにテープで固定する
    ⑦ カテーテルを蓄尿バッグに接続し，尿の流出を確認する

> **カテーテル挿入時，必要物品**
> - 18G穿刺針
> - ガイドワイヤー
> - ダイレーター（拡張器）
> - 縫合セット
> - 造影剤
> - 局所麻酔薬
> - 消毒セット
> - ガーゼ
> - 絹糸
> - 腎盂バルーンカテーテル（図2）
> - 接続チューブ
> - 蓄尿バッグ
> - 固定用テープ
> - 処置用シーツ
> - 滅菌手袋
> - 滅菌ドレープ
> - 蒸留水

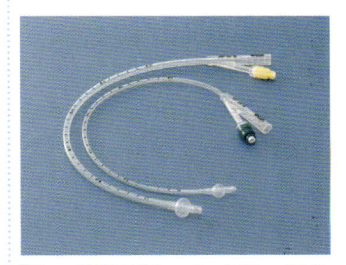

図2　腎盂バルーンカテーテル
（写真提供：富士システムズ）
腎盂バルーンカテーテルにはカテーテルが自然に抜けてしまわないように，先端に小さな風船が付いている

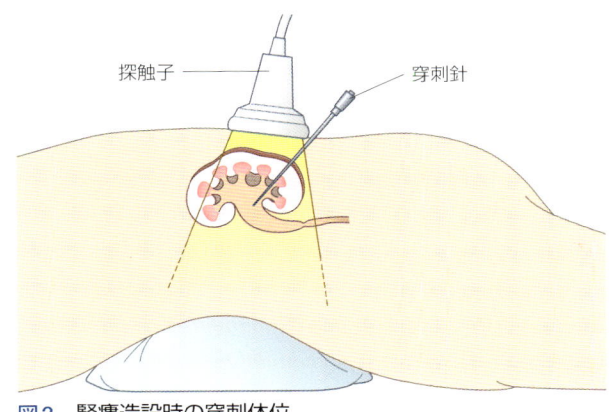

図3　腎瘻造設時の穿刺体位

経皮的腎瘻造設術後（カテーテル留置中）の看護

- カテーテル留置直後は，創部の安静と止血のため圧迫を行う
- 体内に挿入されたカテーテルの長さを目印を付けて常に確認し（図4），カテーテルの屈曲やねじれがないよう確実に固定する（図5）
- 尿の流出状態，カテーテルの屈曲の有無を確認し，異常があれば医師に報告・指示を仰ぐ
- 尿路感染を予防するため，1日尿量が1,500～2,000 mL以上になるよう水分摂取を促す
- シリコン製カテーテルの場合は，1か月に1回，カテーテルと蓄尿バッグのみを交換する
- 蓄尿バッグは，必ず膀胱より低い位置とし，逆流を防止する

長期留置の場合

- 固定テープによる皮膚障害（かぶれや発赤）を起こすことがあるため，皮膚の状態も十分に観察し，患者にあったテープの種類を選択する（皮膚保護材を用いることもある）
- 患者の理解状況に応じてカテーテル管理について説明し，患者が以下の①，②のような自己管理ができるよう援助する
    ①カテーテルの必要性を理解し，保清を保ちながら感染に留意する
    ②トラブル時の対応を理解し，それぞれの対応を行っても解決しない場合は，受診する

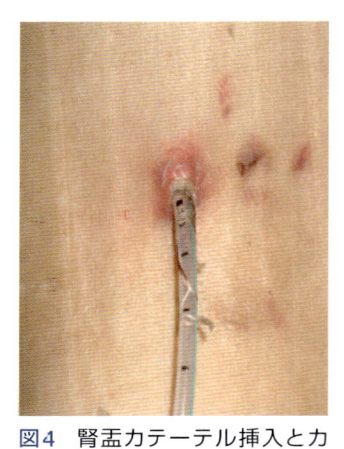

図4 腎盂カテーテル挿入とカテーテルの目盛り
カテーテルには目盛りが付いており，挿入の長さを常時確認できる

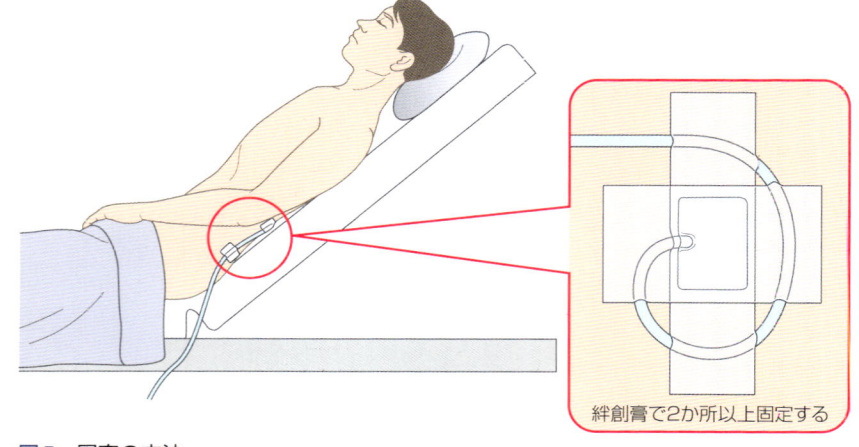

図5 固定の方法

絆創膏で2か所以上固定する

Trouble Shooting

Trouble 尿混濁や浮遊物がある！

考えること カテーテル挿入部からの感染
- 対応▶カテーテルの屈曲やねじれを解除
- 対応▶尿流量の改善がない場合は生理食塩液で腎盂洗浄を行い，カテーテルの通過性を確認
- 対応▶カテーテル挿入部の保清
- 対応▶患者に水分摂取を促す
- 対応▶抗菌薬の投与を検討

Trouble カテーテル挿入部からの尿漏，または尿量が急激に低下した！

考えること 凝血塊によるカテーテル閉塞，カテーテルの屈曲やねじれ，カテーテル先端の位置不良
- 対応▶カテーテルのミルキング，飲水量や補液を増量することによる尿量増加
- 対応▶カテーテルの走行を確認し，屈曲やねじれを修正する
- 対応▶カテーテルが，適正な位置に留置されているか定期的に確認
- 対応▶テープでしっかりと固定

Trouble 腎瘻造設後より著しい多尿になった！

考えること 閉塞解除後の利尿期に伴う脱水
- 対応▶バイタルサインを測定し，出納バランスを確認
- 対応▶電解質バランスの確認
- 対応▶尿量に見合った補液について医師に確認し，指示を仰ぐ

Trouble 長期留置中に発熱や痛みが出た！

考えること 蓄尿バッグからの逆行感染，カテーテル挿入部からの感染，脱水
- 対応▶カテーテルの屈曲やねじれを解除
- 対応▶蓄尿バッグを常に腰より下に設置し，尿の逆流を防ぐ
- 対応▶カテーテル挿入部の保清
- 対応▶水分摂取を促す

（西塔依久美）

● 文献
- 東間　紘, 監：Nursing Selection⑧ 腎・泌尿器疾患．学研；2005．p.12, p.139-143, p.325-327, p.353-355.
- がん情報サービス　ホームページ・国立がんセンターがん対策情報センター：http://ganjoho.ncc.go.jp/
- 万有製薬　ホームページ・メルクマニュアル家庭版．http://mmh.banyu.co.jp/
- 森田辰男：腎瘻カテーテル．永井秀雄，中村美鈴，編：見てわかる ドレーン＆チューブ管理．学研；2006．p.130-132.
- 藤田喜一郎，ほか：泌尿器科手術後ドレナージ．窪田敬一，編．最新ナースのための全科ドレーン管理マニュアル．照林社；2006．p.123-128.

② 領域別ドレナージ｜腹部：腎・泌尿器

▶ 腹部：腎・泌尿器

腎・尿管摘除術後ドレナージ

目的	●術後の出血，滲出液を体外に排出する ●膀胱縫合部からの尿漏の有無を確認する
適応	腎尿管全摘除術施行患者，根治的腎摘除術施行患者，腎部分切除術施行患者
留置部位 （図1）	●**デュープルドレーン**：側腹部⇒腎摘除部に1本，（腎尿管全摘除術の場合）下腹部⇒膀胱縫合部に1本 ●**尿道バルーンカテーテル**：尿道⇒膀胱内
合併症	感染，リンパ漏，尿漏，皮膚障害
利点	●術後出血やリンパ漏の有無を確認できる ●**閉鎖式ドレーン**：開放式ドレーンよりも逆行性感染のリスクが低い，ガーゼ交換の頻度が少なくてすむ，排液の性状と量がわかりやすい
欠点	●感染・皮膚障害のリスクがある ●**閉鎖式ドレーン**：開放式ドレーンよりも患者の体動の妨げになる，ひっかかりやすく事故抜去の危険が高くなる
抜去条件	●**デュープルドレーン**：排液量が50 mL/日以下で，血性でなく，感染や尿漏を疑わせる所見を認めない場合，通常，術後2～3日に抜去 ●**尿道バルーンカテーテル**：通常，術後2～3日以内に抜去．尿管全摘除術の場合は術後5～7日に抜去（膀胱の一部が切除されているため）．腎部分切除術の場合は，歩行開始後に大出血や濃い血尿がないことを確認後に抜去

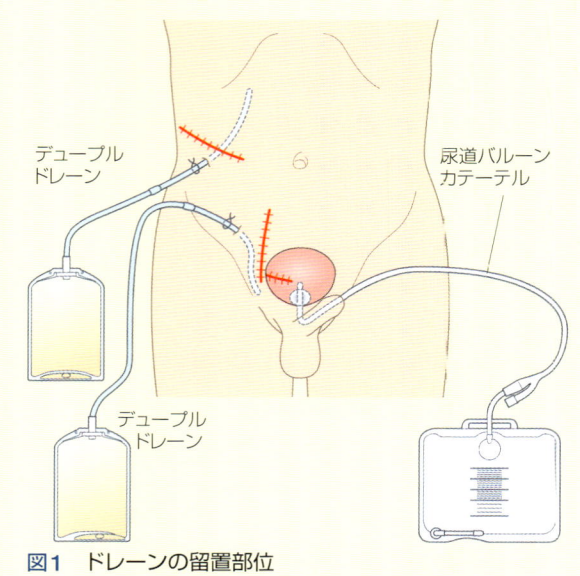

図1 ドレーンの留置部位

腎・尿管摘除術とは

◎ 根治的腎摘除術

　腎悪性腫瘍（腎細胞がん）に対しては根治的腎摘除術を行う．腎臓に出入りする血管（腎動脈と腎静脈），尿管を結紮・切断して，腎臓，腎臓周囲の脂肪組織，腎臓周囲の筋膜（Gerota筋膜），副腎[▶1]を摘出する（図2①）．

◎ 腎尿管全摘除術

　腎盂，尿管がんに対しては腎尿管全摘除術を行う．Gerota筋膜を含めた腎臓と尿管および，患側の尿管口周囲の膀胱壁と壁内尿管を摘出する（図2②）．

▶1 腎臓に限局し，かつ中下極に存在する腫瘍では，副腎転移の可能性が低いため，必ずしも副腎を摘出するとは限らない

腎・尿管摘除術後ドレナージ

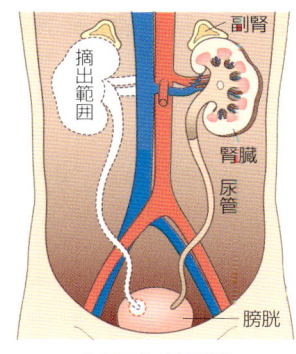

①根治的腎摘除術　②腎尿管全摘除術　③腎部分切除術

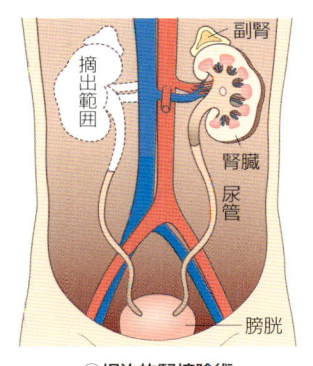

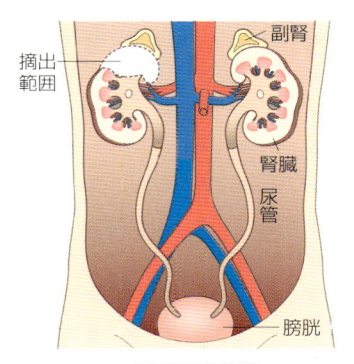

図2　腎・尿管摘除術

◎ 腎部分切除術

　腎機能を温存することが目的で，近年，増加傾向にある．限局した腎病変に対して周囲組織を含めて切除する（図2 ③）．

ドレーンの構造

　デュープルドレーン（図3）は，膿汁や血液など粘稠な液の排出に有用なチューブドレーンであり，チューブの管壁内に多数の毛細管通路を有している．閉鎖式バッグをつなげることにより，排液はバッグに貯留する．

術前の患者への説明・確認

- 術後，ドレーンが側腹部に入ること
- ドレーンは出血などを把握するための重要な管であること
- 術後数日したら抜けること
- ドレーンが入ったままでも離床できること
- 体位変換などで誤って抜けてしまわないように注意すること

留置中の看護

◎ 術後の患者への確認・説明

- 手術の終了を伝え，ねぎらいの声かけとともに苦痛の有無を確認する
- ドレーンの存在を患者に伝え，誤抜去に注意するよう説明する

◎ 確認事項

　ドレーンは全身麻酔による手術時に医師により挿入される．術後受けもち看護師は，挿入されたデュープルドレーンの太さ，数，留置した位置[▶2]を必ず確認する．

◎ 固定方法

　皮膚に絹糸で固定されているかを確認し，フィルムドレッシング材でドレーン挿入部を被覆し，ドレーンの抜去，屈曲を防ぐために，挿入方向に沿って挿入部から3〜4cmの部位にテープで固定する．

> ドレーン留置時，必要物品
> ・デュープルドレーン
> ・尿道バルーンカテーテル
> ・排液バッグ
> ・絹糸
> ・フィルムドレッシング材
> ・固定用テープ

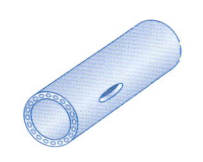

図3　デュープルドレーン

▶2　ドレーンの位置は術後にX線で確認する

161

◎管理方法

- 術後創部の被覆にフィルムドレッシング材[3]を使用した場合，消毒は不要である
- ドレーン挿入部からの出血，滲出液感染徴候，固定糸の断裂などがないかを観察する
- ドレーンの走行や固定部位を確認し，患者の体で圧迫されたり，体動による屈曲やねじれが生じたりしないように，ドレーンの固定を修正する
- ドレーンの固定により皮膚が水疱形成，表皮剝離することがあるため，直接皮膚に当たらないように固定する
- 患者の不穏状態などを確認し，ドレーンを事故抜去しないように注意する
- ドレーンが閉塞しないように適宜ミルキングを行う
- 逆行性感染を防ぐために，排液バッグは，必ず挿入部より低い位置に置く
- 滲出液の有無を観察し，量が多いときは定期的にガーゼ交換をする
- ドレーン抜去後，翌日まではドレーン抜去部をガーゼで保護する
- ドレーン抜去後，シャワーが可能となる

[3] フィルムドレッシング材は，滲出液を吸収し，ドレッシング材をはがすことなく創部の観察をすることが可能である

■排液の観察

- **通常量**：術直後から術後1日目の排液量は100 mLを超えることがあるが[4]，次第に減少していく
- **通常の性状**：血性→淡血性→漿液性と変化する

[4] 創部を閉じる前に，生理食塩液で洗浄した際の残りの生理食塩液が排出されるため

Trouble Shooting

Trouble 排液が減少または消失した！

考えること ドレーンの屈曲・閉塞
  対応▶ドレーンの屈曲や凝血による閉塞がないかを確認する
  対応▶屈曲はすぐに解除し，凝血がある場合はミルキングを行い医師に報告する

考えること ドレーンが抜けている，位置が不良
  対応▶ドレーンが抜けていたり，引っ張られたりして挿入位置が浅くなっていないかを確認する
  対応▶ドレーンが抜けていたり挿入部が浅くなっていたりしたらすぐに医師に報告する

Trouble ドレーンから濃い血性の排液が出た！

考えること 術後出血
  対応▶排液量，尿量，水分バランス，バイタルサインの変動（血圧低下，頻脈，脈圧の減弱）を確認
  対応▶医師に報告
  対応▶凝血によりドレーンが閉塞しないようにミルキングを行う
  対応▶輸血や再手術の可能性について，医師に確認し，指示に基づき準備をする

Trouble 尿道バルーンカテーテルから血尿が出た！

考えること 膀胱閉鎖創からの出血

対応▶尿の流出状況を確認
対応▶流出が悪い場合は，医師に報告し，膀胱洗浄を行う

Trouble 膀胱縫合部に留置したドレーンから多量の排液が出た！
考えること 尿漏
対応▶尿臭の確認をして，医師に報告
対応▶インジゴカルミンを静注（あるいはバルーンカテーテルより注入）して，尿漏を判断（排液が青染すれば尿漏）
対応▶排液そのもののクレアチニン値を確認（尿漏では血清のクレアチニン値よりも高値になる）
対応▶ドレーンを留置したまま感染に注意し経過観察となる
対応▶改善しない場合は手術となる

Trouble 緑黄色の排液が出た！
考えること 消化管損傷
対応▶便臭がないかを観察
対応▶発熱，腹膜刺激症状がないかを観察
対応▶血液検査において，白血球（WBC）上昇，C反応性蛋白（CRP）陽性など感染を疑わせる所見がないかを確認
対応▶医師に報告（消化管損傷の場合，緊急手術が必要）

Trouble 排液が混濁している！
考えること 術後感染
対応▶ドレーン挿入部の疼痛，発赤，発熱がないかを観察
対応▶血液検査において，WBC上昇，CRP陽性など感染を疑わせる所見がないかを確認
対応▶医師に報告

Trouble ドレーンの挿入が浅くなっている，または抜けてしまった！
考えること 抜けた原因，患者の状態変化と再挿入の必要性
対応▶創部はガーゼで覆い，医師に報告
対応▶術直後であれば再手術により留置．術後しばらく経過してからの場合は，発熱，疼痛に注意し，そのまま経過観察

Trouble 挿入部に痛みを訴える！
考えること 挿入部の感染，皮膚障害
対応▶挿入部に感染，皮膚障害の徴候，過剰な外力がかかっていないかを観察

（原田竜三）

● 文献
- 永井秀雄, 中村美鈴, 編：臨床に活かせるドレーン&チューブ管理. 学研；2011.
- 窪田敬一, 編：最新ナースのための全科ドレーン管理マニュアル. 照林社；2005.
- 高橋　敦：根治的腎摘除術, 腎尿管全摘除術. ウロナーシング 2001；6(7)：635-638.
- 杉本晃士：泌尿器科の術式別ドレーン管理のポイント. Urological Nursing 2004；9(6)：530-537.
- 山本新吾, 角谷智子：腎（尿管）摘除術. 泌尿器ケア 2006；11(9)：941-944.
- 亀山周二：泌尿器科手術後ドレナージ. 臨牀看護 2003；29(6)：893-898.
- 玉置智香子：泌尿器科領域手術後ドレーン管理における看護上の留意点. 臨牀看護 2003；29(6)：969-974.
- 荒井陽一, 監：泌尿器科手術ノート. メディカ出版；2009.

腹部：腎・泌尿器

根治的膀胱全摘除術後ドレナージ

目的
- 骨盤内ドレーン：術後の滲出液を排出させ，感染を予防する
- 排液の性状を確認し，縫合不全などの合併症を早期に発見する
- 尿管ステント：尿管導管吻合部が開通するまで，腎盂尿を体外に誘導する

適応 根治的膀胱全摘除術施行患者

禁忌
- 回腸導管造設術：開腹術・炎症性腸疾患の既往（回腸末端が利用できない場合がある），骨盤部への放射線照射の既往（縫合不全を起こしやすい場合がある），ストーマ造設が精神的に受け入れられない場合
- 自排尿型代用膀胱形成術：腎機能が低下している場合

留置部位
- 骨盤内ドレーン：ダグラス窩と尿管導管吻合部に計2本
- 尿管ステント：（回腸導管造設術：図1①）腎盂⇒尿管⇒回腸導管を経てストーマ⇒体外
  （自排尿型代用膀胱形成術：図1②）腎盂⇒尿管⇒新しい膀胱⇒体外
- 尿道カテーテル：（自排尿型代用膀胱形成術のみ：図1②）新しい膀胱に経尿道的に留置

合併症 出血，創感染，ドレーン感染，腸閉塞，尿管吻合部不全，腸管縫合不全，リンパ漏，リンパ嚢腫，尿管導管吻合部狭窄，尿路感染症・結石症，腎機能低下，深部静脈血栓（肺塞栓症）など

抜去条件
- 骨盤内ドレーン（ダグラス窩）：術後5〜7日，50〜100 mL[1,2]以下となった場合
- 骨盤内ドレーン（尿管導管吻合部）：術後3〜4日，50〜100 mL[1,2]以下となった場合
- 尿管ステント：術後10〜14日
- 尿道カテーテル：術後2〜3週間

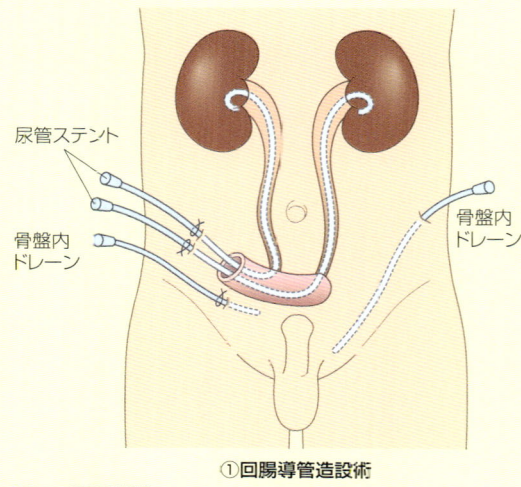

①回腸導管造設術 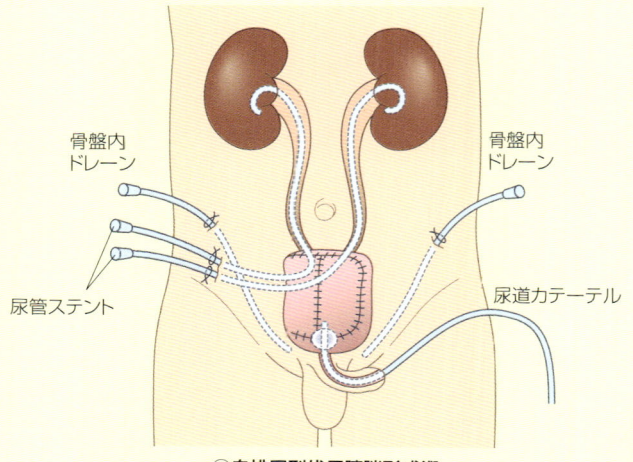　　②自排尿型代用膀胱形成術

図1　留置部位

根治的膀胱全摘除術とは

根治的膀胱全摘除術の多くは浸潤性膀胱がんまたは上皮内がんでBCG膀胱注入療法[▶1]に抵抗性のもの[3]に施行される．時には，直腸がん，子宮がんなどの骨盤内悪性腫瘍に対して膀胱を含む外科的摘除が行われた場合や，神経因性膀胱，下部尿路奇形，膀胱瘻孔外傷などにより，膀胱本来の機能が喪失した場合も適応となる[1]．

摘出部位は，男性の場合，膀胱，前立腺，精囊（尿道も合併切除する場合もある）を，女性の場合，膀胱と尿道，子宮，卵巣，膣を合併切除する．

根治的膀胱全摘除術後の代表的な尿路変更術として，回腸導管造設術，自排尿型代用膀胱形成術[▶2]がある．現在，回腸導管造設術が最も多いが，自排尿型代用膀胱形成術も増加している．

◎ 回腸導管造設術

回腸末端で導管をつくり，尿管を吻合しストーマを形成する．適応条件は回腸末端部が利用できることである．ストーマ狭窄などのトラブルが少ないという利点はあるが，排尿は腸の蠕動運動を利用した失禁型であり，ボディイメージの低下という欠点もある．

◎ 自排尿型代用膀胱形成術

腸管管腔を開いた後に再度縫合して楕円形のパウチを形成し，尿管を吻合する．尿道を温存できる利点がある．腹圧を利用して自力での排尿は可能だが，尿意はないため，定期的な排尿が必要である．このため，認知症のある患者には不向きである．男性では軽度の失禁は残るが，良好なQOLが期待できる一方，女性は閉尿になる可能性が高い．また腸管を使用することによる代謝障害のリスクもある．

ドレーンの種類

骨盤内ドレーンはダグラス窩に1本，尿管導管吻合部に1本挿入する．これらには閉鎖式ドレーンを用いる．尿管ステントは，スプリントカテーテル，もしくは，J型の先端をもつシングルJステント（図2）を，左右腎盂に1本ずつ計2本挿入し，尿管からストーマ，もしくは新膀胱から尿道カテーテルを通して尿を誘導する．

ドレーンの固定と管理

◎ 固定方法

- 骨盤内ドレーン：腹壁の皮膚に縫合糸で固定
- 尿管ステント：細い吸収糸とナイロン糸で固定されている．左右どちらの腎盂に入っているかを確認できるように，施設によっては色分けしたり，長さ・先端のカットを変えていたりするところもある．患者の体動でカテーテルが屈曲，圧迫されないような場所を選び，皮膚にテープで固定する

▶1 BCG（bacillus Calmette-Guerin）を膀胱内に注入し，抗がん作用を期待する療法

▶2 古家はこの術式について「膀胱頸部にがんがないことが条件とされていますが，尿道再発率が低いことが明らかになっているため，この術式の適応範囲は拡大されています」[4]と述べており，前部尿道が温存できる場合，患者の90％は失禁型より新膀胱形成術を選択する[5]

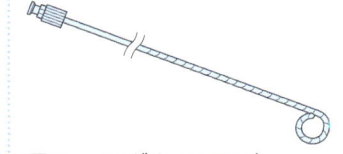

図2 シングルJステント

確認事項

- すべてのドレーンの挿入部にマジックで付けられた印がずれていないか
- 排液バッグがドレーンの位置より低くなっているか
- 閉鎖式ドレナージの閉鎖性が保たれているか
- 麻酔と手術の侵襲のため，腸管麻痺を起しやすい．そのため術前から挿入してある胃管チューブは，排液の減少と腸蠕動を確認し，クランプしてから抜去する

排液の観察

骨盤内ドレーン

- 通常は，術後の排液は血性のことが多いが，徐々に淡血性になる
- 術後2～3日してもドレーンから1日数100mL以上排液している場合は，尿管吻合部不全の可能性がある
- 尿漏があり，ドレナージが不十分な場合は，尿囊腫を形成する場合がある
- 尿囊腫が感染すると感染症状とともに，隣接臓器（直腸，腟，子宮など）や皮膚に交通して尿瘻を形成することもある[6]．尿瘻は難治性のため尿漏の早期発見が重要である

尿管ステント

- 通常，左右合わせて2,000 mL/日以上の排尿が保たれるよう輸液管理されている
- 自排尿型代用膀胱形成術の場合は，尿道カテーテルからの尿も含めて2,000 mL/日
- 尿中の小血塊などによるカテーテル閉塞はないか，尿量，性状を観察する

尿漏の診断法

- ドレーンからの排液に尿臭がないか
- インジゴカルミン静注により排出液が染まるかどうか
- 排液のクレアチニン値（排液が尿であれば，血液のクレアチニン値より高くなる）

上記の方法により尿漏と診断された場合は，造影検査により部位を検索する

Trouble Shooting

Trouble 予期せずドレーンやカテーテルが抜けた！

考えること 有効なドレナージができなくなる

- 対応▶経過をみて，熱発，疼痛などが現れた場合，再挿入となるので準備する
- 対応▶盲目的な再挿入は臓器損傷の危険性があるため，行わない

Trouble 濃い血性の排液が大量に出て止まらない！

考えること 摘出部からの出血

- 対応▶輸血や緊急手術になる可能性があるため，バイタルサインを確認し，すぐに医師へ連絡

Trouble 尿管ステントからの尿量が少なく，骨盤内ドレーンからの排液が増えている！

考えること 導管縫合部吻合不全，尿漏

- 対応▶再手術になる可能性があるため，医師に報告

Trouble 排液から悪臭（膿臭，便臭）がする！

考えること 骨盤内膿瘍，回腸吻合不全

対応▶抗菌薬の投与

対応▶緊急手術になる可能性があるため，すぐに医師へ連絡

Trouble 排液がまったくない！

考えること ドレーンの位置が悪い，ドレナージ不良，閉塞

対応▶排液バッグの位置，ドレーンの屈曲はないかを確認してミルキングする

対応▶ミルキングしても排液がない場合は，医師に報告する．生理食塩液にて洗浄する場合もある．それでも排液がない場合は，ドレーンの入れ替えになることもある

Trouble 腰背部痛を訴え，カテーテルからの尿流出が悪い！

考えること 尿管ステントの閉塞による水腎症・腎盂腎炎

対応▶ステントの固定位置，屈曲，ねじれ，尿の性状を確認

対応▶閉塞しているようであれば，すぐに医師へ連絡

Trouble 熱発が続いている！

考えること 術後5日以上続く熱発は術後合併症を疑う

対応▶創部，ストーマ，尿管ステント，ドレーン挿入部位などを観察し，感染源をアセスメントし，医師に報告

Trouble 強い腹痛，吐気を訴えている！

考えること 腸閉塞

対応▶腸蠕動音，腹部膨満などを観察し，医師に報告

（小栗智美）

● 文献

1) 折笠一彦：膀胱全摘術，回腸導管術．泌尿器ケア 2006；11（7）：694-697．
2) 山本伸吾，角谷智子：ケアの根拠が一目でわかる！ 術式別ドレーン＆カテーテルケア 膀胱全摘術，回腸導管造設術．泌尿器ケア 2006；11（7）：732-735．
3) 内藤誠二，編：膀胱癌のすべて．メジカルビュー社；2002．p.114-117, p.118-125, p.130-135．
4) 古家琢也：膀胱全摘術，自排尿型代用膀胱形成術．泌尿器ケア 2006；11（7）：698-703．
5) 鳶巣賢一：尿路変更術の周術期看護と排尿ケア 尿路変更術の最近の動向．看護技術 2006；50（11）：933-936．
6) 吉野肇一，杉元幹史，筧 義行：完全対応ドレーン・カテーテル管理 各種ドレーン，カテーテル類の取り扱い 後腹膜ドレーン．医学書院；2005．p.148-152．

腎盂形成術後ドレナージ

目的
- **デュープルドレーン**：術後の出血，滲出液を体外に排出する
- **腎盂バルーンカテーテル，尿管スプリントカテーテル，ダブルJステント**：腎盂尿管移行部の尿通過性が改善するまで腎盂内圧を低下させる．腎盂尿管吻合部からの尿漏の有無を確認する
- **尿道バルーンカテーテル**：ベッド上安静時の導尿

適応 腎盂形成術施行患者

留置部位（図1）
- **デュープルドレーン**：側腹壁⇒腎盂尿管吻合部付近
- **尿管スプリントカテーテル**：側腹壁⇒腎実質⇒腎杯腎盂⇒腎盂尿管吻合部を数cm超えた上部尿管
- **腎盂バルーンカテーテル**：側腹壁⇒腎実質⇒腎盂
- **ダブルJステント**：尿管内に挿入し，一端を腎盂内に，他端を膀胱内に留置
- **尿道バルーンカテーテル**：尿道⇒膀胱内に留置

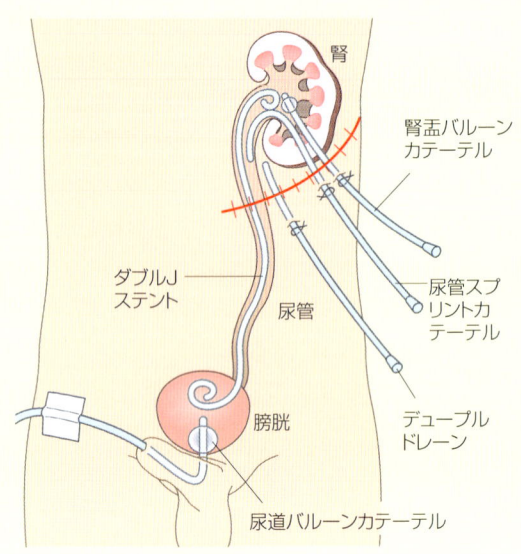

図1 ドレーンの留置部位

合併症 感染，リンパ漏，尿漏

利点
- 術後出血の有無を確認できる
- 閉鎖式ドレーンを用いるので逆行性感染のリスクが低く，ガーゼ交換の頻度が少なくてすむ
- 排液の性状と量がわかりやすい

欠点
- 感染・皮膚障害のリスクがある
- ひっかかりやすく，患者の体動の妨げになったり，事故抜去の危険が高くなったりする

抜去条件
- **デュープルドレーン**：排液量が50 mL/日以下で，血性でなく，感染や尿漏を疑わせる所見を認めない場合，通常，術後2〜3日で抜去
- **尿管スプリントカテーテル**：術後7〜10日で抜去
- **腎盂バルーンカテーテル**：尿管スプリントカテーテル抜去後，腎盂造影で吻合部からの漏れがなく，通過性が良好であればカテーテルをクランプし，その後，発熱や疼痛がなければ，数日後に抜去（吻合部の通過性が不良な場合は，クランプせず留置した状態で退院とし，1か月後に外来で同様の操作を行う）
- **ダブルJステント**：術後6週間前後に膀胱鏡下で抜去

腎盂形成術後ドレナージ

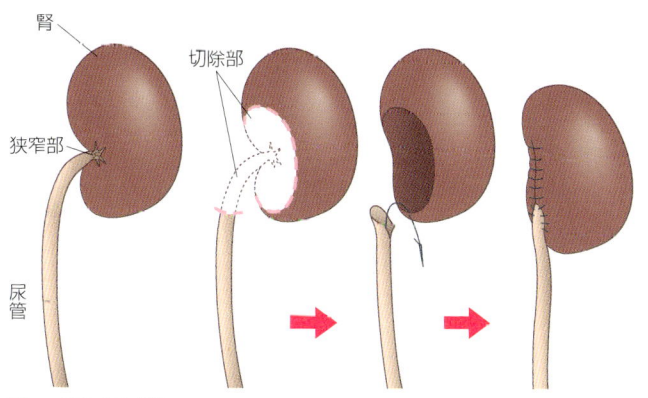

図2　腎盂形成術

術前（図2）の看護

患者への説明・確認

- 術後，ドレーンが側腹部に3本入ること
- ドレーンは出血などを把握するための重要な管であること
- 術後数日したら抜けること
- ドレーンが入ったままでも離床できること
- 体位変換などで誤って抜けてしまわないように注意すること

留置中の看護

術後受けもち看護師は，挿入されたドレーンの種類，太さ，数，留置した位置[1]を必ず確認する．ダブルJステントを留置している患者の尿道バルーンカテーテルを抜去すると，膀胱尿管逆流による腎盂腎炎を生じやすいため，頻回に排尿し，排尿時に腹圧をかけ過ぎないように注意し，水分摂取を促す．

固定・管理方法

「腎・尿管摘除術後ドレナージ」（p.160）の固定・管理方法と同様にする．ただし，患者は小児や若年者のことが多いので，以下の点についても考慮する．
- 夜間睡眠時は寝返りなどでドレーンが圧迫されたり，引っ張られたり，ねじれたりするため，小児では特に注意が必要である．固定を確実にしたうえで，頻回に確認をする
- 小児の場合はドレーンの事故抜去を予防するためにも，体外に固定するドレーン類はできるだけ少なくする．やむをえず留置するものについても，必要最小限の期間とする
- ドレーンが入っていることやその理由を対象の理解度に合わせて説明する

排液の観察

- **通常量**：術直後から術後1日目の排液量は100 mLを超えることがあるが[2]，次第に減少していく
- **通常の性状**：血性→淡血性→漿液性と変化する

ドレーン留置時，必要物品

- デュープルドレーン
- 腎盂バルーンカテーテル
- 尿管スプリントカテーテル（ダブルJステント：図3）
- 尿道バルーンカテーテル
- 排液バッグ
- 絹糸
- フィルムドレッシング材
- 固定用テープ

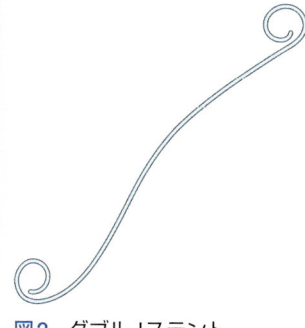

図3　ダブルJステント

尿管スプリントカテーテルの代わりに使うことがある．腎盂から膀胱までの尿路を確保し，体外にステントが出ないため，尿管スプリントカテーテルよりもADLを低下させずに長期間留置できる

▶1　ドレーンの位置は術後にX線写真で確認する

▶2　創部を閉じる前に，生理食塩液で洗浄した際の残りの生理食塩液が排出されるため

Trouble Shooting

Trouble　ドレーンから濃い血性の排液が出た！

考えること　術後出血の可能性，輸血・再手術の可能性

- 対応▶排液量，尿量，水分バランス，バイタルサインの変動（血圧低下，頻脈，脈圧の減弱），腹部膨満を確認し，医師に報告
- 対応▶凝血によりドレーンが閉塞しないようにミルキングを行う
- 対応▶輸血や再手術の可能性について，医師に確認し，指示に基づき準備をする

Trouble　膀胱縫合部に留置したドレーンから多量の排液が出た！

考えること　尿漏の可能性

- 対応▶尿臭の確認をして医師に報告
- 対応▶インジゴカルミンを静注（あるいはバルーンカテーテルより注入）して，尿漏を判断（排液が青染すれば尿漏）
- 対応▶排液そのもののクレアチニン値を確認（尿漏では血清のクレアチニン値よりも高値になる）
- 対応▶ドレーンを留置したまま感染に注意し経過観察をする
- 対応▶改善しない場合は手術となる

Trouble　腎盂バルーンカテーテルからの尿量が減少した！（挿入部周囲から尿が漏れている！）

考えること　カテーテルが抜けかけている，カテーテル閉塞

- 対応▶皮膚面からのカテーテル挿入の長さを確認
- 対応▶カテーテルが抜けかけているときは，早急に医師へ連絡
- 対応▶挿入の長さが適切ならばカテーテル閉塞を疑い医師へ連絡し，生理食塩液でカテーテル内を洗浄

Trouble　尿量が増えず，尿意を強く訴える！

考えること　凝血塊による尿道バルーンカテーテル閉塞

- 対応▶医師へ連絡
- 対応▶超音波検査で膀胱の状態を評価
- 対応▶生理食塩液でカテーテル内を洗浄

（原田竜三）

●文献
- 永井秀雄，中村美鈴，編：見てわかるドレーン＆チューブ管理．学研；2006．
- 窪田敬一，編：最新ナースのための全科ドレーン管理マニュアル．照林社；2005．
- 椎木一彦，島田　誠：腎盂形成術．泌尿器ケア 2006；11（10）：1001-1004．
- 杉本晃士：泌尿器科の術式別ドレーン管理のポイント．Urological Nursing 2004；9（6）：530-537．
- 亀山周二：泌尿器科手術後ドレナージ．臨牀看護 2003；29（6）：893-898．
- 玉置智香子：泌尿器科領域手術後ドレーン管理における看護上の留意点．臨牀看護 2003；29（6）：969-974．
- 木下秀文：Q&Aで学ぶ泌尿器科治療の基礎知識．泌尿器ケア 2005；10：174-179．

▶腹部：腎・泌尿器

腎移植術後ドレナージ

目的	術後出血や滲出液の確認，尿漏などの観察，リンパ液貯留を予防する
適応	慢性腎不全（必ずしも透析療法を受けている必要はない）患者で，腎移植術を受ける患者，萎縮膀胱症例
留置部位	移植腎下極と膀胱の間（図1）
合併症	感染，尿漏，ドレーンの誤抜去，周辺組織の損傷（ドレーン先端が吻合部に当たるなど），血管閉塞，尿管閉塞など
利点	排液の性状・量が適宜把握できるため，術後合併症の早期発見に役立つ
欠点	排液量が少ない場合，実際に排液が少ないのか，閉塞に伴うものなのかの判断が難しい
抜去条件	排液量は日ごとに減少し，4～5日目には10～20 mL/日となる．尿道バルーンカテーテル抜去（通常は5～6日目）の翌日，排液量（30 mL/日以上）の増加がなければ抜去

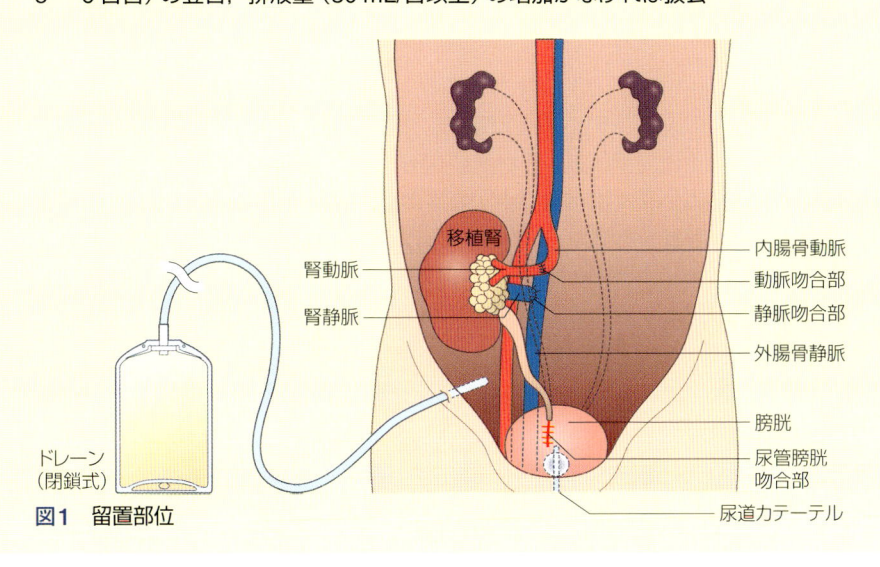

図1　留置部位

腎移植術とは

　移植床は，左右どちらかの腸骨窩を用いる．一般的には，吻合する動静脈が交差しないように右腎は左腎に，左腎は右腎に移植されるが，腸管血管の位置が右側腸骨窩のほうが左に比べて浅く，吻合操作を容易に行えるため，右下腹部弓状切開で右側腸骨窩に移植されることが多い．

　ドレーンは，移植腎下極と膀胱間に先端を置き，体外へは手術創の外側から誘導して設置する（図1）．ただし，移植腎収納のための剝離領域が小さい場合は，ドレーンを留置しないこともある．

ドレーン管理

排液の観察

- 排液の性状・量を経時的に観察する[1]
- 排液の内容は，血液，リンパ液，尿などで，排液の性状は，通常，淡血性から淡黄色に移行する．血性である場合には術後の止血不良や吻合部出血が考えられるので，直ちに医師に報告し，バイタルサインの確認を行う
- 排液量が多い場合には尿漏の疑いがある
- 尿漏が疑われたら，尿道バルーンカテーテルの閉塞の有無をチェックするとともに，排液の成分（クレアチニン濃度，カリウム濃度）を調べ，尿成分か滲出液（リンパ液）成分かを鑑別する
- 術後5～6時間が経過しても出血が50 mL/時以上続く場合には，止血不良や再出血の疑いがあるため医師に報告する
- 術直後など排液があって，しかるべき時期に排液を認めない場合には，ドレーンの屈曲や凝血に伴う閉塞，体位不良を疑い，ドレーンのミルキングや固定位置の修正を行う．それでも排液がなければ医師に報告する

ドレーンの固定

- ドレーンの挿入部は絹糸で固定されているが，脱落や挿入部への過剰な外力がかからないよう，さらに固定用テープで体表に2か所で固定する
- ドレーンの抜去，屈曲を予防するために，就寝中の体位変換などを留意してつぶされないような位置（身体の下敷きにならない位置）に固定する
- 長期にわたってドレーンを留置する場合は皮膚障害の有無を観察し，患者にあった固定用テープの選択や同一部位の固定を避ける（皮膚保護材を用いることもある）
- 患者の離床状況に応じて，ドレーンやチューブ類の余裕を調整し，離床の妨げにならない部位や方法で固定する

感染予防

- 逆行性感染を予防するため，フィルムドレッシング材で挿入部を保護するか，ガーゼドレッシングによる消毒を行い，常に清潔を保つ
- 排液バッグは常に低い位置に保ち，ルート内の排液の停滞や逆流を防ぐ

疼痛や心理的負担へのケア

- ドレーン先端位置不良に伴う臓器刺激がある場合には，ドレーンの位置や深さの調節が必要なため，医師に報告する
- 挿入部の疼痛を訴える場合には，挿入部への過剰な外力の有無，挿入部の皮膚障害の有無，挿入部の感染の有無を観察する
- 術後3～4日は創痛や体動時の痛み，ドレーンの牽引痛を生じるため，医師の指示に従って鎮痛薬を使用したり，ドレーンの牽引痛を解除したりするような体位の工夫（ドレーン挿入部の皮膚の伸展を避ける）を行う

[1] ドレーンを留置しない場合は，手術創部からの滲出液の有無や排液の性状・量を観察する

- ドレーン留置に伴う拘束感や違和感から，患者は不安やストレスを生じやすい．患者の言動に注意しながら，患者の心理的負担の軽減に配慮する
- ドレーンの必要性やおおよその今後の見通しについて患者へ説明し，患者が主体的に治療へ参加できるようにする

尿道カテーテル管理

- 異常の早期発見のために，尿の性状・量に関する術後経過を知っておく▶2
- 長期にわたって血尿が続くときには持続性の出血を考え，バイタルサインの変化（脈圧の減弱，血圧低下，脈拍の増加，尿量の低下など）を確認のうえ，医師に報告する
- 急速に尿量が減るなど尿道カテーテル閉塞が疑われたら，速やかに医師に報告する．超音波検査による膀胱内貯留尿の有無の確認や尿道カテーテルの交換，膀胱洗浄などの可能性を予測し，物品の準備をする

▶2 ①術直後は肉眼的血尿を呈するが，2～3日で血尿は消失する
②術直後から2～3日は200～300 mL/時の尿量があり，以後漸減する

Trouble Shooting

Trouble ドレーンから大量に血性排液が出た！

考えること ドレーン先端の吻合部接触に伴う組織の損傷（吻合部出血），止血不良

　対応▶バイタルサインの測定（脈圧の減弱，血圧低下，脈拍の増加，尿量の低下など），排液量の確認，疼痛の有無と程度，ドレーン位置の確認をし，医師に報告
　対応▶病変に対する止血治療

Trouble 尿道カテーテル抜去後にドレーン排液量が増加した！

考えること 膀胱尿管吻合部からの尿漏

　対応▶排液の成分（クレアチニン濃度，カリウム濃度）を調べ，尿成分であれば，尿道カテーテルを再度留置する（予測して準備を行う）
　対応▶排液量が減少したら，再びカテーテル抜去を試みる
　対応▶問題がなければ，1～2日後にドレーンを抜去

Trouble 30 mL/日以上のドレーン排液が4日以上持続している！

考えること リンパ液の流出（30mL/日以上の排液持続は，リンパ漏のことが多い）

　対応▶排液成分を分析し，リンパ液と診断した場合には，30 mL/日以下となるまで数日間留置
　対応▶30 mL/日程度が続いても増量がなければ抜去を試み，経時的に超音波検査で移植腎周囲の液体貯留を確認する

（西塔依久美）

文献
- 東間　紘，監：Nursing Selection⑧ 腎・泌尿器疾患．学研；2005．p.306-309，p.340-342．
- 田邉一成：腎移植術．臨床泌尿器科 2002；56(9)：683-695．
- 藤田喜一郎，ほか：泌尿器科手術後ドレナージ．窪田敬一，編：最新ナースのための全科ドレーン管理マニュアル．照林社；2006．p.123-128．
- 永井秀雄，中村美鈴，編：見てわかる ドレーン&チューブ管理．学研；2006．p.13-19，p.133-135．
- トランスプラント・コミュニケーション（臓器移植の情報サイト）　ホームページ：腎移植Q&A．http://www.medi-net.or.jp/tcnet/dqa/
- 東京女子医科大学腎臓病総合センター　ホームページ：腎移植について．http://www.twmu.ac.jp/KC/Surgery/kidneytx.html

Part 2

領域別ドレナージ

腹部：子宮

▶腹部：子宮

子宮全摘出術・卵巣嚢腫摘出術後ドレナージ

目的
- 血液・膿・滲出液・壊死物質の排出を促し，臓器摘出によって生じた死腔に排液が貯留することを予防
- 排液貯留による感染予防
- 術後出血の早期発見
- **単純子宮全摘出術時**：膣断端部の血腫形成を抑制
- **広汎性子宮摘出術後**：出血やリンパ液漏出の早期発見と排出

適応
- 滲出液が多い，止血が不十分な場合に備えた予防的ドレナージ
- 感染症合併（骨盤腹膜炎など）に対する治療的ドレナージ
- 通常の単純子宮摘出術，卵巣嚢腫摘出術のみでは挿入不要のことが多い

留置部位
- **経腹ドレーン（子宮全摘出術・卵巣嚢腫摘出術）**：ダグラス窩⇒左右どちらかの下腹部腹壁⇒腹腔外（図1）．腹腔内に膿瘍を形成している場合はドレーンの先端を膿瘍腔に置く
- **経膣ドレーン（単純子宮全摘出術）**：後腹膜腔⇒膣断端部⇒膣内（図2）

合併症
- 出血，リンパ液の漏出，尿管損傷，創部感染
- **経腹ドレーン（ペンローズドレーン）**：滲出液による皮膚の炎症，びらん
- **経膣ドレーン**：上行感染

利点
- 術後の出血がないことを確認できる，有効に滲出液を排出できる
- 経膣ドレーンの場合，創痕ができない

欠点
- 自己抜去や切断，ドレーン挿入に伴う感染
- 閉鎖式ドレーンの場合は体位変換時に疼痛があるため，行動が抑制される

抜去条件
- 1日の排液量が50 mL以下で，排液の性状に異常がない場合（通常は術後1〜2日）
- **予防的ドレーン**：出血量，滲出液量に異常がなければ抜去
- **治療的ドレーン**：排液の性状，量および患者の状態に異常のない段階で抜去
- 経膣ドレーンには糸をかけて固定しないため，単に引き抜くだけで抜去可能

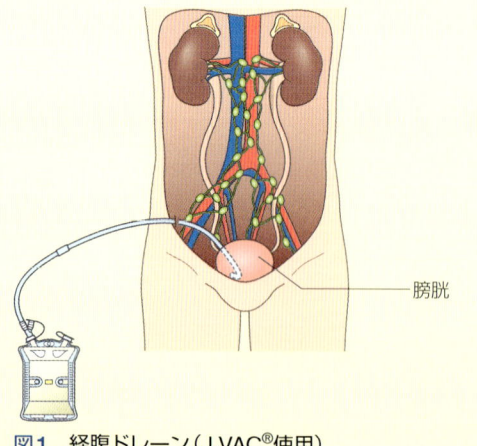

図1　経腹ドレーン（J-VAC®使用）

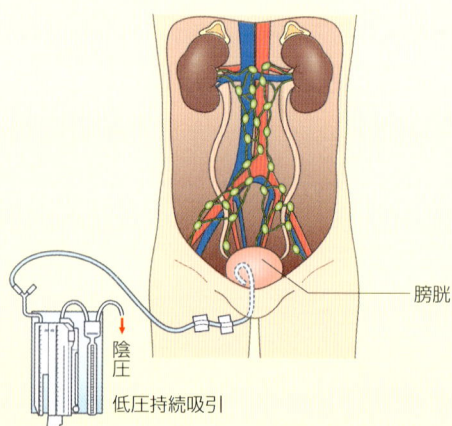

図2　経膣ドレーン（サンプチューブ使用）

子宮全摘出術は子宮体部および頸部を切除する術式であり，良性疾患で適応される．子宮がんや子宮体がんでは基靭帯を骨盤側で切開する広汎性子宮摘出術，そのやや内側で切断する拡大子宮摘出術もある[1]．

広汎性子宮摘出術は骨盤底に比較的大きなスペースが生じるため，その部分に貯留する炎症性滲出液やリンパ液を排除するためにドレーンを留置する．

ドレーンの種類（図3）[2]

- **経腹ドレーン**：予防的ドレーンではペンローズドレーンを使用し，開放式ドレーンにすることが多い．治療的ドレーンでは太め（8～10mm）のプリッツドレーンを使用し，吸引システムはJ-VAC®（閉鎖式ドレーン）を用いることが多い
- **経腟ドレーン**：サンプチューブ，RC-T字ドレーン（図4）などを用いる

患者への説明

術前

- ドレーン留置の必要性（体動で抜けないように注意すること）
- ドレーンの留置部位（図5）
- ドレーン抜去までの経過

術後

- 手術の終了を伝え，ねぎらいの声かけとともに苦痛の有無を確認する
- ドレーンの存在を患者に伝え，誤抜去に注意する

ドレーンの管理・固定

挿入されたドレーンの種類，太さ，留置した位置を確認する．

固定方法

- カテーテル挿入部と皮膚との間に1cmほどの余裕をもたせて固定する
- カテーテルが引っ張られないよう固定方法に注意する
- **経腹ドレーン**：縫合糸で腹壁に固定する
- **経腟ドレーン**：単純子宮全摘出術では，腟を通って体外へ誘導され（図2）皮膚縫合されていない．脱落予防のため会陰部あるいはドレーン挿入部をフィルムドレッシング材で保護し，大腿内側にテープで2か所以上固定する

管理方法

- 固定部がゆるんでいないか，固定の糸がはずれていないかを確認する
- 開放式ドレーンの場合は，排液が付着したガーゼを頻回に交換し，感染を防止する．ガーゼ交換時には，創部とドレーンを消毒して付着した凝血塊やフィブリン塊を除去する
- 患者の日常生活・活動を妨げないようにラインを整理する
- **経腹ドレーン**：ドレーンが腹腔内に迷入していないかを確認する．挿入後，

[1] 近年は腟からアプローチを行う腟式子宮摘出術，腹腔鏡を使用する腹腔鏡補助下腟式子宮全摘術（LAVH），腹腔鏡下子宮全摘術（LH）がある

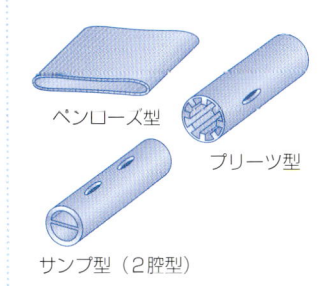

図3 ドレーンの種類

ペンローズ型
プリーツ型
サンプ型（2腔型）

[2] ドレーンの種類については「ドレナージの基礎知識」p.2参照

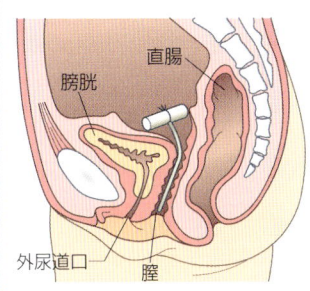

図4 RC-T字ドレーンの留置
先端は腟内留置とする．留置する側を適当な長さに切って使用する

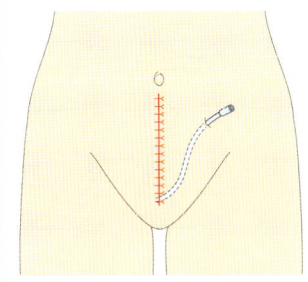

図5 経腹ドレーンの留置部位

適時ガーゼ交換を行い，滲出液の排出や局所の炎症症状の有無を観察する
- **経腟ドレーン**：上行感染の危険があるため短期間の留置とする．RC-T字ドレーンの場合は（図4），膣内にガーゼタンポンを挿入し，会陰部を生理用のパッドで覆うため，付着した排液を観察する

排液の観察

- **通常量**：50～100 mL（手術当日は 50 mL/日）
- **通常の性状**：術後数日は血性～淡血性で，次第に淡黄色の滲出液となる[3]

▶3 治療的ドレーンの場合，膿汁様の滲出液や臭いに注意する

Trouble Shooting

Trouble 排液が減少または消失した！

考えること ドレーンの位置がずれた
- 対応▶ドレーンの長さ，固定部位を確認

考えること ドレーンのねじれ・屈曲・圧迫・閉塞
- 対応▶縫合部から2～3 cmの屈曲しやすい部分を固定する
- 対応▶ドレーンが患者の身体の下にならないように注意し，圧迫を防ぐ
- 対応▶定期的にミルキングを行う
- 対応▶排液の排出を促しやすい体位（側臥位，ファーラー位，坐位，立位）にする
- 対応▶積極的な体位変換と歩行などの活動を促す

Trouble 大量の排液が出た！

考えること 術後出血・縫合不全
- 対応▶排液量，尿量，水分バランス，バイタルサインの変動（血圧低下，頻脈など）を確認する
- 対応▶医師へ報告

Trouble 排液に強い臭いがある！

考えること 感染
- 対応▶挿入部の異常の確認（発赤，腫脹，排液の異常）
- 対応▶発熱，腹痛，放散痛，悪寒の確認
- 対応▶挿入部周囲の皮膚乾燥と保清
- 対応▶創部の消毒，排液バッグの交換，処置前後の手洗い
- 対応▶医師へ報告

Trouble 固定している皮膚に発赤ができた！

考えること 長時間のテープ固定による皮膚トラブル
- 対応▶ドレッシング材で皮膚を保護する
- 対応▶固定位置の変更

（原田通予）

●文献
- 永井秀雄, 中村美鈴, 編：見てわかるドレーン＆チューブ管理. 学研；2006. p.141-143.
- 窪田敬一, 編：最新ナースのための全科ドレーン管理マニュアル. 照林社；2005. p.138-144.
- 畑尾正彦, 森美智子：ナースのためのチューブ管理マニュアル. 学研；1998. p.219-226.

▶腹部：子宮

後腹膜リンパ節郭清術後ドレナージ

目的	●血液，滲出液，リンパ液を排出し，臓器摘出によって死腔に排液が貯留することを予防する ●出血やリンパ液の漏出および尿管損傷の早期発見 ●排液貯留による感染予防
適応	婦人科悪性腫瘍の手術でリンパ節郭清を施行した場合
留置位置	●ダグラス窩⇒左右下腹部壁⇒腹腔外（図1） 　　　　　⇒経腟的に体外（図2） ●**必要時**：傍大動脈リンパ節郭清部位⇒腹壁⇒体外
合併症	低蛋白血症，尿管損傷，縫合不全，リンパ嚢胞，不十分なリンパ管の結紮によるリンパ液の漏出
利点	●術後出血を起こしていないかを確認することができる ●効果的に排液される ●経腟ドレーンの場合は，ドレーンによる創痕がつかない
欠点	●ドレーンが挿入されているため感染を起こす可能性がある ●特に経腟ドレーンの場合，上行感染の危険性がある ●体位変換時に疼痛があるため，行動が抑制される
抜去条件	リンパ節郭清後は排液量が100 mL/日以下となった場合

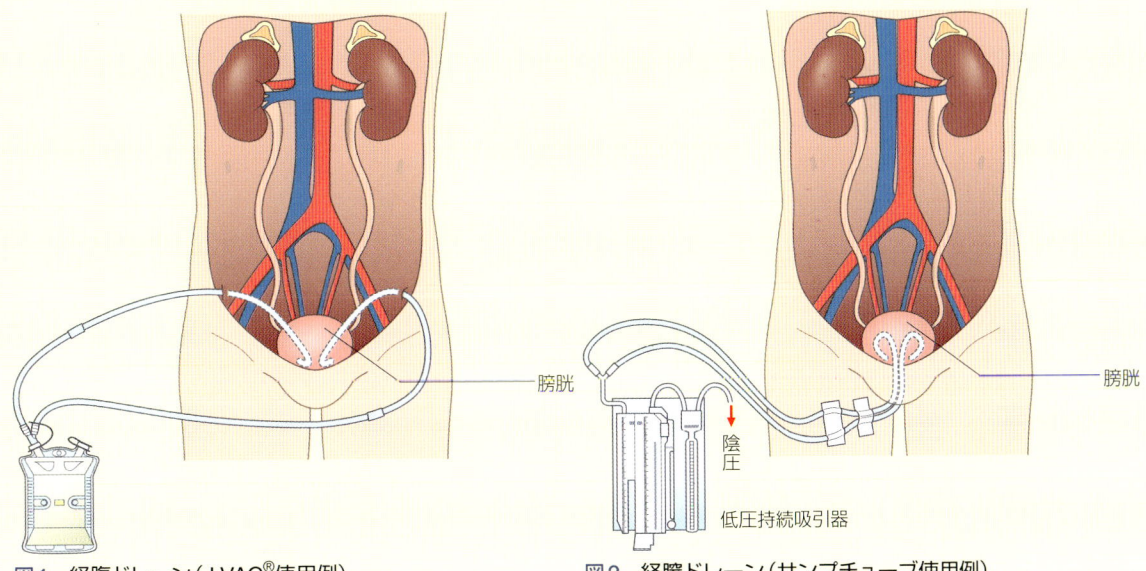

図1　経腹ドレーン（J-VAC®使用例）

図2　経腟ドレーン（サンプチューブ使用例）

後腹膜リンパ節郭清術

婦人科悪性腫瘍手術時に傍大動脈リンパ節と骨盤内リンパ節を郭清する術式を後腹膜リンパ節郭清術という（疾患や進行状況により郭清範囲は異なる）．

ドレーンの種類（表1）

- 腹腔の縫合部付近にはデュープルドレーンが留置される
- より局所の陰圧を必要とする場合は J-VAC®[1] などの閉鎖式システム（シリコン製）が留置される
- サンプチューブの使用時は滲出液の吸引のため陰圧が必要であるが、主に術創の組織縫合不全を防ぐ目的で利用される
- **経腹ドレーン**：J-VAC® ドレナージシステム
- **経腟ドレーン**：セイラムサンプチューブ® など

[1] 通常 J-VAC® ドレナージシステムでは－10～－20cmH₂Oの陰圧をかけて吸引する。陰圧で吸引するため、排液効果は良好であるが、その反面、多量のリンパ液の漏出により低蛋白血症を起こすことがある

表1　ドレーンの使用目的

ドレーンの種類	使用目的
シリコンドレーン	腸腰筋膜に先端を固定し、骨盤腔内に貯留するリンパ液を排出し、リンパ嚢腫を予防する
サンプドレーン	広汎性子宮全摘出術や骨盤リンパ節郭清術を行った場合、直腸腔を通して膀胱側の腟にドレーン先端を留置し、リンパ液や血液などを排出する
デュープルドレーン	ダグラス窩に先端を留置して、腹腔内出血を確認する

患者への説明

術前

- ドレーン留置の必要性（体動で抜けないよう注意する）
- ドレーンの留置部位・数
- ドレーン抜去までの経過

術後

- ドレーンの存在を患者に伝え、誤抜去に注意すること
- 体位変換で抜けてしまわないように注意すること

ドレーンの管理・固定

確認事項

- 閉鎖式の排液バッグに接続されていること[2]
- ドレーンの太さ、何cm挿入しているのか、留置した位置を医師に確認し、術直後からずれていないかを継続的に確認する

[2] 閉鎖式の場合、離床が遅れてしまう可能性があるため、排液バッグを携帯してもらい、早期離床を行う

固定方法

- **経腹ドレーン**：縫合糸で腹壁に固定する。閉鎖式は皮膚縫合で固定する
- **経腟ドレーン**：縫合糸で外陰部に固定し、自然抜去を予防する
  ・ドレーンが引っ張られても抜けないように、たるみをもたせて固定する
  ・ドレーンは腟を通って体外へ誘導されている。よって、脱落予防のため会

陰部あるいはドレーン挿入部をフィルムドレッシング材で保護し，大腿内側に2か所以上テープで固定する

◉ 管理方法

- ドレーンが屈曲していないか，抜けていないか，閉塞していないか，固定テープがゆるんでいないか，固定糸がはずれていないかを観察する
- 開放式の場合は，排液が付着したガーゼを頻回に交換し，感染を防止する
- ガーゼ交換時には，創部とドレーンを消毒し，付着した凝血塊やフィブリン塊を除去する

排液の観察

通常の性状：手術当日〜数日は血性[3]．その後，淡血性〜漿液性になる

[3] 排液が濃い血性の場合は特に注意を要する

Trouble Shooting

Trouble 排液が減少または消失した！

考えること ドレーンの位置がずれた
- 対応▶ドレーンの長さ，固定部位の確認

考えること ドレーンのねじれ・屈曲・圧迫・閉鎖
- 対応▶縫合部から2〜3 cmの屈曲しやすい部分を挿入方向と平行に固定する
- 対応▶屈曲している場合は，ドレーンが自然なループを描くようにテープで固定する
- 対応▶定期的にミルキングを行う
- 対応▶排液の排出を促しやすいように仰臥位から側臥位，側臥位から仰臥位とゆっくり体位変換をする
- 対応▶ドレーンが患者の身体の下にならないように注意し，圧迫を防ぐ
- 対応▶ファーラー位，坐位，立位への積極的な体位変換や歩行などの活動を促す

Trouble 大量の血性排液が出た！

考えること 術後出血の可能性
- 対応▶バイタルサインの変動（血圧低下，頻脈など），排液量，尿量，水分バランスを確認
- 対応▶医師に報告

考えること 尿管損傷，膀胱損傷
- 対応▶ドレーン排液に尿臭がないかを確認
- 対応▶排液のクレアチニン値（排液が尿であればクレアチニン値は血清より高値になる）を確認
- 対応▶インジゴカルミン1Aを静注し，ドレーンからの青色の排液（インジゴカルミン）の有無を確認
- 対応▶排液量が増加した場合は特に注意する

Trouble 腹水量が多く出血量が把握できない！

考えること 異常出血
- 対応▶ヘモグロビン試薬を用いてヘモグロビン濃度から出血量をアセスメントする

（原田通予）

●文献
- 永井秀雄，中村美鈴，編：見てわかるドレーン＆チューブ管理．学研；2006．p.144-145．
- 畑尾正彦，森美智子：ナースのためのチューブ管理マニュアル．学研；1998．

Part 2

領域別ドレナージ

骨・関節

2 領域別ドレナージ｜骨・関節

▶骨・関節

関節腔ドレナージ

目的	● 関節腔内（図1）の貯留液を排出し，その性状を確認する ● 検体を採取して液体貯留の原因を調べる ● 血腫形成を防ぐ
適応	● 関節炎，関節内出血など ● 術後に排液を行う必要がある場合
挿入経路 （図2）	● 皮下⇒関節腔内 ● 持続洗浄を行う場合は洗浄液注入用チューブも使用
合併症	● ドレーン留置に伴う創部への直接の障害に起因する出血 ● 排液の逆行性汚染による感染 ● ドレーン留置や貯留液による血流障害・神経圧迫
利点	● 複数のドレーンを留置し，洗浄が可能 ● 排液量が計測しやすい
欠点	感染源になりうる
抜去条件	● 1日の排液量が，50 mL以下に減少した場合 ● 持続洗浄目的の場合，排液の細菌培養検査が数回連続して陰性のとき

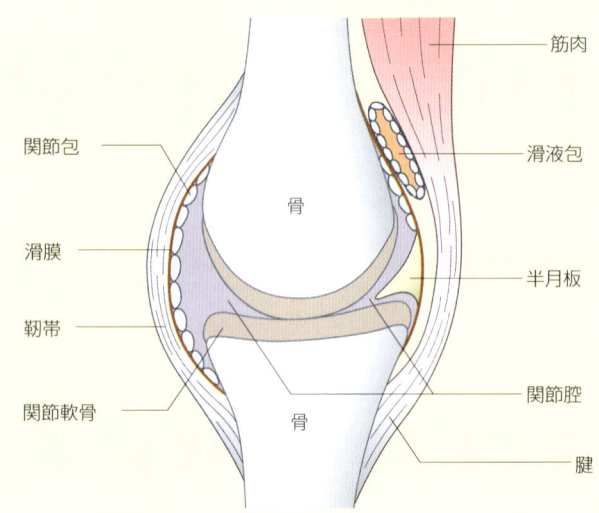

図1 関節の構造
（筋肉／滑液包／関節包／滑膜／靱帯／関節軟骨／骨／半月板／関節腔／腱）

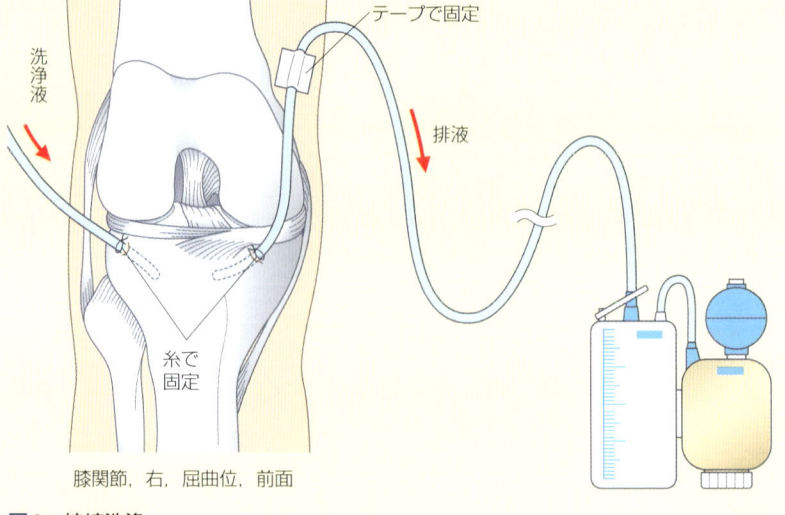

図2 持続洗浄
膝関節，右，屈曲位，前面

関節腔とは

　可動性を有する四肢の大多数の関節が可動関節であり，相対する骨端は関節包に包まれ，そのなかに関節腔とよばれる空隙が存在する．関節腔には滑膜があることから，滑膜関節ともよばれる．

ドレーンの選択と留置

　術後は，感染のリスクを考慮し，閉鎖式ドレーンシステム（SBバック®などの陰圧がかけられるものが一般的）を使用し[1]，ペンローズドレーンなどの開放式のドレーンを選択することは少ない．ドレナージは主に直径3〜5mmのチューブを選択し留置するが，関節の内腔にあわせて股関節や膝関節にはやや太めのもの，手首・足首などには細めのチューブを選択することもある．関節部位にあわせて太さを選択することで，効果的なドレナージができる．

　関節炎により洗浄が必要な場合は，2本以上のドレーンを関節腔内に留置し，一方から洗浄液を注入し，もう一方から排出する持続洗浄を行う．

　関節腔に貯留した液体の排出は単発的に行う場合と，持続的に行う場合があるが，頻度としては単発的に行うことのほうが多い．

留置中の観察ポイントと看護

　確実な固定（体位変換時にも確実に固定できているか）と吸引システムの確認をするとともに，以下のポイントを観察する．

　また，留置されているドレーンの先端の位置によってはミルキングを行えない場合もあるため，閉塞が疑われる場合にミルキングを実施してよいかあらかじめ医師に確認しておく．

- 固定部位の皮膚トラブルはないか
- 排液が急激に増えていないか（急激に増えた場合は医師に報告する）
- 一度排液の血性が薄くなった後に再び濃いものへ変わっていないか[2]
- 関節炎の場合，膿様の排液が強くみられる，透明だったものが混濁しているなどしていないか
- ドレーンが屈曲・閉塞していないか
- 患者に痛みや苦痛はないかを確認し，必要時には鎮痛薬を使用する
- ドレーンが留置されていることを患者に説明し，理解を得る
- ドレーン挿入部位から末梢側のしびれや冷感チアノーゼなどがないか確認する
- 洗浄を行う際，入れた洗浄液の分だけ排液の量があるかを確認する
- 排液量が多い場合は1〜2時間ごとに観察し，排液バッグ内の排液が8割程度となったら廃棄する
- 排液を棄てる際には排液が逆行しないように，必ずチューブをクランプし，排液口は消毒綿（アルコール綿）で清拭する

固定方法

- 挿入操作時にドレーンと皮膚を糸で固定する．固定を確実にするために，さらに体表とドレーンをテープで固定する
- 体位変換やADLを考慮し，ラインの長さにゆとりがあるよう固定する
- 排液量が多くなると排液バッグの重みが増すため，誤って落下しないようベッドなどに確実に固定する
- 高齢者や浮腫を認める患者など皮膚が脆弱な場合は，ドレーンの固定テープを貼る際に皮膚保護材を使用する

▶1　閉鎖式ドレーンシステムについては「ドレナージの基礎知識」p.2 参照

関節腔ドレナージの適応[1]

- 変形性関節症の術後
- 慢性関節リウマチの術後
- 外傷性関節炎
- 離断性骨軟骨炎（主に化膿性関節炎）
- 無腐性壊死
- 骨軟骨腫症
- 結晶性関節炎（痛風，仮性痛風）
- 膠原病に伴う関節炎（SLE〈全身性エリテマトーデス〉，結節性多発性動脈周囲炎，PSS〈進行性全身性硬化症〉）
- ウイルス性関節炎
- リウマチ熱
- 化膿性関節炎
- 結核性関節炎
- 神経原性関節症
- 外傷性関節血症（関節内骨折，靱帯損傷，半月板損傷）
- 出血性素因（血友病，抗凝固薬治療）
- 腫瘍性疾患（血管腫，色素性絨毛結節性滑膜炎）
- 術後出血

▶2　術後は血性で徐々に淡血性〜漿液性へ変化するのが正常経過

◎吸引システムの確認

陰圧ドレーン使用の場合，以下を定期的に確認する．
- 陰圧が適切に行われているか
- 陰圧をかけたあと，短時間で陰圧が解除されることはないか
- チューブや排液ボトルとの接続部分，排液口のキャップ，連結チューブなどにリークがないか
- 排液ボトルができる限り垂直に保たれているか

Trouble Shooting

Trouble　挿入されていたドレーンの位置が変わっている！

考えること　患者の体動によるドレーンのずれ
- 対応▶ガーゼをはずし挿入部位を確認
- 対応▶ドレーンが抜けてきていたら，直ちに医師に報告
- 対応▶屈曲・伸展によるドレーンへの緊張が少なくなるよう，余裕をもたせて固定をやり直す

Trouble　突然排液の性状が変化した！

考えること　急に鮮やかな赤色に変化した場合は再出血
- 対応▶医師に報告
- 対応▶凝血の有無を観察
- 対応▶時間を追って量と性状の変化を観察

考えること　混濁や膿様の排液は感染
- 対応▶ほかに感染徴候（創部の発赤，腫脹の有無など）があるかを確認

Trouble　突然排液の流出が減少，消失した！

考えること　ドレーンの閉塞，屈曲
- 対応▶凝血による閉塞時は医師の許可を得てミルキングを適宜行う
- 対応▶患者の体の一部でドレーンが圧迫され閉塞している場合は体位を整える

考えること　吸引圧が下がっている
- 対応▶吸引圧を確認し，必要時吸引圧を設定し直す．排液量が多い可能性がある

Trouble　患者が突然痛みを訴えた！

考えること　炎症・ドレナージ不良
- 対応▶挿入部位を観察し，発赤・腫脹の有無を確認する

考えること　鎮痛薬の効果が減少
- 対応▶医師の指示のもとで鎮痛薬を使用
- 対応▶使用した薬剤の効果と持続時間などを患者の状態とあわせてアセスメントし，他剤の追加・変更が必要かを考える

（八木橋智子）

●文献
1) 酒井宏哉：関節腔ドレナージ．出月康夫，編：図解ドレナージハンドブック．中外医学社；1995．p238．
- 広谷速人：関節の構造と生化学．寺山和雄，辻陽雄ほか編：標準整形外科学　第7版．医学書院；1999．p.33．
- 酒井宏哉：関節腔ドレナージ．窪田敬一，編：最新ナースのための全科ドレーン管理マニュアル．照林社；1999．p.119-122．
- 住友ベークライト　http://www.sumibe.co.jp/products/03_29_k.html
- アルケア　http://www.alcare.co.jp/news/0511_1/index.html

▶ 骨・関節

大腿骨骨頭置換術後ドレナージ

目的	●術創部の血腫や感染を予防する ●貯留液を排出し，その性状を観察する
適応	人工骨頭置換術後，人工股関節全置換術後
挿入経路	大腿側面の創縫合部周囲⇒股関節腔内・筋層などの股関節の周囲
合併症	出血，感染，血流障害，神経圧迫
欠点	感染源になりうる
抜去条件	出血量の減少を認めた場合で，できれば術後48時間以内

大腿骨骨頭置換術の適応

人工骨頭置換術

人工骨頭置換術は股関節骨折の場合に施行され，適応は，高齢者（65歳以上）の大腿骨頸部内側骨折のGarden stage Ⅲ，Ⅳである場合や，Garden stage Ⅰ，Ⅱの大腿骨頸部内側骨折でも安静，荷重のコントロールが困難な場合に行われる（表1，図1）．

股関節骨折は高齢者に多くみられ，術後も機能予後や生命予後に大きく影響を及ぼす．日常生活動作，歩行能力の低下を生じ，保存的治療が行われた場合でも機能的にも生命予後としても不良であることが多い．そのため，術後の目標は早期離床，早期起立・歩行になる．

人工股関節全置換術

人工股関節全置換術は末期変形性股関節症，大腿骨頭無腐性壊死，関節リウ

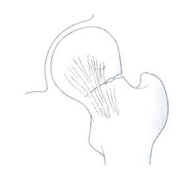

Ⅰ：不完全な骨折

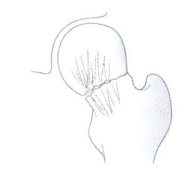

Ⅱ：完全な骨折だが転位なし

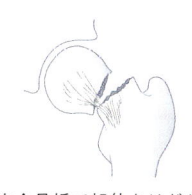

Ⅲ：完全骨折で転位ありだが軟部組織の連絡がある

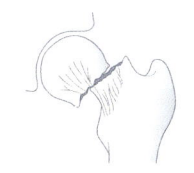

Ⅳ：完全骨折，転位あり，軟部組織の連絡もなし

図1　Garden stage

表1　大腿骨骨頭置換術の適応

股関節骨折	分類	術式
大腿骨頸部外側骨折	Evans 分類	牽引法または骨接合術
大腿骨頸部内側骨折	痛みの少ない Garden stage Ⅰ，Ⅱ	牽引法
	自動運動不能の Garden stage Ⅱ 65歳以上の Garden stage Ⅰ，Ⅱ 容易に整復可能な Garden stage Ⅲ	骨接合術
	Garden stage Ⅲ，Ⅳ（高齢者） Garden stage Ⅰ，Ⅱ（安静，荷重のコントロールが困難な場合）	大腿骨骨頭置換術

治療方法の選択は，年齢，合併症，手術前の日常生活動作によって決定する

マチなどが適応となり，股関節の破壊などに対し，除痛，不良肢位拘縮改善のために施行される．

人工関節置換術後のドレーン使用

　人工関節置換術は，術前から術後にかけて感染予防を厳密に行う必要がある．多くの場合，術後，閉鎖式持続吸引ドレナージが股関節周囲に留置されたドレーンにより行われる（図2）．排液が血性から漿液性に変化がみられ，排液量の減少を認めた際には，感染を予防する観点からも抜去時期を考える必要がある．

　ドレーン使用の有無に関しては，創感染・血腫の量・創離開の影響に差がみられないという報告もあり[1]，創治癒の問題に起因する再手術例や術後の輸血量に関しても，ドレーン使用群で頻度が高いともいわれている[1]．しかし，これまでの研究結果だけではドレーンを使用するべきではないという医学的根拠も示されておらず，現在でも多くの整形外科手術でドレーンが使用されている[2]．

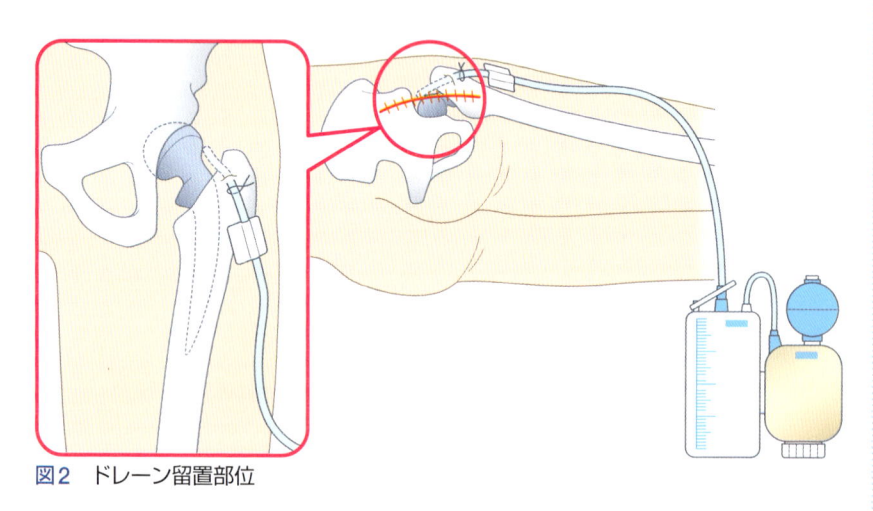

図2　ドレーン留置部位

留置中の看護

　手術当日はベッド上安静であるが，翌日からは医師の指示によりADLが拡大される．術後1日目ではベッドアップ30〜45°，2日目では坐位と進行することが多い．ADL拡大によるドレーンの誤抜去が生じないように長さにゆとりをもたせ，確実な固定を行う．

◎閉鎖式持続吸引ドレーン使用の場合

- 陰圧が指示通りに適切に行われているか
- 陰圧をかけた後，短時間で陰圧が解除されることはないか
- チューブや排液ボトルとの接続部分，排液口のキャップ・連結チューブなどに破損によるリークがないかを確認
- ボトルはできる限り垂直に使われているか
- ドレーンは基本的に48時間以内に抜去となることが多く，留置中，患者は

ベッド上で療養する．体位変換やベッドアップ，移動の際は，ドレーンに緊張がかかることのないようゆとりをもって固定する
- 排液量は術後1日目が約300 mL以下，2日目は100 mL以下が正常の目安である
- その他，固定方法の確認ポイントは「関節腔ドレナージ」（p.184）に準じる

Trouble Shooting

Trouble　ドレナージ側の末梢が冷たい！

考えること　血腫の増大による大腿動脈の血流障害，循環不全，深部静脈血栓症（DVT）
- 対応▶末梢側の血流を確認（触知不良の場合はドプラーを用いる），医師に報告
- 対応▶皮膚色の変化を観察
- 対応▶冷感，しびれの有無を観察
- 対応▶ドレーン挿入部位周辺の腫脹，発赤などの有無を観察
- 対応▶ドレーン内腔が凝血などによって閉塞していないか観察

Trouble　突然排液の性状が変化した！

考えること　急に鮮やかな赤色に変化した場合は再出血
- 対応▶医師に報告
- 対応▶凝血の有無を観察
- 対応▶時間を追って量と性状の変化を観察

考えること　混濁や膿様の排液は感染
- 対応▶ほかに感染徴候があるかを確認（創部の発赤，腫脹の有無など）

Trouble　突然排液の流出が減少，消失した！

考えること　ドレーンの閉塞，屈曲
- 対応▶凝血による閉塞時は医師の許可を得てミルキングを行う

考えること　吸引圧が下がっている
- 対応▶吸引圧を確認し，必要時吸引圧を設定し直す

Trouble　患者が突然痛みを訴えた！

考えること　鎮痛薬の効果が減少
- 対応▶医師の指示のもとで鎮痛薬を使用
- 対応▶効果的な疼痛コントロールを考える

（八木橋智子）

文献
1) 島袋　晃，ほか：寛骨臼回転骨切り術・人工股関節，全置換術における術後閉鎖式吸引ドレーン使用の有用性について．整形外科 2006；57(9)：1250-1251．
2) 渡部欣忍：ここまで違う！大腿骨頸部骨折のケア　早期離床へ向けた身体管理．月刊ナーシング 2004；24(9)：36-39．
- 中村耕三，監：整形外科手術クルスス　改訂第2版．南江堂；2006．p.483，505．
- 日野原重明，井村裕夫，監：第18巻　運動器疾患．看護のための最新医学講座 第2版　中山書店；2005．
- 渡部欣忍，ほか：大腿骨頭部/転子部骨折診療ガイドライン　ガイドラインの概要．THE BONE 2007；21(3)：353-357．

Part 2

領域別ドレナージ

その他：吸引，チューブ

2 領域別ドレナージ｜その他：吸引，チューブ

▶ その他：吸引，チューブ

局所陰圧閉鎖療法

目的	創傷を密封し，創傷に対して持続的または間欠的に陰圧を付加することで，滲出液や感染性老廃物の除去，創部の血流増加による肉芽形成の促進・創面の保護を図り，創傷治癒を促進する
適応	既存治療で奏効しない，あるいは既存治療で奏効しないと考えられる難治性創傷（特に，滲出液の多い創傷や浮腫のある創傷などは効果的）
禁忌	● 悪性腫瘍がある創傷 ● 臓器と交通している瘻孔，および未検査の瘻孔がある創傷 ● 陰圧を付加することによって瘻孔が難治化する可能性のある創傷 ● 痂皮を伴う壊死組織を除去していない創傷
挿入経路	創傷部に密着させる（図1）
合併症	● 疼痛：陰圧にすることで痛みを訴えることがある ● 感染：特に肛門周囲は便に汚染されやすく，陰圧によって創内に便が引き込まれ感染を起こす可能性がある ● 潰瘍形成：連結チューブが創傷の表面に接触すると新たな潰瘍を形成する可能性がある
利点	● 創収縮を促進して治癒までの期間を短くする ● サードスペースに貯留した細胞外液が排泄され，浮腫が軽減する ● 陰圧による外力や滲出液の流れが創傷の細胞を刺激して，増殖能によい影響を及ぼす ● 創縁の血流を増加する ● 細菌量を軽減する効果がある
欠点	● 創周囲に水滴があるとドレープが浮く ● 体位によって連結チューブが圧迫されやすい
抜去条件	滲出液が軽減し，良性肉芽が増生した場合

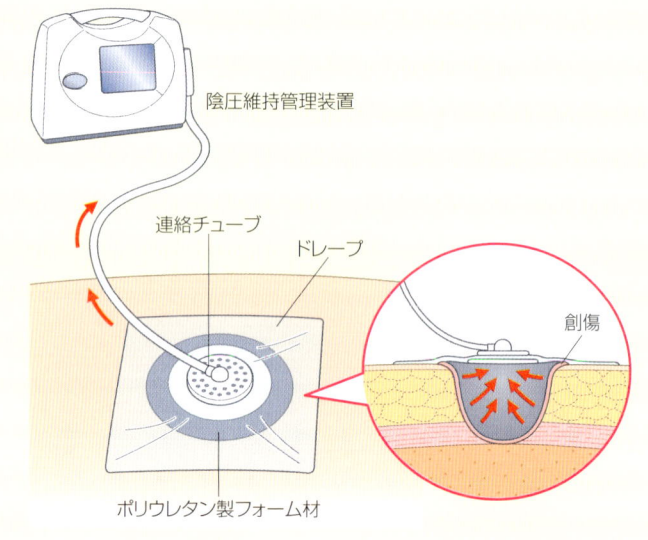

図1 局所陰圧閉鎖療法

V.A.C.ATS®治療システムとは

　V.A.C.ATS®治療システム（図2）は，局所陰圧閉鎖療法（NPWT）専用の機器を商品化した商標であり，日本で初めて薬事承認を受けた局所陰圧閉鎖療法システムである。管理された陰圧を発生させる陰圧維持管理装置と，創傷を被覆するポリウレタン製フォーム材（2種類），創傷を閉鎖するドレープ，吸引

局所陰圧閉鎖療法（negative pressure wound therapy：NPWT）

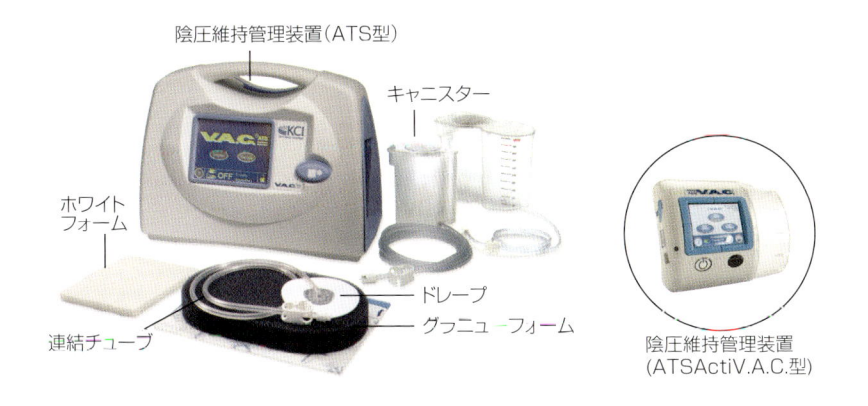

図2 V.A.C.ATS® 治療システム
(写真提供：ケーシーアイ)

孔と吸引圧検出孔を有する連結チューブ，滲出液を貯留するキャニスターなどで構成されている．

◎ 陰圧維持管理装置（表1）

- 圧を 25 mmHg の単位で，−50〜−200 mmHg の範囲まで調整できる
- 陰圧負荷を「連続モード」か「間欠モード」かに選択できる
- リークなどにより陰圧が低下した場合，アラームで警告するシステムがある

◎ フォーム材

- フォーム材にはポリウレタン製の「グラニューフォーム」とポリビニルアルコール製の「ホワイトフォーム」があり，創の状態によって使い分ける（表2）

◎ ドレープ

- 水蒸気透過性をもつポリウレタン製フィルムで，創部を密閉し湿潤環境を維持する
- 補強などで重ねて貼付する場合，3層までを目途とする

◎ 連結チューブ

- 連結チューブは「排液・吸引ルート」と「吸引圧を検出するルート」の2層構造をもつ

◎ キャニスター

- 1,000 mL まで貯留可能な滲出液貯留容器（ゲル化剤入り／なしがある）
- 消臭のためのチャコールフィルターが装備されている
- 容器が満たされたとき，もしくは1週間ごとの交換が必要

表1 陰圧維持管理装置の違い

	ATS 型	ATSActiV.A.C. 型
容量	500 mL, 1,000 mL	300 mL
バッテリー	10 時間充電し4 時間使用可能	6 時間充電し14 時間使用可能
重さ	5.6 kg	0.91 kg

表2 フォーム材の特徴

グラニューフォーム
- 深い創傷や平坦でない創面にもフィットする柔軟性の高い材質
- 疎水性の網目構造が滲出液と感染性老廃物の除去を容易にする

ホワイトフォーム
- 創床に固着しにくい材質
- 引っ張りに強く切れにくいため，トンネルやポケットへの挿入・除去が容易
- グラニューフォームに比べ密度が高く，細孔が少ないため，肉芽組織の形成をゆるやかにすることができる
- 創内にある腱や骨のようなデリケートな組織を保護したいときにも使用できる
- 滅菌水に浸したウエットタイプ

使用時の看護（図3）

① 創部を洗浄し，水分をよく拭き取る
② フォーム材を創傷のサイズに合わせて裁断する．フォーム材は創部からはみ出さないようにする
③ ドレープはフォーム材よりひとまわり（幅3〜5cm）大きく裁断し，創との隙間がないように注意しながら，創部全体を密閉する
④ ドレープの中央に孔をつくり，連結チューブの専用パッドを留置する
⑤ 陰圧維持管理装置にキャニスターを装着し，連結チューブを接続する
⑥ 陰圧維持管理装置の電源スイッチを入れ，低い陰圧から負荷を開始する

固定・管理方法

- ドレープを貼付するときは，創周囲に水分が残っていないことを確認してから貼付する
- ドレープはしわや段差が生じないように創部周囲の皮膚を引っ張りながら貼付する
- 患者の姿勢や日常生活行動を考慮しながら，連結チューブが屈曲したり閉塞したりしないように固定する
- 定期的に陰圧がかかっているか確認する．その際，フォーム材が凹んでいることを確認する

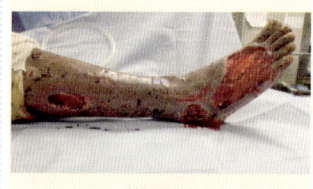

（使用前）
（使用中） 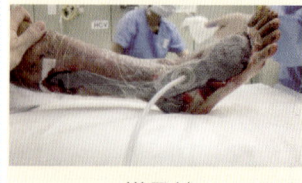

図3 陰圧維持管理装置の使用前・中

Trouble Shooting

Trouble リークがあり，上手く吸引できていない！
考えること ドレープに隙間があり，空気が漏れている
　　対応▶ドレープを貼り替える．しわや段差が生じないように皮膚を引っ張りながらドレープを貼付する

Trouble 痛みがある！
考えること 吸引圧が強い
　　対応▶吸引圧を下げ，疼痛を緩和する．必要であれば鎮痛薬の併用を考慮する

Trouble 皮膚に発赤・びらんが出現した！
考えること ドレープ（アクリル系粘着剤）による皮膚障害
　　対応▶皮膚保護材や皮膚保護パウダーを使用する

Trouble 下痢が続いて，ドレープが汚れている！
考えること 肛門周囲の創部は便で汚染されやすく，そこにリークが生じると陰圧によって便が創内に引きこまれることがある
　　対応▶肛門周囲を厳重に密閉する
　　対応▶止痢剤などを考慮し，排便コントロールを徹底する

（中野英代）

▶その他：吸引，チューブ

開心術後ドレナージ

目的	●体腔に貯留する血液や滲出液を排出させ，適正な体腔内圧を保つ ●出血・滲出液量のモニタリング
適応	原則として，開心術，胸部大動脈手術を受けた患者
留置部位	●基本的に，開心術後の患者は前縦隔ドレーンと心嚢ドレーンを留置する（図1）．状況に応じて，左右の胸腔にドレーンを留置することもある ●右冠状動脈バイパス術後は，心嚢ドレーンによるグラフト（人工血管）部位への圧迫が生じないように，通常より短めに留置する場合が多い
合併症	●ドレーン留置中の呼吸による変動と陰圧による逆行性感染，挿入部位からの感染 ●ドレーンの屈曲や閉塞による心タンポナーデ．さらに低心拍出量症候群（LOS）移行への可能性
利点	●呼吸の変動や心拍動伝達の目視により，ドレーンの開存を確認できる ●心嚢ドレーンは，心嚢貯留液を直接吸引するので，心嚢内の出血の状況（量・性状）を速やかに判断できる ●貯留する出血や滲出液を排出させることで，心タンポナーデを回避できる
抜去条件	●感染リスクを回避するため，通常72時間以内に抜去することが望ましい ●24時間の総排液量が，25〜30 mL以下，もしくは体重1 kgあたり1〜2 mL未満，血性・膿性の排液が認められないことを確認できた場合 ●心嚢液の貯留と心タンポナーデの消失を確認するため，長期間にわたり留置することもある

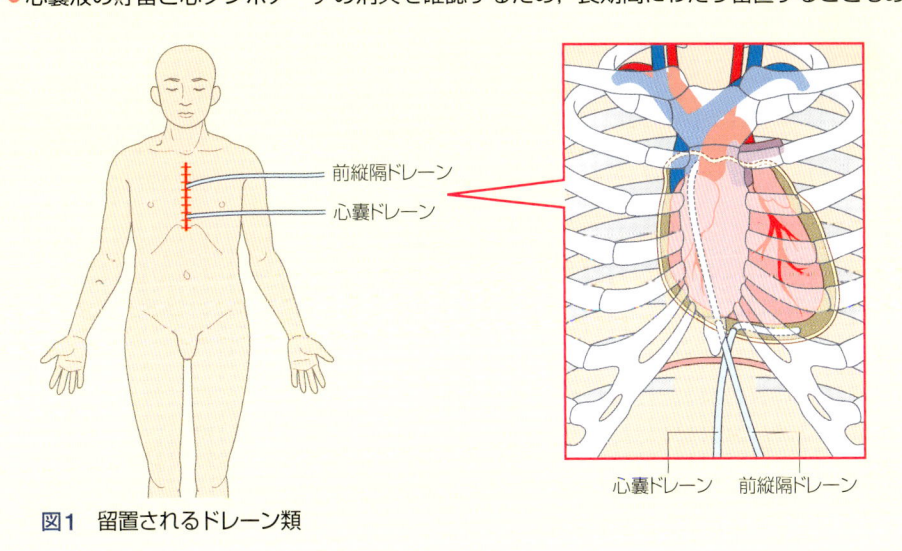

図1　留置されるドレーン類

術直後の看護

確認事項

- 心嚢ドレーン・前縦隔ドレーンと排液チューブ，排液バッグもしくは吸引システムがきちんと接続されているかどうかを確認する
- 排液バッグをドレーン挿入部より低い位置に置き，排出される排液の色，量，粘稠度を観察する▶1．筆者の施設では，手術直後に 200 mL/ 時間以上の出血を認める場合，速やかに医師へ報告し，輸血・再開胸止血術を考慮する
- 低圧持続吸引▶2 を行う場合は，一定圧を維持するように，定期的に吸引器の作動状況を確認する
- 胸部 X 線撮影でドレーン先端の位置を確認する
- 心嚢ドレナージでは，呼吸に伴う可動性があるか，心拍動と同調した動きがあるか，凝血塊がないかなどを観察し，ドレーンの開存状況を確認する
- 排液量が急に減少した，もしくは呼吸の変動や心拍動の伝達が消失したときには，凝血塊による閉塞を疑い，医師に報告する

固定方法

- ドレーンの挿入部が患者の体動や体位変換などによって引っ張られていないか，テープ類がはがれていないかを確認する．皮膚とドレーンにマーキングし，位置のずれを早期発見できるようにする
- ドレーン内に排液が停滞・逆流しないように誘導し，自然落差の生じる方向にテープ固定する
- ドレーンと吸引システムの間にある誘導チューブ内の特に垂れ下がっている部位内に血液が溜まらないよう固定する

留置中の看護

確認事項

- 患者の状態に応じて，定期的な循環動態のアセスメントを行う．特に，心タンポナーデの徴候に注意する
- ドレーン内の排液に，呼吸に伴う可動性があるか，心拍動と同調した動きがあるか，凝血塊がないかを観察する．通常，ドレーンは心臓下面と横隔膜側の心嚢間に留置するため，心嚢内のスペースに余裕が少なく，ドレーンが閉塞すると心タンポナーデを発症しやすい．また閉塞に伴い排出する場所がなくなるため，ドレーン挿入部から急な出血を認めることがある．これらの場合，速やかに医師へ報告する
- ドレーンからの排液量と性状をアセスメントする
- 排液が鮮紅色のときは，動脈性出血である．冠動脈バイパス術後では，内胸動脈や静脈グラフトの側枝からの出血の可能性がある．これらは，いったん止血していても，血圧の上昇により再出血する可能性があるので注意する．さらに，排液が鮮紅色で温かいときには，大動脈送血部などからの大量出血

▶1 心臓手術直後の排液は，心嚢内あるいは前縦隔内の出血による血液である．出血量が多い場合には，ショックにならないように輸血を考慮する

▶2 吸引圧は－10 cmH$_2$O 程度の弱い陰圧である

心タンポナーデの徴候

- 呼吸困難感
- 頻呼吸
- 頻脈
- 低血圧
- 頸動脈圧上昇
- 奇脈
- 心音の減弱
- 打診時の前胸部濁音
- 意識レベルの変容
- 右心房圧・肺動脈拡張期圧・肺動脈楔入圧の平衡化
- 2.5 L/分 /m^2 以下の心係数
- 不整脈
- 尿量低下
- 四肢冷汗や湿潤状態

ドレーンに閉塞が認められた場合の対応

① ドレーンに屈曲が認められたときには，直ちに直す
② 患者の体の下で圧迫されているときには，ドレーンを移動させる
③ ミルキングローラーなどを用いて機械的に閉塞を解除する
④ ①〜③の方法で改善がなければ，医師がドレーン内の吸引とヘパリン加生理食塩液を用いたフラッシュを行う．フラッシュする場合，スタンダードプリコーションで行う
⑤ ①〜④の方法で改善しない場合や心タンポナーデが疑われる場合には心嚢内にも凝血塊が存在する可能性があるため，再び開胸術を行う

を意味し，緊急開胸手術を念頭において準備を行う
- ドレーン挿入部の感染徴候，被覆材の湿り・はがれ・汚染を観察する

◎管理方法

- 挿入部の消毒を毎日行わなければならないという根拠はなく，汚染されたときに，消毒とドレッシング材の交換をする．挿入部に感染の徴候が認められたときには，感染性心外膜炎を発症する危険性があるため，速やかに医師へ報告する
- 吸引システム使用時には，チューブ内に血液などが溜まると，溜まった液体の水柱圧により吸引圧が打ち消されてしまうため，慎重に管理し，吸引システムの作動状況を確認する
- 個人差はあるが，ドレーン挿入中に疼痛を認める場合がある．ドレーン挿入部とテープによる皮膚固定部の間にテンションがかからないようにし，それでも疼痛が軽減しない場合には，鎮痛薬の投与を考慮する
- 排液バッグの交換は排液バッグ内が満たんになった際，適宜行う
- ADLを低下させないように逆流防止機構のあるドレナージシステム[3]を用い，誤抜去に注意してドレーンの固定を確実に行う

▶3 筆者の所属する施設においてはJ-VAC®ドレナージシステムを用いているが，水封式のほうがよいという施設もあり，意見が分かれる

ドレーン抜去時の看護

- 24時間の総排液量が25～30 mL以下，もしくは体重1 kgあたり1～2 mL未満であるか，血性・膿性の排液が認められないかを確認する
- X線撮影や超音波検査を行い，心嚢・前縦隔に出血や滲出液などの貯留がないかを確認する
- 個人差はあるが，抜去の際に痛みを生じる場合がある．不安の軽減を図るために，ドレーン抜去をすること，抜去の際に多少なりとも痛みが生じること，手技は一瞬で終了することを説明し，承諾を得る
- 抜去後は挿入部を縫合し，消毒してドレッシング材を貼り終了となる

Trouble Shooting

Trouble ドレーンの排液の拍動が突然止まった！

考えること ドレーンの閉塞（安易に排液が減少し，止血したと判断しない）

- **対応**▶バイタルサイン，循環動態の観察（心タンポナーデの徴候があれば，ドレーンの閉塞を疑う）
- **対応**▶ミルキングを行う．凝血塊が流出してもミルキングを続行し，再度，呼吸に伴う可動性があるか，心拍動と同調した動きがあるかを確認
- **対応**▶ドレーン内の排液の有無，ドレーン挿入部からの出血を確認
- **対応**▶ドレーンの閉塞と判断した場合は主治医へ連絡
- **対応**▶ドレーン内の吸引，ヘパリン加生理食塩液を用いたフラッシュを行うため，マスク，滅菌手袋，眼防護具，ガウン，消毒液，ガーゼ，ヘパリン加生理食塩液を準備
- **対応**▶吸引・フラッシュを行っても改善が認められない場合は，再び開胸術の準備をする．再び開胸術をその場で行う際には，心嚢ドレナージ・縦隔ドレナージに準じた準備を行う

（小松由佳）

大動脈内バルーンパンピング（IABP）

目的	● 大動脈拡張期圧を上昇させ，冠動脈血流の増加を図る ● 駆出抵抗（後負荷）を減少させ，心筋の酸素消費量の低下を図る
適応	● 適切な強心薬投与，容量負荷などを施行しても低心拍出量症候群（LOS）状態が続く場合 ● 心原性ショックを伴う急性心筋梗塞，拡張型心筋症による心不全急性増悪，急性僧帽弁閉鎖不全，難治性心室性不整脈，不安定狭心症，開心術後の人工心肺離脱困難症例，重症虚血性疾患に対するCABG・PTCA前の予防的な使用
禁忌	重篤な大動脈弁閉鎖不全症，解離性大動脈瘤などの大動脈疾患，重篤な下肢閉塞性動脈硬化症（ASO）および血管走行異常，コントロール不良の敗血症，コントロール不良の出血，など
挿入経路	大腿動脈（外腸骨動脈）にセルジンガー式穿刺法または外科的挿入法にてカテーテルを挿入し，カテーテル先端は下行大動脈内（鎖骨下動脈分岐より数cm末梢側）に留置（図1）
合併症	● **挿入時**：動脈損傷，動脈解離，皮膚切開，穿刺による出血，血腫形成，局所の感染敗血症 ● **駆動時**：下肢の虚血などの血行障害・血栓塞栓症，血液成分の破壊（溶血），バルーン損傷によるヘリウムガスの血管内漏出（ガスによる塞栓），血栓形成，下肢の運動制限に伴う腓骨神経麻痺・褥瘡形成
利点	心筋への酸素供給の改善と心負荷を軽減させる
欠点	長期間の留置は，合併症の危険性を増大させ，下肢切断，神経障害などを起こす可能性がある
抜去条件	● 重篤な不整脈の出現がなく，循環動態が安定すれば速やかにウィーニング（離脱）を進める ● 循環動態の改善，症状の軽減がみられれば，バルーンの作動を心拍数に対し1対1から1対2，1対4，1対8まで順次減少させるか，バルーンに注入するヘリウム量を減少させる．1対8の条件で6～24時間経過し，循環不全がなければ抜去可能

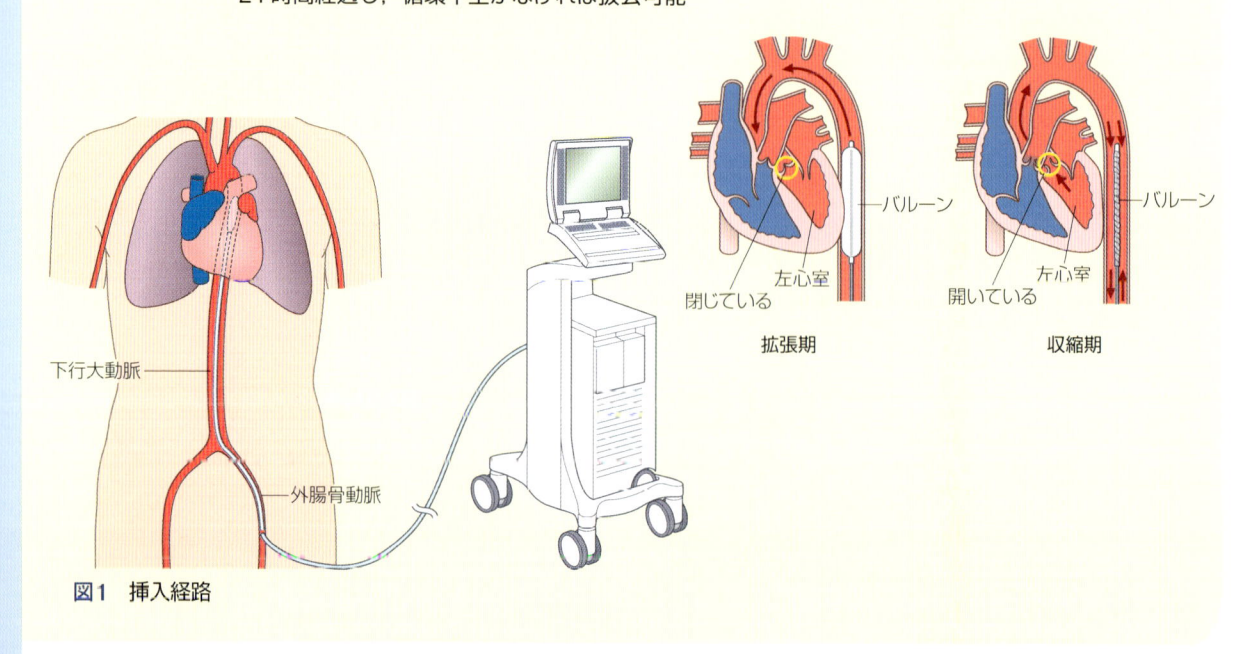

図1　挿入経路

IABPのしくみ

バルーンが膨張することによって，心臓に近い側の大動脈に血液が逆流する．心臓に向かって血液が流れることになるが，心拡張期には大動脈弁は閉じた状態であるため，左心室内に血液が流入することはない．冠状動脈還流圧の上昇により血流が増加した結果，心筋での酸素供給/需要比率が改善され，不全心筋の回復が促される．

次に左室が収縮する（大動脈弁が開く）瞬間にバルーンが虚脱し，血液がバルーンに吸引された状態となり，左室からの血液駆出が容易になる（後負荷軽減）．その結果，心臓は少ない仕事量で血液を送り出すことが可能となり，心筋の酸素消費が低下する．

装着中の観察と管理

- IABP効果の観察
- 確実な投薬管理
- 呼吸状態の観察
- 検査データの把握（炎症所見・凝固機能・胸部X線・心エコーの評価）
- ライン（バルーンカテーテル・心電図コード・圧ラインなど）の固定と整理
- バルーンカテーテル挿入部位の屈曲予防
- IABP装置（図2）の管理（表1）

合併症予防と異常の早期発見

◎下肢の血流障害（虚血）

IABPの留置によって，下肢の血流を阻害することがある．挿入側の股関節や膝関節を30°以上屈曲しない体位とする．観察は，下肢の冷感，チアノーゼ，疼痛，しびれ，足背動脈・後脛骨動脈の拍動の有無，下肢皮膚温の左右差の有無を観察し，異常時には速やかに医師へ報告する．

◎バルーンの穿孔

バルーンの穿孔は，バルーンの疲労性劣化や動脈内の石灰化病変部とバルーンが頻繁に接触することによって起こる可能性がある．バルーンの穿孔を放置すると，他臓器のガス塞栓やバルーン内の凝血塊形成によりバルーン抜去不能に陥る．

バルーンの穿孔が起こると，IABP装置のリークアラームが頻繁に作動し，体外ガスチューブに砂状の血塊または水滴状の血液が生じたり，バルーン拡張期の波形に変化が生じたりする．

◎出血

通常，IABP装着中は抗凝固療法を行う．そのためバルーン挿入部位に限らず，消化器系からの出血，皮下出血，出血斑，血尿，歯肉出血などの有無や各種データ（活性化凝固時間〈ACT〉，プロトロンビン時間，血小板数，ヘモグ

重要！

- 挿入が深すぎる場合：彎曲した大動脈弓にかかり血管損傷，バルーン膨張不全の危険性がある
- 挿入が浅すぎる場合：腹腔動脈などの分岐にかかり血管損傷，還流不全の危険性がある

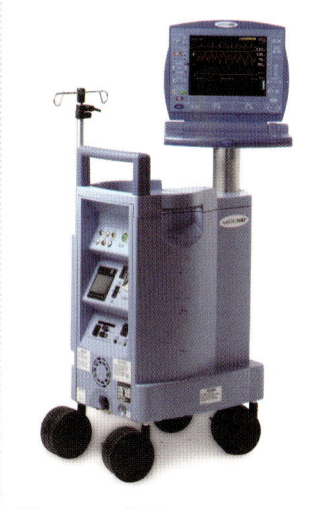

図2 IABP装置

表1 IABP装置の管理

- 駆動頻度とトリガー状態の把握
- 駆動のタイミングの把握
- 胸部X線でバルーンの位置を毎日確認
- 駆動装置とバルーンカテーテルの接続確認
- 心電図・圧ラインの接続確認
- 電源コードの管理
- バルーン損傷・破裂徴候の早期発見
- アラームへの迅速な対応

◎感染

創部の感染を防ぐために，定期的に消毒し，固定する．挿入部の腫脹・発赤・熱感，滲出液の有無と程度，発熱，炎症所見などを観察する．

◎腓骨神経麻痺

IABP装着中は，カテーテルの事故抜去を防ぐために，挿入部位が観察可能な体位をとることが多く，下肢は外旋しやすい（図3）．下肢の外旋位は，腓骨神経を圧迫しやすく，容易に麻痺を引き起こす．腓骨神経（図4）を圧迫しないように，大転子部分に小枕を入れるなどして下肢の外旋位を避ける．

◎ウィーニング時の悪化

循環動態が安定すればウィーニングを進める（表2）．ウィーニング時の駆動頻度を減らしていく過程で，心臓の負荷は徐々に増す．心不全徴候に注意し，血行動態・バイタルサインの観察を行う．血行動態が悪化した場合は，アシスト比は1対1へ，ボリュームは100％に戻すことを検討する．

図3　下肢の外旋位

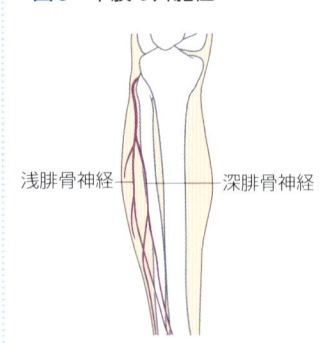

図4　腓骨神経

浅腓骨神経　深腓骨神経

表2　ウィーニングの条件
- 収縮期血圧＞90 mmHg
- 心係数（CI）＞2.0 L／分／m²
- 肺動脈楔入圧（PCWP）＜20 mmHg
- 不整脈の消失
- 心拍数＜110回／分
- 尿量＞30 mL

日常生活の援助

- IABP装着にあたり患者に説明をし，理解を得たうえで協力を求める
- コミュニケーションを十分にとり，その時々の精神状態を把握する
- 安静制限範囲内で安楽な体位に整える
- 患者にとって気分転換となる方法を見つけ取り入れる（例：面会の調整を行い家族の協力を求める）
- 生活リズムを整え，十分な睡眠がとれるよう配慮する

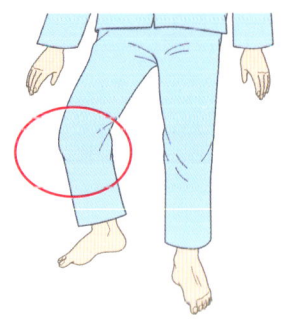

Trouble Shooting

Trouble　カテーテル内に動脈血が流入した！

考えること　バルーンの破損

- 対応▶駆動装置をスタンバイ状態にし，ポンピングとガスの出入りを完全に停止させ（装置の種類によっては，ガス漏れを検知すると自動的に停止するものもある），同時に医師へ報告
- 対応▶カテーテルをクランプし，動脈血の逆流を防止する
- 対応▶カテーテルの抜去または再挿入の準備をする．バルーンの破損部が自然閉鎖した場合は，バルーンが血管内から除去できなくなっている可能性があるので，外科的処置を考慮する
- 対応▶カテーテル抜去時は，抗凝固療法を中断する

（小松由佳）

◎文献
- 坂本　徹：IABPの働きとしくみ．四津良平，監：ナースのための補助循環マニュアル．メディカ出版，2002．p.22-26．
- 西田　博，ほか：IABPの装着・離脱の実際．四津良平，監：ナースのための補助循環マニュアル．メディカ出版，2002．p.31-43．
- 山本晶子，ほか：対外循環下（IABP・PCPS装着中）の患者の体位管理．Emergency nursing 2004；17(12)：39-44．
- 大北沙由利，ほか：IABPカテーテル．HEART nursing 2003；16(1)：65-71．
- 大月理恵，ほか：IABP挿入患者における安静のエビデンス．総合循環ケア 2004；4(3)：26-31．

▶ その他：吸引，チューブ

スワンガンツカテーテル

目的	・心拍出量や静脈系・右心房・右心室・肺動脈圧，肺動脈楔入圧を測定 ・心機能や循環動態の把握，薬剤の効果を評価
適応	・心機能や中心静脈圧および肺動脈圧を知りたいとき ・心原性ショック，急性心不全や慢性心不全の急性増悪，心臓血管外科手術後，低血圧など循環動態が不安定で輸液量の管理が必要な場合，血管収縮薬や強心薬あるいは血管拡張薬投与時，肺高血圧，敗血症など厳重な呼吸循環管理が必要なとき
禁忌	・局所の感染や外傷・手術，凝固機能異常，敗血症，心内ペースメーカーを挿入している場合 ・ヘパリン誘導性血小板減少症の既往歴がある場合，以前から左脚ブロックがある場合
挿入経路	・内頸静脈，鎖骨下静脈，大腿静脈などのいずれかからセルジンガー法によりカテーテルを挿入し，上大静脈洞⇒右心房⇒右心室⇒肺動脈（肺動脈主要分岐の中心部，いわゆる肺動脈門の近くに維持：図1） ・カットダウン法（静脈切開法）の場合：右あるいは左上腕静脈を用いることができる
合併症	・挿入時：気胸，動脈・静脈損傷，不整脈，カテーテル結節，きわめてまれに右房・右室穿孔，肺動脈穿孔 ・挿入後・留置中：肺塞栓症，不整脈，肺動脈穿孔，感染
利点	肺動脈圧，肺動脈楔入圧，中心静脈圧を連続してモニタリングできる
欠点	長期の留置は合併症の危険性を増大させる
抜去条件	・心機能評価後は合併症予防のため可及的早期に抜去（目安は1週間以内） ・発熱時や感染症が疑われる場合は可及的早期に抜去

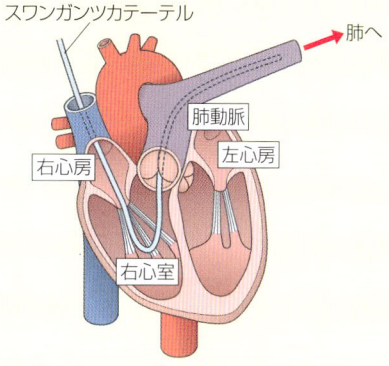

図1　挿入経路

スワンガンツカテーテルとは

- スワンガンツカテーテル（図2）は，カテーテルの先端にバルーンが付いており，その浮力によって肺動脈内にカテーテルを挿入する
- カテーテルの先端では肺動脈圧（PA）をモニタリングすることができ，バルーンを拡張して肺動脈末梢に楔入（ウェッジ）することで肺動脈楔入圧（PCWP）が測定可能となる
- カテーテルの先端から23～30 cmのところに側孔があり，そこで右房圧（中心静脈圧）を測定できる．冷水を注入すれば血液と冷水が混ざり，先端近くにあるサーミスタが温度変化で中心静脈圧を感知し，熱希釈法によって心拍出量（CO）を算出することができる
- 得られた循環動態情報からは，薬物治療の有効性の評価や気管吸引・体位変換など，さまざまな処置の際の負荷状況を知ることができる

▶適応除外

合併症のない急性心筋梗塞や単なる心不全の評価および診断治療に対するスワンガンツカテーテル留置の適応はない

201

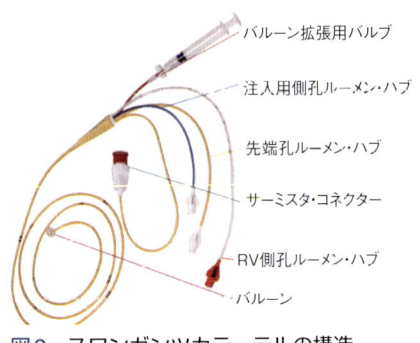

図2　スワンガンツカテーテルの構造

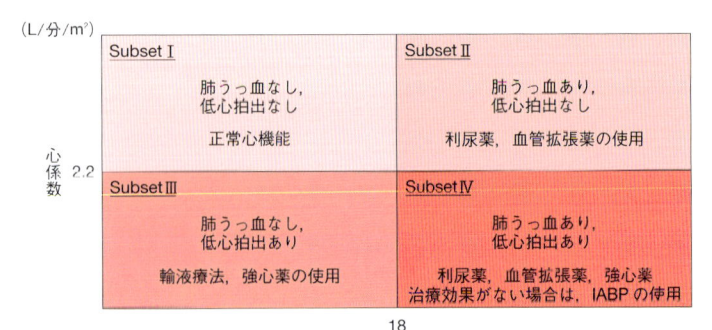

図3　Forrester分類

- 心拍出量から算出した心係数（CI）と肺動脈楔入圧との関係から急性心筋梗塞の病態分類である Forrester 分類（図3）の，どの Subset に相当するかをプロットし，治療方針決定に役立てることができる

挿入前の看護

◎ 患者・家族への説明／確認事項

- カテーテル留置の必要性
- 処置中は安静を保つこと
- 挿入に時間を要する場合があること
- 穿刺部の疼痛や圧迫感など，苦痛を伴うことがあること
- 内頸静脈，鎖骨下静脈から挿入する場合，滅菌布で顔面が覆われること
- 顔面が覆われ，人工呼吸中で表情や言葉による訴えができなくとも，意思を伝える手段があること（"息苦しい""痛い"といった苦痛が生じた場合にはナースコールを押すなど）
- 安静が保持できないと予測される「せん妄」や「意思疎通が不可能な患者」の場合には，カテーテル挿入中に体動で穿刺部の血管を損傷しないよう，必要に応じて一時的にラインが届く範囲内の抑制を行う

◎ 必要物品の準備

- 必要物品（表1）は不足のないように，救急処置用の薬品や物品を準備する
- 圧トランスデューサー開封時は，接続部がゆるんでいる場合があるため，接続部を確実にロックする
- 圧トランスデューサーに気泡が混入しないように，ヘパリン加生理食塩液で満たしておく
- 挿入中と挿入後の変化を観察するために，挿入前のバイタルサイン，心電図変化，酸素飽和度の確認を行う
- 挿入後に圧モニターが速やかに監視できるよう，ラインを整理しておく

挿入時の看護

- スタンダードプリコーションを行い清潔野を確保する

オプション

最近のスワンガンツカテーテルでは，先端から14〜25cmの右心房から右心室に位置する部分に血液加温用の金属コイル（サーマルフィラメント），先端から4cmの部分にサーミスタが装着されているものもある．サーマルフィラメントが断続的に熱を発生して右室内を流れる血液を温め，その温度変化を肺動脈内にあるサーミスタが感知し，熱希釈法により連続心拍出量をモニタリングする

表1　スワンガンツカテーテル挿入時，必要物品

- イントロデューサーキット
- 肺動脈カテーテル
- ベッドサイド循環動態モニタリングシステム
- モニターと接続する圧トランスデューサー
- 加圧バッグと施設で統一されているフラッシュ液
- 滅菌手袋
- 滅菌覆布
- エピネフリン無添加の1%リドカイン
- 生理食塩液またはヘパリン加生理食塩液
- 三方活栓
- 一針縫合セットと糸
- 滅菌被覆材

- 患者をベッドに仰臥位で寝かせ，ヘッドダウンにして背中側の両肩に肩枕を挿入する．内頸静脈，鎖骨下静脈に穿刺する場合には，顔を穿刺部と逆の方向に処置がしやすいよう傾ける▶1．大腿静脈に穿刺する場合には，軽く開脚して穿刺部の清潔を確保する
- 穿刺時の痛みや不安などによって迷走神経緊張症状（血圧低下・徐脈・悪心・嘔吐・冷汗など）を起こすことがある．滅菌布により顔面が覆われていて，表情などが観察しにくいのでモニタリングデータや体動などに変化がないかを注意深く観察する
- カテーテルシースを静脈内に挿入後，圧トランスデューサーに接続して先端圧波形をモニタリングしながらバルーンを膨らませ，血流に乗せながらゆっくりと右心房，右心室，肺動脈を確認しつつ，肺動脈楔入位置まで進める（図4）．バルーンを膨らませたときには，肺動脈楔入圧がモニタリングされ，バルーンをしぼませたときには肺動脈圧がモニタリングされる
- カテーテルを進める際，右室壁を刺激して心室期外収縮の頻発や心室頻拍，まれに心室細動を誘発することがあるため，心電図モニターに注意する
- 目的位置まで挿入されていることを確認したら，カテーテル内血液の逆流を確認し，凝固を防ぐためヘパリン加生理食塩液でフラッシュする（介助をする）
- 留置位置が確定したら針糸で固定し，挿入部を消毒して被覆する（介助をする）
- カテーテルの青ライン（中心静脈）は三方活栓と耐圧チューブを介して，圧トランスデューサーに接続する．圧トランスデューサーを中腋窩線の位置に固定して大気圧に対する0点をとり測定する．モニター画面上に肺動脈波形が確認されればよい
- 胸部X線撮影で，カテーテルの先端位置を確認する（図5）．正中から1cm以内にあるのが理想的である．鎖骨下静脈，内頸静脈，外頸静脈からのアプローチの場合，通常40〜45cm程度の長さが挿入されている．また，合併症の有無を確認する
- 胸部X線撮影で問題なければカテーテルが抜けたり折れたりすることのないように縫合固定される．カテーテルの長さや固定位置を確認し，屈曲牽引圧がかからないようにテープでしっかり固定する（図6）

カテーテルの管理

- カテーテルや点滴ラインが屈曲していないか
- 接続部はゆるんでいないか
- 加圧バッグの圧が250〜300 mmHgに保持されているか，ヘパリン加生理食塩液が十分量あるか，ラインに気泡が混入していないか
- モニターには正しい圧波形と数値が表示されているか（表2）．測定部位の値・波形を確認して，異常値を早期発見する
- バルーンがしぼんだ状態にあるか
- 胸部X線撮影でカテーテルの位置と気胸の有無を確認．また，カテーテル挿入の長さを確認し，記録する

▶1 誤穿刺などがないように，安静保持できない可能性がある患者は四肢の抑制をする

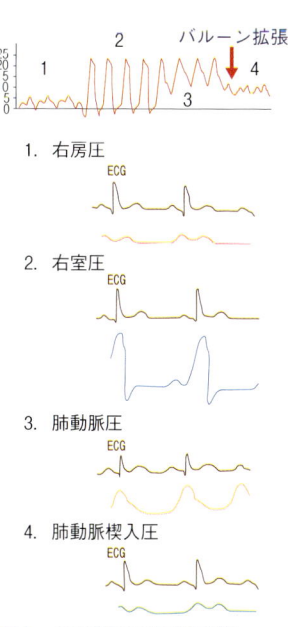

1. 右房圧
2. 右室圧
3. 肺動脈圧
4. 肺動脈楔入圧

図4 各部位での正常波形

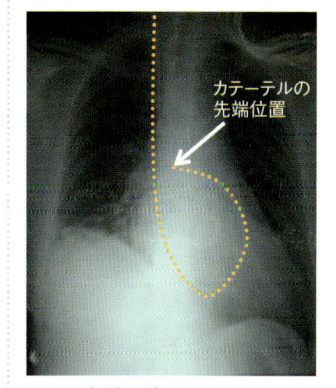

図5 胸部X線

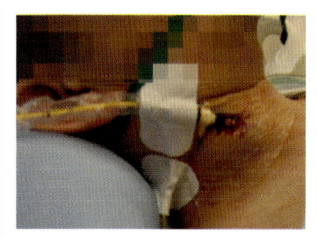

図6 テープ固定

2 領域別ドレナージ｜その他：吸引，チューブ

表2　測定値の正常と変動の要因

部位	正常値	変動の要因
右房圧（RAP）	0〜8 mmHg	↑右心不全，心タンポナーデ ↓循環血液量減少
右室圧（RVP）	収縮期圧 17〜33 mmHg 拡張期圧 1〜7 mmHg	↑肺高血圧症，肺動脈弁狭窄症 ↑収縮性心内膜炎，右心不全，心タンポナーデ
肺動脈圧（PAP）	収縮期圧 17〜33 mmHg 拡張期圧 4〜13 mmHg 平均圧 10〜20 mmHg	↑肺高血圧症，左心不全，心タンポナーデ，左右短絡，肺梗塞
肺動脈楔入圧（PCWP）	5〜13 mmHg	↑左心不全，僧房弁異常，心タンポナーデ
心拍出量（CO） 心係数（CI）	3〜5 L/分 2.5〜3.5 L/分/m²	↓心筋収縮力低下（心筋梗塞・心筋炎など），心室充満圧の低下（循環血液量の低下・心タンポナーデなど）

- 挿入部のドレッシングは，透明ドレッシングの場合，少なくとも7日ごとに交換，ガーゼドレッシングの場合，2日ごとに交換する．しかし，ドレッシングが湿っていたり，はがれていたり，汚染されていたりしたときは直ちに交換する．また，挿入部の感染徴候（発赤・腫脹・疼痛・熱感）に注意し，発熱や炎症反応がないかも確認する
- 看護師のシフト開始ごとと，波形変化時またはシステムの大気開放ごとにスクウェア・ウェーブ・テスト[2]を行う
- 圧測定や薬液投与などのルートの取り扱いは無菌操作で行う
- CDCガイドラインでは，「循環動態システムは安全に96時間使用できる」としている．挿入後96時間ごとに，フラッシュ溶液，ライン，圧トランスデューサー，三方活栓を交換する

▶2　スクウェア・ウェーブ・テストとは，急速フラッシュシステムを作動させてすばやく停止させ，最適に減少していく波形を観察する方法．次第に減少し正常波形に戻れば正常である

Trouble Shooting

Trouble バルーン管腔から血液が逆流してきた！

考えること 過度・頻繁の膨張，バルーンの収縮を繰り返すことでバルーンの劣化が生じ，バルーンが破裂した

- 対応▶通常感じるバルーン膨張時の抵抗を感じない場合，またはバルーン管腔から血液が吸引される場合は，直ちにバルーン膨張を中止
- 対応▶バルーン膨張ポートをテープまたは鉗子を用いて閉鎖する
- 対応▶医師へ報告するのと同時に再挿入の準備をする
- 対応▶肺動脈への空気の流入により肺塞栓を起こす可能性があるので，呼吸状態に十分注意し，急変時に対応できるよう準備する

（小松由佳）

COLUMN PiCCO

PiCCOとは

PiCCO（pulse contour cardiac output）とは，温度センサーを内蔵した動脈カテーテルを挿入し，経肺熱希釈法によって心拍出量を測定して較正を行うモニタリング装置である．製品にはPiCCO2®（PULSION Medical Systems 製造）がある．

目的・適応・禁忌

- **目的**：心拍出量に加え，経肺熱希釈法[▲1]によって心臓拡張末期容量（GEDV），胸腔内血液容量（ITBV），肺血管外水分量（EVLW）などの「容量」に関する指標を得ることで，データの解釈により病態の判断や確実な輸液・循環管理を行う
- **適応**：ショック，敗血症，ARDS（急性呼吸窮迫症候群），多発外傷，熱傷，心臓外科術後，くも膜下出血，急性膵炎などの患者
- **禁忌**：重症の末梢血管疾患などで動脈内にカテーテル留置が禁忌の患者
  - [▲1] 経肺熱希釈法：中心静脈カテーテルから15 mLの冷水を注入し，動脈カテーテルにより動脈血の温度変化を測定して心拍出量を算出する．この測定値を動脈圧解析の較正値として使用することで，連続心拍出量が表示できる

挿入経路（図1）

- サーミスタ（温度センサー）付きの専用カテーテルを太い動脈（大腿動脈，上腕動脈など）に留置し，

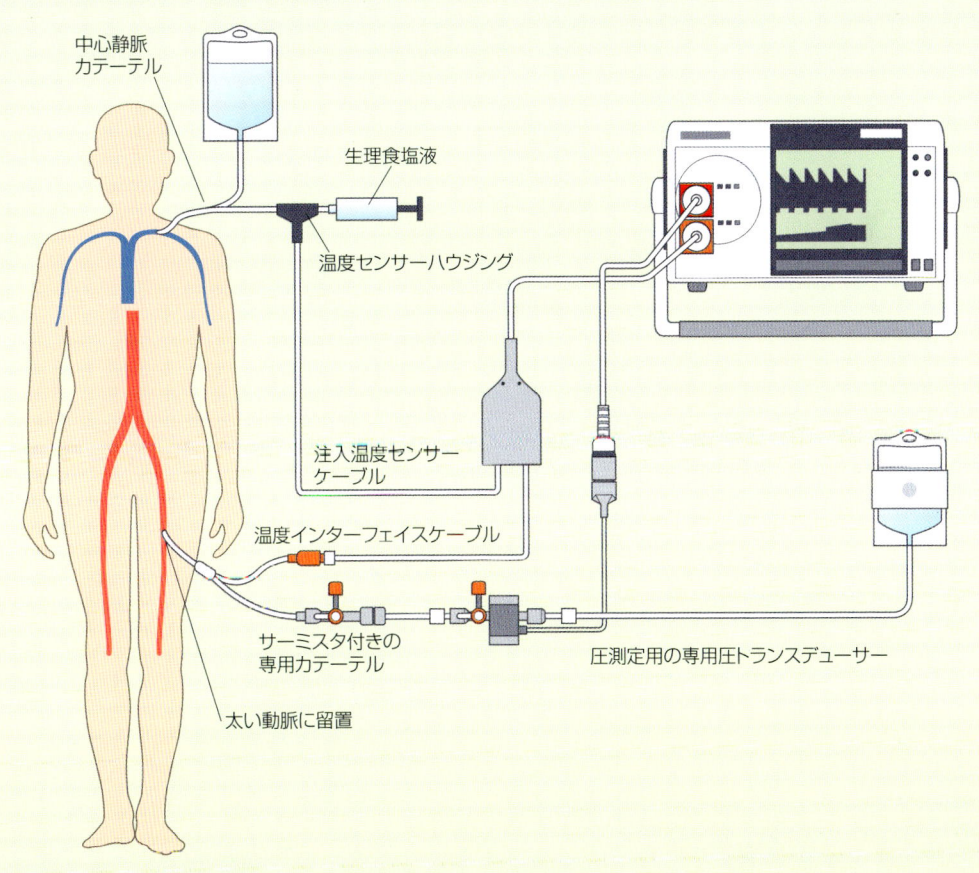

図1 PiCCOの挿入経路

表1 PiCCOから得られる指数・正常値・意義

パラメータ	正常値	意義
1回拍出量（SVI）	40〜60 mL/m²	
心臓拡張期容量（GEDI）	680〜800 mL/m²	心臓（右心室，右心房，左心室，左心房）が最も拡張した時の容積を示し，心臓前負荷指標との相関性が高く，輸液管理を補助する指数である前負荷（ボリューム）の評価が可能
胸腔内血液容量（ITBI）	850〜1000 L/m²	心臓および肺血液量の推定複合量
1回拍出量変動（SVV）	10％以下	動脈圧や1回拍出量の呼吸性変動を数値化し，輸液反応性の評価が可能
肺血管外水分量（ELWI）	3〜7 mL/kg	肺水腫の程度・重症度を定量的に評価可能．ELWIの上昇は肺水腫の状態を示唆

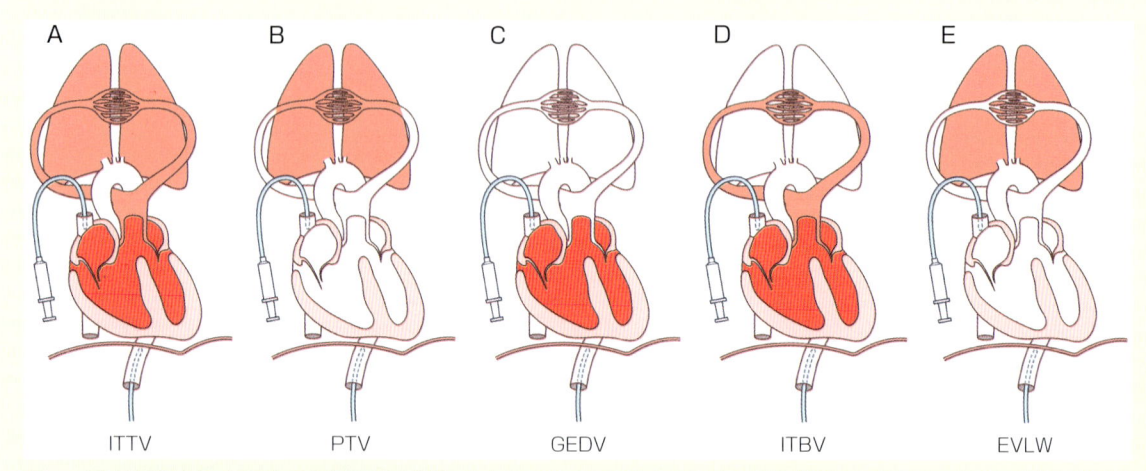

図2 経肺熱希釈法で得られる各種容量の指数
ITTV（胸腔内熱容量），PTV（肺熱容量），GEDV（心臓拡張末期容量），ITBV（胸腔内血液容量），EVLW（肺血管外水分量）
(Isakow W, Schuster DP: Extravascular lung water measurements and hemodynamic monitoring in the critically ill: bedside alternatives to the pulmonary artery catheter. Am J Physiol Lung Cell Mol Physiol 2006; 291 (6): L1118-1131[4])

・圧測定用の専用圧トランスデューサーを接続する．中心静脈にもサーミスタ付きの中心静脈カテーテルを留置する
● また，経肺熱希釈測定のため，中心静脈カテーテルに温度センサーハウジングを取り付け，生理食塩液を注入する

利点・欠点

● 利点
・肺水腫の状態，輸液の反応性，心臓前負荷の評価などを解釈できる．現在では，静水圧性肺水腫と透過性亢進性肺水腫の鑑別診断[1,2]，ARDS患者の予後予測[3]について検討されている
・リアルタイムで連続心拍出量が測定できる
・水分・輸液（ボリューム）管理ができる
・スワンガンツカテーテルよりも侵襲が少なく，長期留置が可能である

● 欠点
・径の大きな動脈カテーテルが必要で，必ずしも低侵襲とはいえない
・中心静脈カテーテル挿入から較正までに時間を要する
・定期的な較正が必要（メーカー推奨8時間ごと）
・較正に使用する生理食塩液が水分負荷になり得る

PiCCOモニターから得られる各パラメータ

PiCCOモニターから得られる各パラメータの正常値と意義について表1に示した．また，各パラメー

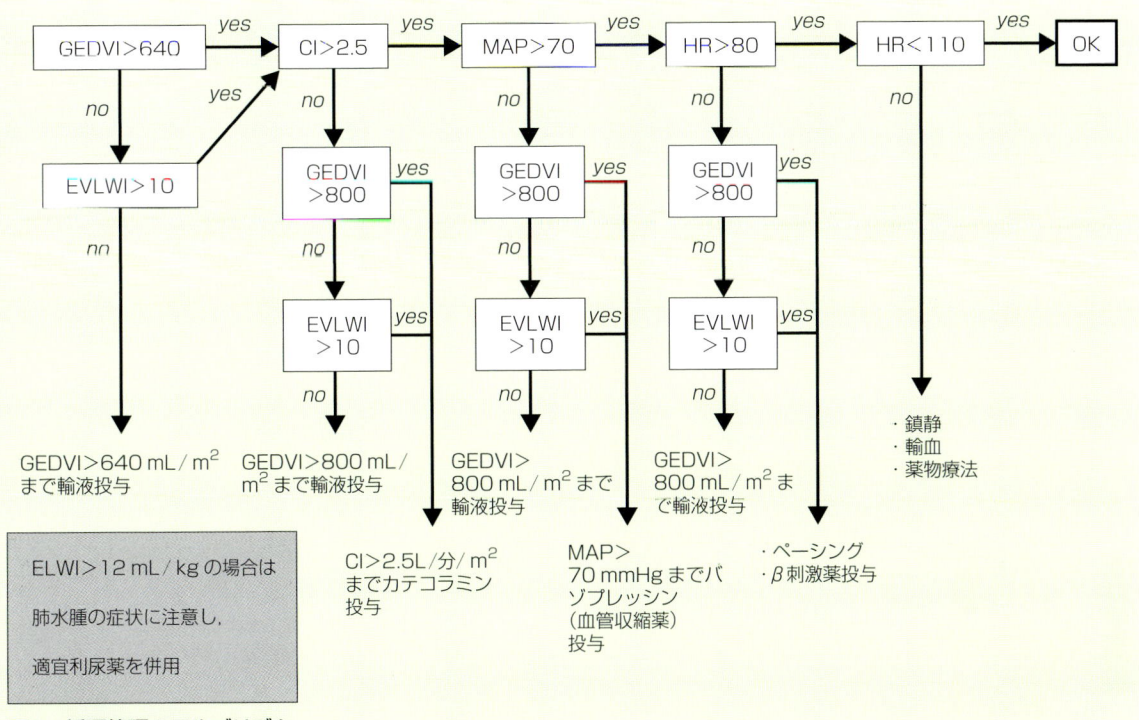

図3　循環管理のアルゴリズム

GEDVI＝心臓拡張期容量指数，EVLWI＝肺血管外水分量指数，CI＝心係数，MAP＝平均動脈圧，HR＝心拍数
(Goepfert MS, Reuter DA, Akyol D, et al.：Goal-directed fluid management reduces vasopressor and catecholamine use in cardiac surgery patients. Intensive Care Med 2007；33(1)：96-103[5])

タがどの部位の「容量」をみているのかといった視点で図2[4]を参考にしていただきたい．これらのデータは治療に役立てることができる．

循環管理のアルゴリズム

図3[5]は心臓外科患者を対象にした「循環管理のアルゴリズム」である．このアルゴリズムでは，輸液投与量，カテコラミン投与量などが詳細に示されている．

（小松由佳）

●文献

1) Kuzkov VV, Kirov MY, Sovershaev MA, et al.：Extravascular lung water determined with single transpulmonary thermodilution correlates with the severity of sepsis-induced acute lung injury. Crit Care Med 2006；34(6)：1647-1653.
2) Monnet X, Anguel N, Osman D, et al.：Assessing pulmonary permeability by transpulmonary thermodilution allows differentiation of hydrostatic pulmonary edema from ALI/ARDS. Intensive Care Med 2007；33(3)：448-453.
3) Jozwiak M, Silva S, Persichini R, et al.：Extravascular lung water is an independent prognostic factor in patients with acute respiratory distress syndrome. Crit Care Med 2013；41(2)：472-480.
4) Isakow W, Schuster DP：Extravascular lung water measurements and hemodynamic monitoring in the critically ill：bedside alternatives to the pulmonary artery catheter. Am J Physiol Lung Cell Mol Physiol 2006；291(6)：L1118-1131.
5) Goepfert MS, Reuter DA, Akyol D, et al.：Goal-directed fluid management reduces vasopressor and catecholamine use in cardiac surgery patients. Intensive Care Med 2007；33(1)：96-103.
・小竹良文：その他の心拍出量測定．INTENSIVIST 2011；3(2)：229-243.

索引

和文索引

あ
アンカーファスト® 17

い
胃液 25
遺残膿瘍 125
胃切除術後ドレナージ 100
胃全摘出術 101
胃内ストッパー 33
胃内留置 29
胃壁 33
今永法 111
イレウスチューブ 96
イレオストミー 117
胃瘻カテーテル 32
陰圧維持管理装置 193
インフレーティングチューブ 16

う
ウィーニング 200
ウィンスロー孔 100
ウォーターシール 72
右室圧 204
右房圧 204
右葉グラフト 144

え
エアーベントチューブ 97
エアフィルター 49
エアリーク 73
エアリークテスト 74
永久的人工肛門 120
腋窩リンパ節郭清術 92
エレファントノーズ法 29
塩化ビニール 7
嚥下動作 24

お
オープンドレナージ 3, 152
横行結腸 114
オリーブ油 97

か
ガーゼドレナージ 3, 41, 43
外耳孔 48, 58
開心術後ドレナージ 195
外腸骨動脈 198
回腸導管造設術 165
外尿道括約筋部 39
外尿道口 39
開放式回路 8
開放式ドレーン 114
開放式ドレナージ 3, 102, 104
開放ドレナージ 86
回盲部切除 114
解離性大動脈瘤 83
拡張期 198
下行結腸 114
下行大動脈 198
仮性膵嚢胞 148
仮性膵嚢胞ドレナージ 148
顎下腺 62
滑膜関節 184
化膿性乳腺炎 90
カフ上部吸引 18
カプセル 44
カフ内圧 18
簡易型胸腔ドレナージキット 71
肝移植 143
肝移植術後ドレナージ 142
肝右葉切除術 139
間欠吸引 18
間欠的持続吸引 6
関節炎 185
関節腔 184
関節腔ドレナージ 184
肝切除術 139
肝切除術後ドレナージ 139
感染 42, 200
感染予防 102
冠動脈再建術後 83
肝膿瘍 146
肝膿瘍ドレナージ 146

き
気管切開 19
気管切開チューブ 19
気管挿管 14
気管挿管チューブ 14
気胸 70
キサントクロミー 49
器質的尿路閉塞 156
基準点 58
気道確保 22
機能的尿路閉塞 156
逆行性感染 103, 115, 140, 172
逆行性経肝胆道ドレナージ 112, 133
急性硬膜下血腫 51
急性循環不全 151
急性膵炎 151
急性膵炎ドレナージ 151
急性頭蓋内圧亢進 51
急性乳腺炎 90
胸腔ドレナージ 70
胸腔内血液容量 206
胸腔内熱容量 206
胸骨後経路 107
胸水 70
胸壁前経路 107
鏡面像 96
局所陰圧閉鎖療法 192
虚血 199
緊急用輪状甲状間膜穿刺キット 23
緊張性気胸 70

く
空気漏れ 87
空腸留置 29
クールヴォアジェ症候 132
くも膜下腔 47, 56
くも膜下出血 50
くも膜顆粒 47

け
経管栄養剤 30

経口挿管　14
経腟ドレーン　176, 179
経腸栄養　27, 35
経肺熱希釈法　205
経鼻胃管　24
経鼻経管栄養チューブ　27
経皮経肝胆管ドレナージ　132
経皮経肝胆嚢ドレナージ　132
経鼻挿管　14
経皮的腎瘻造設術　156
経皮内視鏡的胃瘻カテーテル　32
経腹ドレーン　176, 179
頸部リンパ節郭清　67
血胸　70
血腫腔内の血液　52
血性の排液　9, 49
結腸右半切除　114
結腸左半切除術　114
結腸切除術　114
結腸切除術後ドレナージ　114
血尿　173
血流障害　199
ケルクリング皺襞　96
減圧目的　25
剣状突起　83

こ
高位筋間膿瘍　123
肛囲膿瘍　123
肛囲膿瘍ドレナージ　123
口腔ケア　29
後縦隔経路　107
甲状腺　67
甲状腺亜全摘出術　67
甲状腺がん　67
甲状腺切除術後ドレナージ　66
甲状腺葉切除　67
喉頭摘出術後ドレナージ　64
広汎性子宮摘出術　177
後負荷軽減　199
後腹膜リンパ節郭清術　179
後腹膜リンパ節郭清術後ドレナージ　179
硬膜　56
硬膜外血腫　54
硬膜外ドレーン　55
硬膜外ドレナージ　54
硬膜下血腫　54
硬膜下ドレーン　55
硬膜下ドレナージ　51
肛門ドレナージ　126

肛門ドレナージキット　127
骨盤直腸窩膿瘍　123
骨盤内ドレーン　164
ゴム製　7
コメガーゼ　3, 42
根治的腎摘除術　160, 161
根治的膀胱全摘除術　165
根治的膀胱全摘除術後ドレナージ　164

さ
サーマルフィラメント　202
細菌性肝膿瘍　146
再建術後ドレナージ　106
再建法　101
サイフォンの原理　3, 72
サイフォン部　49
坐骨直腸窩膿瘍　123
左葉グラフト　144
サンプドレーン（チューブ）　6, 177, 180

し
耳下腺　62
耳下腺術後ドレナージ　62
子宮全摘出術　177
子宮全摘出術・卵巣嚢腫摘出術後ドレナージ　176
自然気胸　70
自然食品流動食　30
持続洗浄　185
持続低圧吸引　18
自排尿型代用膀胱形成術　165
蛇腹タイプ　4
シャント術　47
縦隔ドレナージ　86
収縮期　198
重症急性膵炎　151
出血　140
出血量　87
術後出血　67, 101, 103
受動的ドレナージ　3, 72
循環管理のアルゴリズム　207
消化態栄養剤　30
上行結腸　114
上矢状静脈洞　47
上腸間膜動脈　152
小腸ストーマ　117
情報的ドレナージ　2, 101
食道再建経路　107
食道切除術　106

食道切除ドレナージ　106
シリコンドレーン（チューブ）　7, 28, 180
腎移植術　171
腎移植術後ドレナージ　171
腎盂　156
腎盂形成術　169
腎盂形成術後ドレナージ　168
腎盂バルーンカテーテル　157
シングルJステント　165
心係数　202, 204
人工肛門　120
人工股関節全置換術　187
人工骨頭置換術　187
人工濃厚流動食　30
深在性膿瘍　41
腎疝痛　156
心臓拡張期容量　206
心臓拡張末期容量　206
心タンポナーデ　82, 196
腎尿管全摘除術　160, 161
腎・尿管摘除術　160
腎・尿管摘除術後ドレナージ　160
心嚢液　83
心嚢開窓術　83
心嚢穿刺術　83
心嚢ドレーン　195
心嚢ドレナージ　82
腎杯　156
心拍出量　201, 204
深腓骨神経　200
腎部分切除術　161
心膜　82
心膜切開術　83
腎瘻カテーテル　156

す
膵―空腸吻合部ドレーン　112
髄膿ドレナージ　57
膵液漏　101, 103, 104, 111
膵壊死部摘除術　151
膵局所持続動脈注入療法　152
水腎症　156
膵臓　149
膵臓がん　132
膵頭十二指腸切除術　111
膵頭十二指腸切除術後ドレナージ　110
膵頭部がん　132
水封　72
水閉鎖式サイフォン　3, 72

頭蓋内圧亢進症状　49
スクウェア・ウェーブ・テスト　204
ストーマ　120
ストーマサイトマーキング　120
スパイナルドレナージ　56
スパイナルドレナージキット　57
スピーチカニューレ　19
スワンガンツカテーテル　201

せ

静水圧性肺水腫　206
生体肝移植　143
成分栄養剤　30
切開排膿　124
切開排膿ドレナージ　41
舌下腺　62
前縦隔ドレーン　195
先端部孔数　55
浅腓骨神経　200
せん妄　52

そ

総肝動脈　152
早期抜去　11
総胆管結石　136
創部離開　42
側孔　19
ソラシックカテーテル　86

た

第3脳室　47
大腿骨骨頭置換術　187
大腿骨骨頭置換術後ドレナージ　187
大腿動脈　152
大動脈内バルーンパンピング　198
大動脈弁　199
唾液腺　62
ダグラス窩　116, 119
多孔型　7
脱気ドレーン　76
脱水　144
ダブルJステント　169
胆管ドレーン　144
胆管─空腸吻合部ドレーン　112
淡血性　49
単孔型　7
胆汁　26, 141, 144
胆汁漏　140
胆石　136
胆石症　132

胆道再建　143
胆道ドレナージ　132
胆道閉塞　132
胆嚢がん　132
胆嚢結石症　136
胆嚢摘出術後ドレナージ　136
胆嚢ポリープ　137
蛋白分解酵素阻害薬　152

ち

チーマン型　38
チェスト・ドレーン・バック®　4
茶褐色の排液　31
チューブ型　6, 33
チューブ長　28
チューブドレナージ　86
チューブの固定　29
チューブの種類　6
腸液　26
腸管減圧チューブ　97
腸蠕動運動　98
腸閉塞　96
直腸がん　119
直腸前方切除術　116
直腸前方切除術後ドレナージ　116
治療的ドレナージ　2

て

低圧持続吸引　3
低圧持続吸引法　72
低位筋間膿瘍　123
低髄圧　48
デブリードマン　151
デュープルドレーン　7, 86, 161, 180

と

頭蓋内圧　48
透過性亢進性肺水腫　206
疼痛　10, 172
トーマス®チューブフォルダー　17
とぐろを巻いたチューブ　25
トライツ靱帯　96
ドレーン位置　8
トロッカーカテーテル　71, 86

な

内視鏡　32
内視鏡的逆行性胆道ドレナージ　133
内視鏡的経鼻胆管ドレナージ　133

に

ニボー像　96
乳がん術後ドレナージ　92
乳腺炎　90
乳腺炎ドレナージ　90
乳び漏　66
乳房全摘出　92
乳輪下膿瘍　90
尿管ステント　164
尿道カテーテル　38, 173
尿道痛　40
尿漏　172
尿路感染予防　40

ね

ネクロセクトミー　151
ネラトン型　38

の

脳死肝移植　143
脳室・心房シャント術　47
脳室・腹腔シャント術　47
脳室ドレーン　55
脳室ドレナージ　46
膿汁　41
脳脊髄液　47
脳槽ドレーン　55
脳槽ドレナージ　46
能動的ドレナージ　3, 72
脳ヘルニア　47, 51
囊胞　148
膿瘍　41
膿瘍予防　102

は

排液　9, 25, 49, 103
排液ドレーン　76
肺がん術後ドレナージ　76
肺血管外水分量　206
肺動脈圧　201, 204
肺動脈楔入圧　201, 204
バイトブロック　16
肺熱容量　206
白色懸濁性の排液　68
白濁した粘稠性の排液　149
バクテリアルトランスロケーション　27
バセドウ病　66
パッチテスト　77
バネタイプ　4

バルーン　4, 33
バルーンの穿孔　199
バルーン用チューブ　97
半消化態栄養剤　30
バンパー型　33
バンパー埋没症候群　34

ひ

皮下気腫　78
皮下膿瘍　123
非固着性創傷被覆・保護剤　43
腓骨神経麻痺　200
左肋骨弓　83
脾動脈　152
皮膚障害　87
表在性膿瘍　41, 90
平型　7
微量元素欠乏　36
ビルロートⅠ法　101

ふ

フィーディングチューブ　27
フィルム型　6
フェイススケール　10
不穏状態　52
腹会陰式直腸切除術　119
腹会陰式直腸切除術後ドレナージ　119
副腎　160
腹壁　33
腹壁外部ストッパー　33
腹腔ドレーン　143
腹腔内感染　104, 118
ブラ　70
プリーツ型　7

プリーツドレーン®　12, 177
フルクテーション　73
ブレブ　70
粉瘤　44

へ

閉鎖式回路　9
閉鎖式持続洗浄　152
閉鎖式ドレナージ　3, 102, 104, 115
ペンローズドレーン　7, 104, 177

ほ

膀胱内留置　39
縫合不全　104, 115, 117
傍大動脈リンパ節郭清　179
ポータブル持続吸引　4
ポジションライン　128
ボタン型　33
ポリウレタン　28
ポリ塩化ビニル　28

ま

マルチドレーン　7
慢性硬膜下血腫　51

み

右側腸骨窩　171
脈絡叢　47
ミルキング　74, 103

む

無色　49

め

滅菌安全ピン　43

免疫能低下　143

も

モリソン窩　100
モンロー孔　47, 58

ゆ

幽門後ルート　27
幽門前ルート　27

よ

腰椎・腹腔シャント術　47
腰椎ドレナージ　56
ヨードホルムガーゼ　42
予防的回腸瘻造設　117
予防的ドレナージ　2, 102

り

輪状甲状間膜　22
輪状甲状間膜切開　22
輪状甲状間膜切開用カテーテルキット　23
輪状甲状間膜穿刺　22
輪状甲状間膜穿刺キット　23
輪状甲状靱帯穿刺　19, 22
リンパ液　93
リンパ節郭清術　63, 64
リンパ漏　102, 104

れ

レーザーポインター　48
レックス・カントリー線　139

欧文・数字索引

A

ARDS　206

B

BCG膀胱注入療法　165
Bleb　70
Bulla　70

C

Child法　111
CI　202, 204
CO　201, 204
Cチューブ　137

D

DEHP　28

E

ED　30
ELWI　206
ENBD　133
ERBD　133
ERCP　132

EVLW　206

F

Forrester分類　202

G

Garden stage　187
GEDI　206
GEDV　206

I

IABP　198

introducer法　32
ITBI　206
ITBV　206
ITTV　206

J

J-VAC®　5

L

Larry点　83
L-Pシャント　47

N

NPWT　192
NRS　77

P

PA　201
PAP　204
PCWP　201, 204
PEG　32
PiCCO　205
PTBD　132
PTC　132
PTCD　132
PTGBD　132
PTV　206
pull法　32
push法　32
PVC　28

R

RAP　204
RC-T字ドレーン　177
Roux-Y法　101
RTBD　133
RTBDチューブ　112
RVP　204

S

SVI　206
SVV　206
S字結腸　114
S状結腸切除　114

T

Tチューブ　137

Y

Yガーゼ　42

V

V.A.C.ATS®治療システム　192
VAS　10
VAP　14
V-Aシャント　47
V-Pシャント　47

W

water seal　3, 72
Whipple法　111

数字

0点　48, 58
1回拍出量　206
1回拍出量変動　206
2腔型　7
2面固定　17
3腔型　7
3面固定　17
4面固定　17

中山書店の出版物に関する情報は，
小社サポートページを御覧ください．
http://www.nakayamashoten.co.jp/
bookss/define/support/support.html

ドレーン・チューブ管理&ケアガイド

2014年5月1日　初版第1刷発行©　〔検印省略〕

編　集	佐藤憲明
発 行 者	平田　直
発 行 所	株式会社 中山書店
	〒113-8666　東京都文京区白山 1-25-14
	TEL 03-3813-1100（代表）　振替 00130-5-196565
	http://www.nakayamashoten.co.jp/
本文デザイン・装丁	公和図書デザイン室
DTP・印刷・製本	三松堂株式会社

ISBN978-4-521-73954-0
Published by Nakayama Shoten Co., Ltd.　　　　　Printed in Japan
落丁・乱丁の場合はお取り替え致します

- 本書の複製権・上映権・譲渡権・公衆送信権（送信可能化権を含む）は株式会社中山書店が保有します．

- **JCOPY** <（社）出版者著作権管理機構 委託出版物>
本書の無断複写は著作権法上での例外を除き禁じられています．複写される場合は，そのつど事前に，（社）出版者著作権管理機構（電話 03-3513-6969，FAX 03-3513-6979 e-mail info@jcopy.or.jp）の許諾を得てください．

- 本書をスキャン・デジタルデータ化するなどの複製を無許諾で行う行為は，著作権法上での限られた例外（「私的使用のための複製」など）を除き著作権法違反となります．なお，大学・病院・企業などにおいて，内部的に業務上使用する目的で上記の行為を行うことは，私的使用には該当せず違法です．また私的使用のためであっても，代行業者等の第三者に依頼して使用する本人以外の者が上記の行為を行うことは違法です．